越境する脳

ブレイン・マシン・インターフェースの最前線

BEYOND BOUNDARIES

The New Neuroscience of Connecting Brains with Machines
—and How It Will Change Our Lives

Miguel Nicolelis

ミゲル・ニコレリス著
鍛原多惠子訳

早川書房

越境する脳

――ブレイン・マシン・インターフェースの最前線

BEYOND BOUNDARIES

The New Neuroscience of Connecting Brains with Machines—and How It Will Change Our Lives

by

Miguel Nicolelis

Translated by
Taeko Kajihara
First published 2011 in Japan by
Hayakawa Publishing, Inc.
This book is published in Japan by
arrangement with
Levine Greenberg Literary Agency, Inc.
through The English Agency (Japan) Ltd.

ジゼルダとアンジェロに
生涯変わらぬ無償の愛に感謝して

過去に縛られてはならない。壮大なる海に飛び込み、深く潜り、遠くまで泳ぐがよい。さすれば、自尊心と、新たな活力と、過去を理解し凌駕するためのより良き経験を得られるだろう。

――ラルフ・ウォルドー・エマソン

目次

プロローグ　音楽の導くままに

広いホールの大理石の壁面から第一ヴァイオリンのアルペジオが鳴り響き、人影のない医学校の二階から正面玄関へ気まぐれに階段を伝い降りてきたとき、私は自分がいまどこにいるのか、一瞬わからなくなってしまった。世界一混み合った病院の緊急治療室（ＥＲ）に勤務中の医学生で、真夜中の束の間の休憩時に協奏曲を耳にして驚かない者がいるだろうか。ところがそんな困惑は、じっとりと汗ばむような南国の夏の夜に、希望と冒険に満ちた新たな生命を吹き込む音楽にやがて取って代わられた。あのアルペジオが私の脳を魅了したのは四半世紀近く前だというのに、その旋律の美しさをいまでも鮮明に思い起こせるのはこのためだろう。意味をなさないばらばらな楽音ではなく、それらが和して生み出す調べが、魅惑的な音楽をたどっていくよう私をしきりに誘《いざな》った。急いで階段を駆け上って狭い廊下を静かに進むと、大教室《オーディトリアム》の入り口にたどり着いた。そこではワーグナーの『パルジファル』の前奏曲《フォルシュピール》が厳《おごそ》かに流れている。私は抗い難い力に引き寄せられるように大教室に足を踏み入れた。

だが、期待はずれもいいところだった。そこにいたのは上品な身なりの老紳士一人で、彼は使い古して用をなさなくなったスライド映写機を夢中になって直そうとしているらしい。シャンデリアがまばゆい光を放つ大教室にはほかには誰一人いなかった。サンパウロ大学医学部の教室として使われるこの建物は一九二〇年代末の竣工で、いかにも質素倹約の精神にあふれている。いちばん前には大きな四角い登壇がしつらえてあり、ここで教授たちが講義を行なった。教授用のつつましい一角には、重い木製の机、頑丈な椅子、古びた長い黒板がある。学生用の椅子は階段状に、まっすぐ幾列にも並べられ、果てしなく続く講義中も、教授たちの威圧的な眼差し《カテゴラティコス》は最後列にいる学生たち――私もそのうちの一人だった――までは届かない。

すでに老紳士は――短く刈り込んだ白髪が清潔な白衣に似合っていた――私が大教室の扉を開けた音にびっくりしていた。しかしこちらを振り向いたときには地中海沿岸の人びとに特有の人懐っこい笑顔を見せた。映写機の修理を中断するでもなく、長年の友人に会ったかのごとく左手を振る。口惜しいことに、不審者とも思えぬその紳士が、この夜の音楽会の主人であることをはっきりと示す証拠が講義用の机の上に出そろっていた――レコードプレイヤー、いかにも高価そうな一対のスピーカー、ベルリン・フィルハーモニー管弦楽団のレコード数枚のジャケット。

「入りなさい、よく来たね。ワインとチーズがあるよ。今晩は映写機が言うことをきいてくれなくてね。でもすぐ始めるから。ところで、私はセザール・ティモ＝イアリア教授だ。この講義を教えている」

その言葉が終わるか終わらないかのうちに、スライド映写機が大きな金属音を出し、大教室のスクリーンに光が当たった。私の答えを聞こうともせず、彼はただちに映写機の背後に移動した。その姿は軍艦の艦橋に立つベテラン艦長そのものだ。彼はシャンデリアの明かりを落とし、レコードの二曲めが始まったところで次々とスライドを映し始めた。人がそれほど嬉々としている様子を目にしたのは、子どものころ狭い路地でサッカーに興じたとき以来だった。暗闇のなかに座り、教室中に響き渡る歌曲『タンホイザー』に耳を傾け、典型的な医学校の授業とはまるでかかわりのない映像をスクリーンに見ながら、私はそれまで出席したどの講義でも経験したことのない刺激と魅力を感じていた。

「それにしても、この講義はなにを教えているんですか」と私は尋ねた。

「生理学入門だよ」とティモ＝イアリア教授はこちらを振り返らずに答えた。

念のため、私はスクリーンに目を戻した。医学生なら誰でもそうだが、私は生理学入門の必須科目を数年前に履修しており、私の目に映じる映像はいずれも、どう見てもそうした講義で教わったものにはほど遠かった。

「どういうことですか」と私は訊いた。

「なにがどういうことなのかね？」と彼が訊き返した。まだ私の方は向かない。

「なぜこれが『生理学入門』なのですか。先生のスライドに映っているのは、みんな、つまり、その……」

「なんだい？」これまで同じことが何度もあったかのように、彼は私の困惑ぶりを面白がっている様子だ。「いいよ、なにがそう不思議なのか言ってごらん？」

音楽、映像、だだっ広い無人の大教室で真夜中に講義する年老いた男。そのどれひとつとして意味をなさなかった。なかばまごつき、いくらか苛立ちも手伝って、私はついに思いを吐き出した。

「恒星や銀河。先生が映していらっしゃるのはそんな映像です。ほら、今度はスクリーンに電波望遠鏡が映っている。いったいどういうことなんです？　どうして、これが生理学入門だって言うんですか」

「それは、これが物事の始まりだからだよ。ビッグバンから脳まですべてはわずか約一五〇億年のあいだに起こったんだ。すごい旅路だとは思わないかい？　これを見ればわかるよ」

心をもたぬ光り輝く渦巻銀河、生長する星団、戯れ好きな星雲、反抗的な彗星、爆発する超新星などの映像が止めどもなく映し出され、それらすべてに宗派を超えた神が作曲したかのような音楽が添えられた。こうして私は、ティモ＝イアリア教授による人の心が生まれるまでのスライド叙事詩を視たのだった。惑星が生まれた。たいていは生命の片鱗も感じられないがらんとした星々だ。しかし少なくとも一つの星で興味深い実験が行なわれ、生命を維持し増殖を可能にする生化学的、遺伝的メカニズムが数十億年前に出現した。生命が花開き、生存をかけて苦闘し、つねに希望と大志に満ち、完璧に予測不能な幾筋もの道をたどって進化し始めた。

次にスクリーンに映し出されたのは、数百万年前、最初の原人の男女数組が、今日《こんにち》のエチオピア領アファール砂漠にあたるアフリカの地を夜中に肩を並べて歩いている姿だった。ワーグナーのタンホイザーが、人として生きるというありふれた喜びのために不死を拒むことで、ようやくヴェーヌスベルクの女神から自由を勝ち取ったまさにそのとき、私は初期の祖先が明るく広大な空を畏敬と恐怖の念におののきながら初めて仰ぎ見た瞬間を共有した。激烈な稲妻が彼らの脳内を駆け抜け、いまだに私たちを悩ませ続ける問題の答えを求めた。おずおずと好奇心に満ちて空を仰ぐことによって、私たちの祖先の男女は長く気高いリレーを始めたのだ。以来、私たち人間は己の存在、意識、自分を取り巻く世界がもつ意味を世代を越えて追究してきた。これほど巧みに構成された、科学の誕生をめぐる象徴的な年代記もないだろう。艦橋のベテラン艦長がいたって操艦に長けているのは明らかだった。それが『タンホイザー』の「巡礼の合唱」がしだいにか細くなっていき、最後のスライドになった。スクリーンに映し出されたままになり、私たち二人は厳粛な沈黙に落ちた。スライドはヒトの脳の側面図だった。二分ほど経ってから、ティモ＝イアリア教授が明かりをつけ、映写機の側から降りて、大教室の扉に向かって静かに歩いた。大教室を出る前に、別れを告げるかのようにこちらを振り向いた。けれども、彼はこう言ったのだ。「今夜が生理学入門課程の最初の講義だ。言うのを忘れていたが、私は生理学の上級課程も教えている。初日は明日の夜だ。その講義も取ることを強く勧めるよ」

その夜の経験に度肝を抜かれ、私はただこう問いかけていた。「そちらの講義を履修するにはどうしたらいいですか」

ホールを出ながらふたたび笑みを浮かべ、ティモ＝イアリア教授はすでに難なく射止めた生涯の弟子に向かって最初の助言をした。

「音楽の導くままでいいんだよ」

過去二五年間というもの、私はティモ＝イアリア教授の揺るぎない信念を折りに触れて思い出した。音楽と科学は人類の心の永遠の苦労と苦悶から生まれ出た、もっとも驚嘆すべき二つの副産物であるというのだ。私が普通とは異なる類いの音楽、あまたの脳細胞のアンサンブル（訳注　ニューラルアンサンブルはニューロンの統計的性質を計算するための概念であり、後出のチャールズ・シェリントンによって提唱された）が奏でるシンフォニーに耳を傾けることに生涯を捧げようと決意したのも、このためかもしれない。

正確に言えば、私の仕事はシステム神経生理学である。少なくとも神経科学を専門とする私の同僚なら、ノースカロライナ州ダラムのデューク大学神経工学センターにあるわが研究室で学生たちや私が行なっている研究をそう呼ぶだろう。私たちの脳内にある多種多様な神経回路は、数千億個を数える脳細胞から延びる神経線維によって形成されている。ひと言で言うなら、これらの神経回路のはたらきを司《つかさど》る生理学的原理を調べるのがシステム神経生理学である。こうした精妙な脳内ネットワークは、人間がつくったいかなる電気、コンピュータ、機械グリッドをもはるかに凌ぐ複雑性と接続性を有し、ニューロンとして知られる個々の神経細胞が何百あるいは何千の仲間と直接つながって情報をやり取りするのを可能にしている。その特定の形態のおかげで、ニューロンはシナプスと呼ばれる細胞間結合を通じて、他のニューロンと微弱な電気化学情報を送受するという高度に専門化したはたらきをする。脳は、こうした精密に相互接続され、きわめて動的な細胞ネットワーク（やや妙味に欠ける神経回路という名で知られる）を通じてその主要な機能を果たす。すなわち、私たちが自負を込めて通常「人間の本質」と呼ぶものを集合的に定義する、幾多の特定の行動を起こすのである。

ミリボルト単位の電位をもつ膨大な数の脳波を収集することで、これらの微小な神経グリッドは、私たちや祖先の一人ひとりがヒトの出現以来、倦《う》まずたゆまず行なってきたありとあらゆる行為——

思考、創造、破壊、発見、隠蔽、意思疎通、征服、誘惑、降伏、愛情、憎悪、幸福、悲哀、孤独、私《し》心《しん》、内省、高揚――をも可能にする。仮に奇跡という言葉がすでに別種の人の営みに用いられていないのであれば、神経学者は脳回路がごく普通に行なっている驚異的な作用を報告する際に、この言葉を使う独占権を社会に与えられてしかるべきだと私は思う。

私のようなシステム神経生理学者の大半にとって最終目標は、人が行なう広範囲の行動や振る舞いを生み出す神経生物学的な電気的活動の生理学的メカニズムを知ることにある。しかしその聖杯を求めるにあたって、神経生理学はこの二〇〇年近くにわたって、どの脳領域がどの機能または行動を担っているかという激しい論争の解決に力を注いできた。一方の急進的な脳機能局在論者は、骨相学の祖、フランツ・ガルの正統な継承者でありながら、自らそうと明言しないことも多い。彼らは、個々の脳機能は神経系の高度に専門化し空間的に分離した領域によって発生するといまだに強く信じている。他方に、数の上ではより少ないものの、にわかに勢力を伸ばしている人びとがおり、私はこちらの陣営を脳機能分散論者（訳注　局在論に対抗する考え方は、一般に全体論《ホーリズム》と言われることが多い）と呼ぶ。彼らによれば、ヒトの脳は個々の機能の特化にのみ依存しているわけではなく、多数の部位に分散しているマルチタスクニューロンの集団《ポピュレーション》によってさまざまな目的を果たす。この立場を擁護するため、私をはじめとする分散論者は、脳はやや選挙に類似した生理学的メカニズムを利用しているらしいと考えている。このニューロン投票においては、多くの異なる脳部位にある大きな細胞集団が、それぞれにわずかずつとはいえ異なる割合で最終的な行動の生起に寄与する。

過去二世紀にわたり、局在論者と分散論者はいずれも、いつ果てるとも知れぬニューロン論争の主戦場に大脳皮質――脳の最外層をなし、頭蓋骨層の直下にある――を選択してきた。論争の発端は、ある人物の主要な形質を知るには、頭皮を触診して頭蓋骨のふくらみを探せばいいという骨相学者の主張だった。彼らによれば、このふくらみは、愛情や自尊心、傲慢さ、虚栄心、野心などの性質を生む特定の皮質部位が異常に肥大していることを示している。また人間のあらゆる情動や行動は、それぞれ別個の皮質領域によって発生するというのであった。

ガルと彼の疑似科学はやがてその信憑性を失ったものの、その概念の枠組み自体は生き残り、二〇世紀の神経科学を代表する学説に姿を変えた。およそ一〇〇年前、天才肌のスペイン人、サンティアゴ・ラモン・イ・カハールに率いられた、第一世代の職業的な脳科学者が見事な実験を行ない、あらゆる器官と同様に、脳においても個々の細胞、すなわちニューロンが脳の基本的な解剖単位であることを実証した。当然の帰結として、単一のニューロンはすみやかに中枢神経系の基本的な機能単位としても知られるようになった。単一ニューロン説の隆盛と、ピエール・ポール・ブローカによる一八六一年の目もくらむような報告が相俟《あいま》って、分散論はいったん衰退したかに見えた。フランスの内科医ブローカは、左前頭葉が局所的に損傷した患者では、言語機能の顕著な消失と右体側《たいそく》麻痺が起こると主張したのだ。しかし分散論者が崖っぷちに追い込まれたまさにそのとき、サー・チャールズ・シェリントンが救いの手を差し伸べた。彼は、脳のもっとも単純な機能の一つである脊髄反射ですら、多数のニューロンと種々の神経回路が協調してはじめて適切に起きると論じたのである。

この一〇年を振り返ると、決定的証拠が示されたわけではないとはいえ、脳に宿る精神にかかわる論争においては分散論者が優位に立っている。世界各地の神経科学研究室からもたらされる発見によって、局在論者のモデルは覆されつつある。こうした多数の試みのなかでも、デューク大学のわが研究室で過去二〇年間行なわれてきた研究のおかげで、単一のニューロンはすでに脳の基本的な機能単位とは見なされなくなってきており、脳内で形成される思考のシンフォニーを可能にしているのが相互につながったニューロン集団であることにもはや疑いを入れる余地はなくなった。今日私たちは、これらのニューラルアンサンブルが奏でる音楽を記録し、その一部を実際に随意運動として再現することもできる。わずか数百個のニューロン——脳内にある数十億個のニューロンに比べれば微々たる数のサンプル——に耳を傾けることによって、私たちは複雑な思考が瞬時に身体の動きに変換される過程をすでに再現し始めている。

こうしたニューロンのシンフォニーの作曲と指揮を支配する原理はなんだろうか。神経回路の仕組みを追究し始めて二〇年余り、私はこれらの原理を追い求めて、星屑という卑小な出自からの生物学的進化を限定する境界線を超えた脳の外の世界を探るとともに、中枢神経系内の奥深くにも目を向けてきた。それは脳自身の視点を探り当て、その声に耳を傾ける試みであった。本書で私は、人の脳とは私たちを魅了して止まぬ宇宙にも似て相対論的な彫刻家であると提唱していく。脳はニューロン世界の時間と空間を有機的な時空連続体に一体化する老練なモデル構築者なのであって、この有機的連続体が、私たちが自己というものの感覚をはじめとする現実世界として経験する森羅万象を形づくっているのである。以下の章で私はまた、こうした相対論的な脳の見方を、より大規模で複雑なニューロンのシンフォニーに耳を傾けて解読する高度な技術と組み合わせることによって、今後数十年で、人はその脆弱な霊長類の身体と自己感覚によって課せられた現在の境界線を神経科学の助けを借りていずれ乗り越えるだろうと、主張したい。

　私がそのような世界をある程度自信をもって想像できるのは、私たちがブレイン・マシン・インターフェース（ＢＭＩ）と名づけた革命的な神経生理学的パラダイムを、わが研究室でサルに使わせた実体験があるからだ。ＢＭＩを使えば、サルは自分のすぐ近くやかなり遠隔地にあるロボットアームやロボットレッグなどの外部人工装置を、脳の電気的活動のみによって自分の意図どおりに動かせることを私たちは実証した。このことは脳と身体にかかわる計り知れぬ可能性を秘めており、長い目で見れば私たちの暮らしをすっかり変えてしまうかもしれない。

　ＢＭＩのさまざまなバージョンを検証するため、私たちは神経回路を構成する数百個のニューロンが発生する電気信号を、直接かつ同時に読み取るという新たな実験的アプローチに着手した。このテクノロジーはもともと脳機能分散論者の見解を検証するために開発された。個々の脳機能を実行するには、異なる脳領域間で相互に情報をやり取りする単一ニューロンの集団が必要だという概念を証明しようというのである。しかし脳が奏でる運動ニューロンのシンフォニーに耳を傾ける手法を発見してからというもの、私たちはさらなる一歩を踏み出そうと決意した。霊長類の皮質によって形成される運動思考を記録、解読し、地球の反対側までも送信しようというのだ。こうして私たちは、思考をデジタル指令に変換し、もともと人間らしい動きをするようには設計されていない機械に人間のような動きをさせることができた。まさにこの瞬間、身体によって課せられた境界から脳を解き放ち、仮想、電気、機械ツールを駆使して物理的な世界を制御する能力を脳に与える手段として、私たちのＢＭＩが名乗りを上げた。ただ考えるだけでよいのだ。本書は、こうした実験の詳細を紹介し、それによって脳機能にかかわる私たちの理解がどう変わったかを論じるものである。

現代に生きる人びとの大半にとって、ＢＭＩにかかわる私たちの研究のインパクトの大きさをあまさず感じられるのは、主として医療分野となるだろう。ＢＭＩを改良することによって脳の緻密《ちみつ》なはたらきが明らかになれば、重度の神経障害をわずらう人びとのためのすばらしい新治療法開発につながるはずだ。こうした患者たちは、多種の人工神経装具によって、障害を抱えた身体に動きや感覚を取り戻すことができる。たとえば、現在の心臓ペースメーカーほどの大きさしかないけれども、健常な脳の電気的活動を利用してシルクのように薄いウェアラブルロボットの収縮を調整する装具が実現するだろう。第二の皮膚のように繊細でありながら甲虫の外骨格のように保護機能に優れたベストや、体が麻痺して自由が利かない人の体重を支え、這ったり走ったりして外界を自由に探索する喜びをふたたび与えるスーツなどもつくられるに相違ない。

とはいえ、ＢＭＩの応用は医療の領域にとどまらない。未来の人びとは、現在なら言葉に表わすことはおろか、想像することすらかなわぬような行為や経験を楽しめるようになるだろう。ＢＭＩによって、ツールと相互に作用しあう方法、人どうしのコミュニケーションや遠隔地の人とのコミュニケーションの方法も変化する。そうした未来がどのようなものになるかを想像するには、脳の電気的活動を現在の無線電波のように自由に伝達できたとしたら、私たちの日常の暮らしがどうなるか考えてみるといい。頭で考えるだけでコンピュータを使い、車を運転し、互いにコミュニケーションを図ることができる世界を想像してみてほしい。もう煩わしいキーボードもパワーステアリングもいらない。外界にはたらきかけるのに、体を動かしたり言葉を発したりする必要がなくなるのだ。

このような脳中心の新世界では、新たに獲得した神経生理学的能力によって、私たちの運動、知覚、認知能力は境界を超えてやすやすと拡張される。人の思考を効率良く正確に運動指令に変換して、ナノツールに精密な動きをさせたり、精巧な産業ロボットに複雑な動きをさせたりできるのだ。そうした未来では、ビーチの別荘で大好きな海に向かってお気に入りの椅子に座り、一語もタイプしたり発話したりすることなく、世界のどこにいる人とでもインターネットを介して気楽に会話できる。筋肉を一本も動かす必要はない。ただ考えるだけでいいのだ。

そんな話には興味がないというのなら、自宅の居間にいながら、はるか宇宙の果てにある惑星の表面に触れる感覚を味わうというのはどうだろう。いや、祖先の記憶バンクにアクセスして一人の祖先の思考をダウンロードし、その人物のきわめて個人的な印象や鮮烈な記憶を通じて、どちらも普通なら経験しえなかったような出会いをしてみるのは？　以上は、身体が脳に課す境界を超えた世界が私たちヒトにもたらしてくれるもののほんの一例にすぎない。

こうした瞠目すべき世界もまもなくＳＦの話ではなくなる。そうした世界はいままさに私たちの眼前で繰り広げられようとしているのだ。ティモ＝イアリア教授なら、その世界にたっぷり浸《ひた》るには、ただ次のページで奏でられる音楽をたどるだけでいいと言うことだろう。

第1章　思考とはなにか

一九八四年秋に熱帯の雨期が訪れるころには、たいていのブラジル人はうんざりしていた。過去二〇年にわたり、愛する祖国は邪悪な独裁政権に支配されていた。皮肉にも、一九六四年のエイプリルフール当日に軍部クーデターにより樹立された政権だった。以来二〇年、軍事政権は主として途方もない無能、根深い腐敗、自国民に対する恥ずべき政治暴力という遺産をつくり上げてきた。

一九七九年までには、勢いを増す反政府感情のおかげで、大統領宮殿の主《あるじ》であった四つ星将軍は、過去に海外に追放した政治指導者や科学者、インテリに大赦を与える以外に取る道はなかった。将軍たちの手で統制下における文民支配への緩慢な回帰が進められることになり、手始めに一九八二年秋に州知事の民選が行なわれた。

同年一一月、野党はなだれを打って勝利した。しかし翌年までには、その民主主義の象徴はすっかり忘れ去られた。ブラジル人は自分たちには独裁者の余り物以上のものを要求する権利があり、そしてより重要なことに、そうする力が備わっていることに気づいた。彼らは軍事政権を追放したいと考えてはいたが、ふたたびクーデターを起こしたくはなかった。それより、大統領の直接選挙によって政権を退陣に追い込みたかった。こうして、大統領の即時直接選挙（ポルトガル語で *diretas já*）を要求する、国を挙げての運動がいずこからともなく起きた。最初の集会は、一九八三年三月三一日に北東部の小都市アブレウエリマで開かれた。一一月までには、一万人弱がブラジルのもっとも人口の多く裕福な都市サンパウロでデモに参加していた。その時点から、運動は見る間に勢いを増した。二カ月後の一九八四年一月二五日、サンパウロ市制定を祝う四三〇回めの記念日、二〇万人を超える人びとが声を一つにして大統領の即時選挙を要求した。それからわずか数日のうちに、リオデジャネイロ、ブラジリアその他の主要な都市の中央広場に無数の群衆が押しかけた。

一九八四年四月一六日の夜、一〇〇万人を超す人びとがサンパウロの中心街に集まり、ブラジル史上最大の政治集会に参加した。数時間のうちに、大半がブラジルの国色である緑色と黄色の服を着た人びとの群れが、最初にサンパウロ市が制定された渓谷に押し寄せた。新しくやって来た人びとはただちに、群衆のあちらこちらからほぼ一分おきに上がるお馴染みの二語のスローガン *diretas já*, *diretas já*（即時選挙、即時選挙）に加わり、その叫び声が空間を稲妻のごとく引き裂いていった。一〇〇万人の合唱に参加した経験がない人には、ぜひ参加を勧めたい。その突き刺さるような音に匹敵するものはなく、銀河系のどこを探してもそれを忘れさせるほどのものは見つからないだろう。それは一生心に残る類いの音だ。

どんどん増えていく人の波に押され、私は新聞売店の屋根に昇り、サンパウロのアニャンガバウ渓谷を二語のスローガンで征服しつつある人びとの群れ全体をその夜はじめて眺めた。ポルトガル人が一六世紀にやって来る前からこの地に住んでいた南米原住民のトゥピ-グアラニー族は、すでにこの世から姿を消して久しいが、渓谷を流れる川は彼らには「悪霊の川」として知られていた。だが、もはやそうではない。その夜目に映じた流れは、力強い人のアマゾン川だった。これほど明確な目的をもつ人の海に繰り出そうという悪霊もいないだろう。

「なにが欲しい?」と群衆の一部が期せずして問いかける。

「*Diretas*（選挙だ）」と残りの群衆が答える。

「*Quando*（いつ）?」と別の群衆が挑発的に問う。

「*Já! Já! Já!*」。群衆が声を合わせて叫ぶ。

　そして一〇〇万人の聖歌隊がブラジル国歌を斉唱し始めると、大空さえ涙を堪《こら》えきれなかった。伝統的なサンパウロの霧雨が降ってきたとき、私は人の集団が共通の目標をもって協力するとき、どれほどの大望を遂げられるかを示す明確な証しを胸に刻んだ。群衆が口にするスローガン（*diretas já!*）はどの瞬間を取っても同じだったが、多数の異なる組み合わせの人の声が群衆の咆哮となった。人は毎回叫び声を上げられるとは限らない。隣の人と話し込んでいる人もいれば、声が嗄《か》れてしまったり、旗を振るために注意が散漫になったりした人もおり、感動に胸を詰まらせてスローガンを唱えることができなくなった人もいる。しばらく後になって一部の人がその場を去り始めたにもかかわらず、群衆はスローガンを唱え続けた。誰が見ていたにしても、その場を離れた少数の人はなんの変化ももたらさなかったに違いない。そこに集《つど》っている人の数があまりに多すぎて、わずかな減少は問題にならなかった。

けっきょく、これら一〇〇万人を超すブラジル国民の要求は受け入れられた。数日後、私は指導教官のティモ゠イアリア教授に会い、視覚野にかかわる画期的な研究によって、一九八一年度のノーベル生理学・医学賞を授与されたデイヴィッド・ヒューベルとトルステン・ウィーゼルの論文について話した。ヒューベルとウィーゼルは視覚野の単一ニューロンの電気的活動を記録したが、彼らが用いたのは当時世界中の研究室で標準的だった還元主義的な手法だった（訳注　還元主義とは全体を要素に分割して理解しようとする考え方のこと）。私はなぜ自分たちも同じ手法を使わないのかと無邪気に教授に訊いた。彼の答えは、サンパウロで群衆の一人として耳にした雄叫びに負けず劣らず力強かった。「私たちは一個のニューロンは記録しない。君が数日前に参加した集会のことを考えてごらん。あの集会に一〇〇万人ではなく一人しか姿を現わさなかったとしたら、結果は惨憺たるものになったと思わないかい？　それと同じだよ」と彼は答えた。「政治集会でたった一人が気勢を上げても、誰が耳を貸すだろうか。同じことは脳にも言えるんだ。たった一個のニューロンがやたら電気の叫び声を上げても誰も目もくれない。次の行動を決めるには、もっと多くの細胞が声を合わせて叫ぶ必要がある」

一九八四年のあの歴史的な夜にもっと注意深く観察していたなら、それからの四半世紀というもの、なにかに取り憑かれたように追究した神経生理学的な原理の大半は、あの轟音を上げる群衆のダイナミックな社会行動にはっきりと示されていたと私は理解しただろう。しかし私は政治デモの参加者の合唱ではなく、ニューロンの大集団が奏でる、音にならぬ電気シンフォニーに耳を傾けることになったのだった。

これらのニューラルアンサンブルによって、やがて霊長類の脳をその生物学的身体から解き放つ手段が与えられることになる。しかし一九八〇年代のなかばには、還元主義的な実験パラダイムと単一ニューロンへのこだわりを放棄する理由をもつ神経科学者はいないに等しかった。それは素粒子物理学や分子生物学をはじめとする他の科学分野が、還元主義によって際立った成功を収めていたからでもあっただろう。とりわけ素粒子物理学では、クォークのようなより微小な素粒子にまつわる理論と最終的な発見が、いわゆる標準理論（訳注　自然界における強い力、弱い力、電磁力を統一的に記述する理論）を確立する要《かなめ》となることが判明していた。この標準理論は、いまだに物理的世界を理解するための礎石であり続けている。

二〇世紀主流の神経科学における還元主義的手法のあらましを述べるなら、それは脳全体をニューロンを高密度に含む領野または神経核として知られる個々の領域に分割し、それぞれの構造内の個々のニューロンと構造相互のつながりを個別にかつ詳細に調べることを意味する。こうしてニューロンやその連絡をしらみつぶしに解析していけば、いずれ蓄積された情報によって神経系全体のはたらきを説明できると考えられていた。還元主義への傾倒によって、神経科学者の大半は、個々のニューロンの解剖学的、生理学的、生化学的、薬理学的、分子的構造、ならびにその構成要素の記述に科学者としての一生涯を捧げた。こうした大勢の人の労を惜しまぬ驚嘆すべき努力によって膨大な量のデータが得られ、それが多数の非凡な発見や進展につながった。しかし後知恵を承知で言えば、神経科学者が過去に脳機能解明に用いてきた手法は、生態学者が熱帯雨林の生態を理解するのに樹木の生理を一本ずつ研究したり、経済学者が株式市場を予測するのに一つの銘柄のみの値動きを追ったり、軍事独裁者が一九八四年に起きた*diretas já*を叫ぶ一〇〇万人を超えるブラジル国民の大合唱の効果を減じようとデモ参加者を一人ひとり逮捕したりするのと変わらない。

現代人は脳研究の真の巨人たちによる一世紀分の研究成果の恩恵を被《こうむ》っており、そんな私たちの目から見ると、神経科学はいまだに脳科学の複雑さに対処するための実験パラダイムに欠けているように思われる。現在では、相互作用する多数の要素によって構成されるシステム——政治運動、国際金融市場、インターネット、免疫系、地球の気候、あるいはアリのコロニー——は複雑系として知られている。複雑系とは、その基本的な特徴が多数の要素の集団的相互作用を通じて生じるような系を指す。普通、そうした複雑系の本質的な集団的特徴は還元主義の手法によって解明することはできない。数十億個もの相互につながったニューロンをもち、それらのニューロン間の相互作用がミリ秒ごとに変化するヒトの脳こそ、典型的な複雑系であると言える。

脳の複雑性の追究は疎《おろそ》かにされてきたけれども、無麻酔で行動中の動物の多数の脳領域に分散した無数の単一ニューロンが発生する電気信号に同時に「耳を傾ける」のがきわめて困難であることを考えるなら、それも無理からぬことなのかもしれない。たとえば、ブラジル国民が大統領選挙の実施を求めて闘っていた当時、動物にさまざまな行動タスクをさせながら、多数の微弱なニューロン電気信号を数日ないし数週間にわたって同時に検知するために、どの種類のセンサーを脳に埋め込めばいいのか知る神経科学者は誰一人いなかった。また数十個の個々のニューロンが発生する電気的活動を同時にフィルタリング、増幅、表示、保存するのに、神経科学者が用いることのできる電子機器や高性能コンピュータは存在しなかった。神経科学者はほとんど絶望する思いで、各脳構造内のどのニューロンをどう選択して観察するか戸惑うばかりだった。極めつきは、こうした技術上のボトルネックがなんとか解決できたとして、膨大な量の神経生理学的データをどう解析すればいいのか誰にも見当もつかなかったことだ。

奇妙なことに、人の心が行なう驚嘆すべき離《はな》れ業《わざ》――人工ツールの製作から自己認識や意識の生成まで――が、脳内のおびただしい数のニューロンと、その広範囲で緻密な並列接続性から生起されることに疑念を抱いた神経科学者はほとんどいない。ところが何十年にもわたって、脳のシンフォニーに耳を傾けるための技術上の障害に取り組む試みはいずれも空想の産物であるとして片づけられた。マンハッタン計画並みの取り組みでもしない限り実現不可能な実験的なハイテク理想郷であるというのだ。

本来、石器時代の洞窟壁画からモーツァルトの交響楽やアインシュタインの宇宙観にいたるまで、人間の本質を表わすものはいずれもその起源を同じくしている。それは相互につながったニューロンの大集団が生み出す絶え間ない動的作用なのだ。私たちヒト――さらに私たちに近い親戚の霊長類や遠い親戚の哺乳類も――の生存と繁栄に欠かせぬ多数の複雑な行動のどれ一つを取っても、たった一個のニューロンでは実現できない。いかにそれが特別なニューロンであっても、だ。私たちは単一ニューロンの構造と機能について多くを学んできたし、過去一世紀において数知れぬ脳研究の成果が得られたにもかかわらず、ただ還元主義を脳研究に当てはめるだけでは、この分野でもっとも期待されている、思考にかかわる包括的な理論を得るための戦略としては不十分であり不適切なのだ。

こうしたことすべてが意味するのは、脳にまつわる広く行き渡った伝統的な見方、すなわち、たいていの神経科学関連の書籍の饒舌なテクストや美しいイラストは、もはや受け入れ難いということである。アインシュタインの相対性理論によって古典的な宇宙観に大変革がもたらされたように、伝統的な単一ニューロンにもとづく脳機能説はなんとしても心の相対論に取って代わられねばならない。

いかなる科学の新説においても、提起の第一歩は現象を調べて実証するのに適切な分析レベルの規定である。これによって提起された仮説の真偽を見定めることができる。これこそ科学的手法の真髄であろう。思考の理解にいたるもっとも適切なアプローチは、脳回路を構成するニューロンの分散した大集団の動的相互作用を司《つかさど》る生理学的原理を調べることだと私は考えている（図1・1参照）。ニューロンは長く伸びる投射構造――軸索――を経由して相互に情報をやり取りする。軸索は神経細胞体および樹状突起と呼ばれる樹木に似た原形質構造体と、不連続な接合（シナプス）を形成する。私の考えでは、単一ニューロンは脳の解剖学的な情報処理‐伝達単位ではあるけれども、それのみでは行動を生起することはできず、したがって最終的に思考を形成することもできない。中枢神経系の真の機能上の単位は、ニューロン集団、すなわちニューラルアンサンブルまたはセルアセンブリ、（訳注　セルアセンブリは個々のニューロンが状況に応じてニューロン集団に参加し、一時的に閉ループを形成したときの拡散構造を指す。後出のドナルド・ヘッブがシェリントンのアンサンブルの概念にもとづいて提唱した）なのである。こうした機能構造においては、行動するために必要となる情報の発生を担うのは単一ニューロンではなくニューロン集団であり、この考え方は一般に分散ニューラルコーディングとも言われる。

ニューロン集団による思考！　人間にとってもっとも本質的な二種の感覚――自己感覚と身体像《ボディ・イメージ》

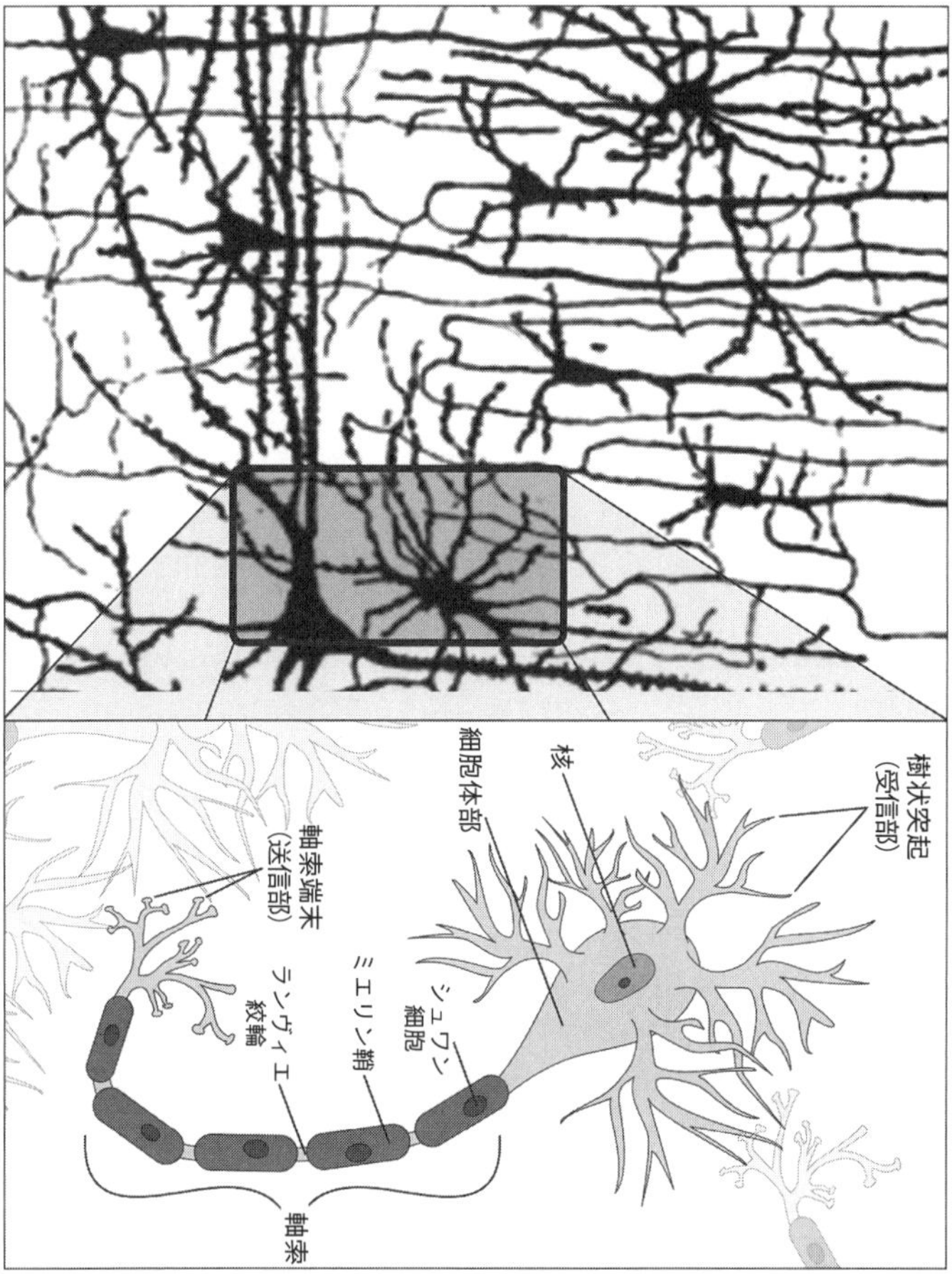

図 1.1　ニューロン回路の構造。多数のニューロンによって構成される神経回路を示すラモン・イ・カハールのスケッチの複製。とくに1個の単一ニューロンとその細胞分化を示す。一般に樹状突起は、他のニューロンからシナプスを受ける神経分化器官である。軸索端末はそのニューロンと他の脳細胞間のシナプスを形成する（カハールのスケッチは、『神経系の組織学』より、スペインのマドリードにあるカハール研究所〔CSIC〕の許可を得て複製）。

――ですら、電気と数種の化学物質を利用した脳による流動的で変幻自在な産物なのだ。それは一秒も経たないうちに自ら変わったり、他のものを変えたりすることができる。そして、これから見ていくように、実際に変化する。

二〇世紀前半、いわゆる単一ニューロン説を掲げた神経生理学者は、一見反論を許さぬかに見える証拠とともに、感覚情報がそれぞれに特化した受容器――皮膚、網膜、内耳、鼻、舌――を通じて外界から集められ、専用の上行性（訳注　身体の末梢から脳へいたる情報の経路。求心性に同じ）の神経路を通って対応する大脳皮質領域に送られると論じた。これらの脳領域が感覚情報を処理する主要な皮質部位であるとされ、なかでも体性感覚野（触覚野）、視覚野、聴覚野の重要性が強調された。しかしこのとき、アメリカ人心理学者のカール・ラシュレーが、敵対する脳機能分散論の旗手として姿を現わした。ラシュレーのおもな興味は脳が記憶を保存する場所の特定にあり、彼はその場所をエングラムと呼んだ。彼は実験でラット、サル、類人猿の脳の諸領域から皮質組織を手術によって切除し、切除の前後でこれらの被験動物に特定の行動をするよう訓練した。行動には簡単なタスク（単純な標的を目で捕らえ、ジャンプしてそれに触れる）から、複雑な問題解決（込み入った迷路を通り抜ける）までであった。それぞれの被験動物に訓練を行なったあと、学習された行動スキルや習性の獲得または維持能力に皮質の切除が与える影響を測定した。この実験の目的は、感覚情報と運動行為がどのようにして関連づけられているのかを探ることにあった。

ラシュレーによれば、簡単なタスクの場合には、いったん訓練を行なえば、残りの皮質を大量に切除しても、被験動物の行動能力はさほど影響されなかった。ただし、タスクを担う第一次感覚野の部分は一定量を残しておかねばならない。実際に、第一次感覚野のたった六〇分の一しか残っていなくても、動物たちは学習した視覚‐運動習性を維持した。単純なタスクでは、脳は驚くほど感覚情報の処理回復能力に優れていた。「エングラムを求めて」と題する有名な論文で、ラシュレーは実験結果を「等能説」という言葉で表現した。記憶の痕跡はある一個ないし少数のニューロン群にあるのではなく、感覚野全体に分散しているというのである。

しかしラシュレーはまた、より複雑な行動タスクの場合は損傷からの立ち直りが難しいことも発見した。切除部の数が少し増えると、被験動物はタスクエラーを起こすようになり、エラー数は手術で切除した皮質量に比例した。新皮質の五〇パーセント以上が切除されると、被験動物は学習した習性をすべて失い始め、再学習には厳しい訓練を要した。これらの知見にもとづき、ラシュレーは記憶の第二原理として「量作用説」を提唱した。この説によれば、「影響を受けるのは特定の神経結合というより、一部の組織化ないし統合化活動の生理学モードである」とされた。皮質の一部が取り除かれると、複雑な問題解決は「不調」に終わるのだ。

多くの神経科学者がラシュレーの結論を批判した。今日《こんにち》でもなお、科学的な集まりで彼の名前に触れるだけでかならずと言っていいほどあからさまな失笑を買う。科学者の批判の大半は彼の実験手法に集中した。とりわけ、脳の一部の切除と、簡単あるいは複雑すぎるタスクとのあいだに相関を見出そうという部分が批判の的だった。それでもラシュレーは、第一次感覚野では大半の神経科学者が認める以上のことが起きていると示したのだった。

とかく学術論争が殺伐としたいがみあいになるのは、小詰まらないことについて論じているからだ。

だが、この場合はそうではない。脳の機能単位の定義は厳粛な行為である。つまるところ、この探究が目指すのは、有機物質のどの部分が人に代わって種々の決定を行なっているのか、身体はどこで始まってどこで終わるのか、人であるとはどんな感じのするものか、人はどのような信念を心の深層にかかえているか、いつの日か子孫があなたをどのような人物で、人としてどういう遺産を残したかと考えるかなどを正確に決定することなのだ。私たちそれぞれがなぜ他人とまったく違っていて唯一無二の存在である一方で、不思議なほど似通ってもいるのはなぜか、その真の理由を探る進行中の探究ほど、人の営みとして今日的で劇的なものもほかにないだろう。

ここである簡単なたとえ話をして、私が述べてきた脳機能にかかわる二つの相容れない見方の違いを明らかにしたい。交響楽団で演奏家が果たす役割を考えてみよう。ある演奏会のチケットをもっていて、会場に着くとバスーン奏者が一人しかいないことに気づいたとしたら、あなたは演奏が終わったときにはかなり失望しているだろう。その演奏家がいくら巧みでも、どれほど懸命に演奏しようとも、あなたはその楽団全体の音を想像することはできないからだ。たとえバスーン奏者の代わりに、麗しいヴァイオリン奏者のアンネ＝ゾフィー・ムターか、目覚ましい感動を与えるピアニストのマリア・ジョアン・ピレシュが舞台に立ったとしてもそれは変わらない。シンフォニー全体の印象が得られるのは、相応の人数の演奏家が一緒にかつ同時に演奏したときだけなのだ。脳機能分散論者にとっては、脳が多数のニューロンを使って複雑なメッセージをつくったりタスクを行なったりしているとき、それは一種のシンフォニーを奏でているのである。

ニューロンの協奏曲を。

複雑なニューロンメッセージやタスクを多数の小断片や行動にコードする作用は、交響楽団の仕事になぞらえることができる。それぞれの小断片は意味のある全体を構成するのに寄与する。それはあたかも「*diretas já*」と叫ぶ一〇〇万人の声が、その力強さゆえに独裁者を権力の座から引きずり下ろしたのに似ている。こうした分散メッセージ戦略は自然のなかにしばしば垣間見《かいまみ》ることができる。

分散戦略は、私たちの生物としての日常のさまざまな側面で見受けられる。たとえば、複雑な表現型形質の獲得――私たちの遺伝子構造が外見にどう発現するか――は往々にして、いくつもの染色体に分散した遺伝子多数の同時発現に依存する。自然におけるいま一つの分散戦略は多蛋白質複合体を用いる。これらの複合体は細胞内にあって、デオキシリボ核酸（ＤＮＡ）の翻訳や修復から、ニューロンのシナプスによる神経伝達物質として知られる化学物質の放出にいたるまで多様な機能を果たす。各蛋白質はそれぞれ特定の一つのサブタスクを担っており、多数の蛋白質の相互作用により複雑なはたらきをすることもある。たとえば一個のニューロンの脂質膜内にある異種の多蛋白質複合体は、さまざまなイオンチャネルを膜内に形成する。各イオンチャネルは膜内のトンネルのような役割を果たす。このチャネルが開くと、特定のイオン（ナトリウム、カリウム、塩化物、あるいはカルシウム）が細胞を出入りできるのだ。複数のイオンチャネルが互いに連携して、一個のニューロンの膜電位を維持したり変更したりする。単一のニューロンが意味のある行動を生起できないのと同じように、一本のイオンチャネルでこのプロセスを行なうことはできない。ニューロンの細胞膜が適切にはたらくためには、多種のイオンチャネルの集団が必要となる。

分散戦略はより高次なレベルでも見られる。一例を挙げれば、アフリカライオンは普通群れをなして狩りをする。水飲み場で水を飲んでいる無防備なゾウなどの大型の獲物をつかまえたいときにはとくにそうだ。この集団戦術を使えば、たとえ一匹がゾウに殺されようとも、残りのライオンが夜明けまでには貴重なゾウのタルタルステーキにありつく可能性がある。反対に、もっとも狩られる立場にいることの多い種の一部には、食べ物を求めてさまようときには捕食動物から身を守るために大きな群れをなすものがいる。こうして、ヒマラヤ山脈の薄い空気を渡る渡り鳥の群れも、カリブ海の透明な緑色の浅瀬を泳ぐ魚の群れも、一〇〇ポンドを超す体重と恐ろしげな前歯以外には防御手段をもたない南米の齧歯類《げっしるい》であるカピバラの群れも、みんな捕食動物から身を守るために分散戦略を採っている。移動集団の個体密度を増やすことで、天敵の注意を分散し、ある個体が捕まえられる確率を大幅に減らすのだ。そうすることで、群れ全体の永続を図っている。まさに分散戦略によるリスクマネジメントである。

　このリスク対処法に聞き覚えはないだろうか。財務部マネジャーがポートフォリオを分散するよう助言するとき、つまり種々の産業部門の有力企業多数に分散して投資せよと助言するとき、マネジャーはカピバラの恐ろしげな歯は見せていないかもしれないが、まさにこの分散戦略を提案しているのだ。今日もっとも大きな影響力をもつテクノロジーであるインターネットですら、私たちがもつ限りない情報への渇望を満足させるために、この分散コンピュータグリッドに頼っている。システム全体のビットやバイトの流れを制御するのは一個のコンピュータではないし、あなたがある話題に関するウェブページを探すためにキーワードを打ち込んだとき、一本のケーブルがあなたのコンピュータをグーグル本社につなぐわけでもない。相互につながった無数のコンピュータが、あなたのキーワードをカリフォルニア州マウンテンビュー市のグーグル社内にある多数のコンピュータサーバーの一つに瞬時に送るのだ。これらのサーバーのどれかが故障しても問題はない。残りのコンピュータ網があなたのキーワードが迷子にならないよう手を打ってくれる。

それにしても、なぜ分散戦略はこれほど有効なのだろう。なにゆえ蛋白質からカピバラの群れにいたるまで、個々の要素は分散した大きな集団を形成するのか。この基本的な問いに答えるため、脳に話を戻し、思考を形成するための集団コーディングの利点を見ていこう。

思考をニューロンの大集団に分散することによって、進化は脳に保険をかけたと言える。局所的な傷害や軽度の卒中のために脳内の単一もしくは少数のニューロンが損傷を受けても、人間はたいてい重要な脳機能を失うことはない。事実、分散コーディングのおかげで、患者は脳が過重な損傷を受けてはじめて神経障害の徴候や症状を呈するようになる。ここで逆に、脳内でたった一個のニューロンが暮らしの重大な側面、たとえば、大好きなブラジルのサッカーチームの名前を覚えるという機能を担う場合のリスクを考えてみよう。その場合には、この特定のニューロンを損傷すると、その情報は永久に失われてしまう。しかし、私たち成人では、個々のニューロンは次々と死ぬにもかかわらず、たいした副作用も起きていない。こうしたニューロンの死という小さな悲劇が毎日起きているにもかかわらず、私たちが機能または行動上の影響を感じることはないという事実そのものが、脳内で分散戦略が採られていることを如実に示している。ニューロン集団はきわめて臨機応変である、というか、可塑性が高いのである。損傷を受けたり死んだりしたニューロンを迂回するため、残りのニューロンは繰り返し異なるタスクや環境にさらされるなかで自己組織化を進め、生理や形態、相互のつながりを変えていく。チューリヒ大学にいる私の友人ロドニー・ダグラスが最近述べたように、脳はあたかも交響楽団のように作用しており、しかもユニークな存在なのである。脳が奏でるべき音楽によって演奏家や楽器の構成が瞬時に変わり、その過程を通じてまったく新しい旋律が生み出されるのだ。

進化も分散したニューロン集団によるコーディングを好むのかもしれない。単一ニューロンによるコーディングに比して、多数の複雑なメッセージを送るのにより効率的だからである。簡単な例を挙げよう。一個のニューロンが電気的発火の二つの異なる周波数を切り替える（とても速いか、とても遅い発火）ことで二つの異なるメッセージを伝達（神経科学分野の用語を使うなら表象）できると仮定しよう。ある動物の視野内にある多数の画像の検出にたった一個のニューロンが専念するのなら、この動物の脳は二つの異なる画像に反応することしかできない。片方の画像が検出されると速い周波数で、もう一方の画像のときは遅い周波数で発火するのだ。ある瞬間においては、その単一ニューロンはそれ以外の画像を検出することはできない。ここで、同じ機能を果たすのに一〇〇個の異なるニューロンが使われると仮定しよう。すると、同じ二種の発火状態によって見分けられる画像数は2の一〇〇乗に激増する。

こうした計算能力と記憶容量の劇的な増加に加え、脳の分散コーディングは大規模な並行情報処理にも依存している。単一ニューロンは、軸索を分岐させて多数の異なるニューロンに同時につなげて軸索プロセスを生起し、無数の接続を成立させるのだ。この緻密なニューロン接続は類い稀なことを達成できる。たとえば、私は博士論文を書くにあたって簡単なコンピュータプログラムを書いた。このプログラムは、心血管機能を制御する脳領域と神経核の対が共有する直接接続を正方行列フォーマットで保存できる。まず私は回路のなかでもっとも重要な四〇個の脳構造を選択し、一個のシナプスのみを使う軸索または神経束（「単シナプス経路」と呼ばれる）によってこれらの脳構造に直接接続されている四〇個の対応する神経核を同定した。プログラムの四〇行四〇列の行列では、行がそのニューロンが単シナプス経路を形成する脳構造を示し、列が経路から信号を受け取る脳構造を表わす。構造4が構造38に直接軸索を投射するニューロンをもっていれば、該当する行列位置（第四行と第三八列の交点）に1を書き込んだ。構造38のニューロンがこれに応答して軸索を構造4に伸ばした場合には、第三八行と第四列が交差する位置にふたたび1を書いた。ある対（たとえば神経核5と24）に直接接続がなければ、対応する行列位置に0を書き入れた（図1・2の部分図を参照）。こうして単シナプス経路の詳細な行列を完成してから、私はいたって単純な問いかけをした。回路内の構造対がすべて判明した時点で、直接単シナプス経路をもたない構造対をつなぐことのできる神経路がいくつあるだろうか。言い換えれば、回路内で対を形成していない脳構造のあいだで情報を送ることは可能かと問いかけたのだ。この問いの答えを得るべく、私はマイクロコンピュータIBM-PC／XT二〇台でプログラムを走らせた。各コンピュータは、直接単シナプス経路を共有しない二〇対の異なる脳構造をつなぐ潜在的な多シナプス経路の有無を調べることになっていた。プログラムが完了すれば、各コンピュータは潜在的経路の一覧とそれをまとめたグラフを印刷するはずだった。そこまで準備をすませると、私は五日間の休暇に出かけた。ブラジルでもっとも大切にされている宗教的イベント、カーニバルを祝うためだった。

休暇から研究室に戻って、コンピュータの半数がおびただしい計算結果を印刷し終えているのを目《ま》

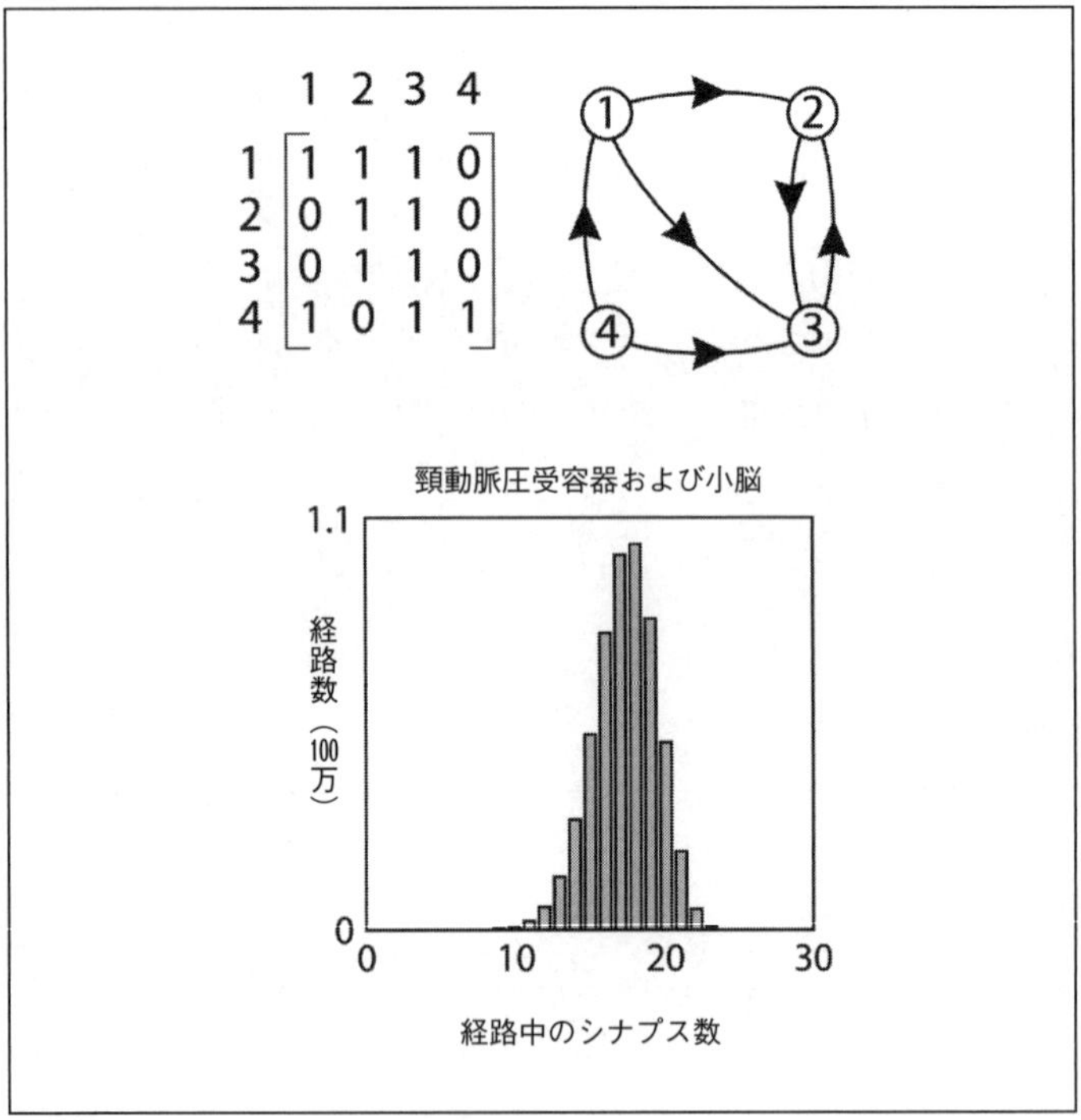

図 1.2　ニューロン対をつなぐ経路の分布をグラフ理論によって説明したもの。上段の正方行列は、小規模な脳回路における直接の単一シナプス接続を示す。行列の１は１対の脳構造間に直接経路があることを、０はそれがないことを表わす。正方行列の右に回路のグラフを示す。番号を振られた丸印は脳構造を、矢印の方向は正方行列に含まれる直接接続の情報を示す。下段のヒストグラムは、直接の単一シナプス接続を共有しない２つの構造（頸動脈圧受容器および小脳）をつなぐ総経路数を示している。Ｘ軸は経路のシナプス数を、Ｙ軸は見つかった経路数を表わす。この例では数百万に上る経路が見つかったことに注意（ミゲル・ニコレリス博士の好意により、デューク大学のネイサン・フィッツシモンズ博士によって再作成された）。

の当たりにしたときの私の驚愕ぶりを想像してみてほしい。使用したコンピュータのうち一〇台は、直接経路のない構造どうしをつなぐ潜在的な多シナプス経路を数千個も同定していた（図1・2参照）。さらに驚いたことに、残りの一〇台のうち一部は潜在的経路を印刷し終えてはおらず、残りは途中で用紙が切れていた。神経核の直接接続対は数えるほどしかなくとも、単シナプス経路を共有しない脳構造間でも情報をやり取りできる数十万から数百万個もの潜在的な経路が存在するのだ。

相互につながったニューロンの大集団と情報をコードする大規模な並行処理のおかげで、私たちの高度に発達した脳は、部分の総和が全体より大きくなる動的システムとなる。これが可能になるのは、個々の要素の特徴の線形和のみからは予測できない、活動の複雑な全体的パターン（創発性として知られる）が神経網全体の動的相互作用によって発生するからなのだ。こうした極端な非線形挙動によって、脳の神経網が生み出すことのできる生理や行動上の結果は大きく増強される。数百万ないし数十億個のニューロンによって形成される分散神経網は、脳波発生などの創発性を示す。脳波とは、特定の睡眠状態や癲癇《てんかん》発作をはじめとする種々の正常ないし異常な機能の基調をなす複雑な周期的発火パターンのことである。脳の創発性によって、さらに知覚、運動制御、夢、自己感覚などきわめて緻密で複雑な脳機能までもが生み出される。おそらく私たちが知るなかでもっとも希有な存在である私たちの意識は、ヒトの脳内で動的に相互作用する多数のニューロン回路の創発性から生まれているものと思われる。

しかし私が提起する新たな脳の見方は、ただ単一ニューロンから相互につながった脳細胞集団へ視点を転換しようというだけではない。これまでの神経生理学の学説の大半は、高度に精密な構造をもつ脳はただなにかが起きるのを漫然と待っているわけではないという事実を一貫して無視してきた。しかし脳は己の裁量ではたらいており、自身を内部に閉じ込める身体と外界に関する情報を能動的に収集し、現実世界、意見、愛情、そして悲しいことに偏見をも織り込んだ織物を懸命に紡ぎ続ける。私たちは、この織物がどこから生まれたのかは気にもかけず、誇りとときには妄信すらもって一生身にまとう。こうした能動的な情報収集によって、私が「脳自身の視点」と呼ぶものが維持されている。それは脳に蓄積された種の進化史とその個体の生活史、ある時点における全体から見た動的状態、そして身体と外界にかかわる内的表象の組み合わさったものである。私たちのもっとも本質的な心的存在を形づくるこれらの要素すべてが、現実世界の総体的できわめて詳細な解釈となるのだ。

「脳自身の視点」は、私たちが周りの複雑な世界をどう知覚するかだけでなく、私たちがもつボディ・イメージと存在感覚にも決定的な影響を与える。私たちの脳は外界からの信号を受動的に解釈あるいは解読するだけで、もともとそれ自体の視点はもたないというデカルト的な考え方は、実験的証拠を鑑《かんが》みるならばもはや正しいとは認められない。実際、その桁外れの科学的可能性――ヒトの脳のはたらきを司る精妙な生理学的原理の解明から、神経障害をわずらう患者のリハビリを可能にし、人間の手が届く範囲を大きく拡張するブレイン・マシン・インターフェース（ＢＭＩ）の開発まで――を実現するには、主流の神経科学は二〇世紀のドグマを捨て去り、全身全霊を傾けてこの新たな考え方を奉ずるべきである。

一九四九年刊行の古典的著作、『行動の構造』において、カナダ人心理学者のドナルド・Ｏ・ヘッブは、神経系の真の機能単位はセルアセンブリであるという見解を発表した。ラシュレーの弟子だったヘッブはまた、「なんらかの習性や知覚にとって不可欠［である］単一の神経細胞や神経路はひとつとして存在しない」と述べた。また次のように指摘してもいる。「中枢神経系の電気生理現象は……脳があらゆる部分で継続的に活性化していることを示している。［身体の末梢からの］求心性の［入力］興奮は、［脳内に］すでに存在する興奮に重ね合わされねばならない。したがって、感覚事象が既存の［脳］活動にさほど影響されないということはありえない」

　脳のはたらきは、ニューロン時空が形成する切れ目のない連続体内にある数十億個のニューロン間の動的な相互作用から生まれると私は提唱する。ヘッブが主張したように、自由に行動中の動物においては、入力刺激はまずかならず脳内の傾性および予期と比較される。この脳内の傾性および予期とは、その動物が生まれてからそれまでに遭遇した同様または同様ではない信号や記憶の集まりから苦労して獲得したものだ。身体の末梢から新しいメッセージが届いたときに、意識のある被験者の脳内に分散して生起する電気応答は、その特定の時点における脳の内部状態に大きく依存しているようだ。こうして、光速が一定であるために、時空がこの宇宙にいる二人の観察者の運動状態に応じて相対的になるのと同じように、種としての進化史と個体としての生活史、脳が消費可能な一定の最大エネルギー量、ニューロンの最大発火率もまた、私たちの頭のなかの時空が相対的となる制約条件になる。

　外界と私たちの身体にまつわる情報の大半は、脳自身が行なう探究行動の結果として得られたものだ。知覚とは私たちの頭のなかで始まる能動的なプロセスであり、外界と接触する身体の末梢で始まるわけではない。さまざまな探究行動を通じて、脳は新たに入ってくる情報を自身の視点から絶え間なく検証する。私たちは指先で手触りや形、温度などの触覚属性について「感覚」を経験するが、実際にはそうした感覚は脳が巧みに生み出した錯覚にすぎない。指先がものに触れ、その感覚データを神経を経由して脳に送り戻した瞬間に私たちは「感じる」のである。その感覚が脳の期待と異なれば、脳は驚きと不快感を露《あらわ》にして違和感に対処する。たとえば、私たちは袋からパンを取り出そうとして落としてしまうことがある。乾いた柔らかいパンを頭に思い描いていたのに、手に触れたものが湿ってぬらりとしていた場合などだ。同じことは視覚や聴覚、嗅覚、味覚が同時に精緻に組み合わさった外界を「経験」するときにも起きる。こうしたいかにも人間らしい性質は、脳内を駆け巡る激烈な稲妻《ブレインストーミング》（訳注　脳内のニューロンによる電気的活動を稲妻と集団発想法《ブレインストーミング》双方になぞらえている）によって生み出されたものであって、普通このプロセスは平たく言うと、思考と呼ばれる。

それにしても、この思考というものをいま少し明確に定義できないものだろうか。私はできると思う。私は、脳はこの世に進化が生み出したもののなかでもっともすばらしいシミュレーターだと考えている。少なくとも独立して検証できるもののなかではそうではなかろうか。現実世界の忠実で忍耐強いモデル構築者さながらに、脳のおもな仕事は私たちが人として生きるのに欠かせないさまざまな行動を促すことにある。こうした生理学的な目的は、基本的に次の三項目に要約される。

1. 私たちの身体を恒常性《ホメオスタシス》と呼ばれる全身の生理学的過程によって健全に保つ。
2. 外界、私たちの人生、両者間の絶え間ない遭遇のきわめて詳細なモデルを構築・保存する。
3. 周辺環境の新しい情報をつねに能動的に探究し、それらの内部モデルを検証・更新する。この作用には、経験にもとづく学習と、将来の事象やその成果を、事象の結果、費用、利益にかかわる潜在的な期待値を計算して予測することが含まれる。

このささやかな一覧に、中枢神経系の基本機能の大半が網羅されている。

精巧なシミュレーションやモデルを用いれば、ユーザーは当然ありとあらゆる事象をつねに解析し観察することで未来を予測できる。神経科学者は、脳が身体のホメオスタシスをいかにして維持するのかについて長期にわたって研究してきた。ここ数十年で、脳が感覚、運動、認知情報をどのようにコードするのかにかかわる研究は爆発的に増えている。しかし多くの場合、こうした現象は実験的手法による研究が困難であるため、外界モデルの構築と洗練過程で遭遇する複雑な行動は考慮の対象外とされてきた。ここで言う複雑な行動とは、宇宙がどのようにして創造されたのか、人類がいかにして誕生したのか、この平凡な太陽系に私たちがなぜ生を享《う》けたのかなどの問いの答えを、たとえそれがいかに神秘に満ち難解であろうとも詳細に知りたいという、人間の普遍的で根本的な願望である。こうした願望は宗教的探究となることもしばしばだ。しかし複雑な行動はまた私たち人類に熱烈な好奇心をも与えた。好奇心はヒトに固有の重要な性質であり、このために芸術と科学的思考が生まれたのだ。複雑な行動はさらに、遺伝子を次世代に伝えるという進化上の目的を達成するために人間が用いる入念な社会戦略や求愛戦略、そして自分の考えや夢、信念、恐怖、情熱を愛する者や友人その他の同種の仲間の記憶に植えつけようとする絶え間ない試みをも含んでいる。

私が提起する理論上の転換など大したことではないと、すでに考え始めている読者もいるだろう。しかしこの問題は、脳に宿る精神にかかわる二〇〇年におよぶ知的論争に神経科学を巻き込んだものであり、現在も進行中の議論の中核をなしている。また脳がモデル構築者であるという見方は、神経科学界の外で大きな支持を得てきた。イギリスの進化生物学者リチャード・ドーキンスは有名な著書『利己的な遺伝子』で、脳わけても人間の脳は、現実世界のきわめて精巧なシミュレーションを生み出すというたって有利な能力を進化させたと主張している。物理学者のデイヴィッド・ドイッチュはこれをさらに一歩押し進め、著書『世界の究極理論は存在するか』でこう述べている。ありとあらゆる「私たちの直接経験は仮想現実であり、それは私たちの無意識の心が、感覚データとその解釈にかかわる複雑な生得および獲得理論（プログラム）から私たちのために発生したものである」

カール・セーガンの代表作『コスモス』はこう始まる。「宇宙は、昔も今も将来も『存在するもの』のすべてである。私たちの思考力はきわめて弱いけれども、宇宙のことを考えると、私たちは興奮する。背骨がひきつり、声がうわずり、遠い昔のことを思い出すかのような、高いところから落ちるかのような、そんな気持ちになる。そのとき、私たちは、もっとも偉大な神秘の世界に近づく。私たちはそのことを知っているから興奮する」（『コスモス』木村繁訳、朝日新聞社より引用）

私たちが知る限り、このすばらしい宇宙の荘厳な言語を解読し、私たちの真の祖先である（したがって死に絶えて久しい）彼方の超新星が一度も楽しむことのなかった豊かな感覚を発生できる子孫は一種しかない。私たちの祖先は燃え尽きてしまい、いつの日かその塵が遠くの銀河の片隅で平凡な恒星の周りを回る青い小惑星に生命を吹き込むと気づくこともなかった。しかし脳のおかげで私たちは己の存在を余すことなく楽しみ、生涯の記憶を静かに胸に刻み込む。

したがって、この世に参戦に値する闘争があるのだとしたら、それは神経科学者が過去二世紀にわたって闘ってきたものである。そしてどちらの陣営に与《くみ》するのかと尋ねられたとしたら、私は一ミリ秒たりとも迷わずこう告げる。ブラジル国民が二五年前に証明してみせたように、この知的な論争が終焉した暁《あかつき》には、相互につながった数十億個のニューロンの大集団の咆哮に耳を傾けた者が勝利を収めるであろう、と。

第2章　脳の声《ブレインストーム》を追う者たち

　サー・エドガー・ダグラス・エイドリアンは、神経科学の始祖たちの頭を悩ませていた論争を十分承知していた。一九四六年、ケンブリッジ大学出身の彼は、オックスフォード大学モードリン・カレッジの演台に立ち、脳の理解にかかわる初の重要な成果と自ら捉える論題、「知性」の座について語り始めた。彼は脳について次のように滔々《とうとう》と話した。「それは神経細胞と神経線維から成る構造であり、動物の一部に見られますが、すべての動物にあるわけではありません。厳密に解剖学的な意味においては脳をもたない動物のなかにも、周囲の状況に応じて複雑な行動、すなわち、私たちが知性と呼ぶような行動を取るものがいます。また私たち自身の体内にも、血液中を自由に泳ぎ回り、どちらかと言えば独立した生物のように振る舞う細胞がたくさんあります。これらの細胞は自分たちにとって悪《あ》しきは避け、良きを選び取るのです。こうした動物は心をもつと言えるのでしょうか?」エイドリアンは、二世紀以上も前の一七世紀末にケンブリッジとオックスフォード両大学の哲学者たちが、知性は身体の一部分——脳——にあるのか、はたまた体全体にあるのかについて激しい議論を闘わせたことに触れた。ケンブリッジ大学の教授連は一部説を、オックスフォード大学の教授連は分散説を唱えたのだった。

ちなみにエイドリアンは、マシュー・プライアーが一七一八年に発表した風刺詩「アルマあるいは心の進歩について」“Alma: or, The Progress of the Mind”の冒頭のスタンザを巧みに引用した。プライアーは当時エイドリアン自身の出身大学であるケンブリッジで医学講師をしていた。心が体中を「ハムレットの幽霊のごとくあちらこちら駆け巡る」と考えた古代のアリストテレス哲学を茶化したあと、プライアーは次のように脳に軍配を上げる。

知ってのとおり、ケンブリッジの賢者は
その権威ある自説を頑として曲げない。
彼らは言う（じつのところ
あの古代ギリシャ人にはいささかも敬意を払わずに）、
彼《か》の哲人の仕事をすべてひっくるめても
それは駄弁にすぎぬ、と。
彼らは強固に主張する、アルマの座は脳にあり、
その思考の座からアルマが
至高の感覚の悦びを与えるのだ、と。

このいかにもイギリス人らしいウィットに富んだ語りによって、エイドリアンはオックスフォードの好敵手たちを揶揄するとともに、ケンブリッジの先人たちに敬意を表したのである。彼の先輩たちは、人の心のはたらきを司《つかさど》るのは脳であると認識していた。六〇年以上経ったいま、私はこの偉大な男がプライアーの詩を聴衆に朗誦しながら顔に浮かべたであろう、微《かす》かなほくそ笑みをありありと脳裏に思い浮かべることができる。

エイドリアンであれば、この脳にかかわる論争を研究対象とする資格は十分であった。なんと言っても彼は、外界や身体にかかわる感覚情報が末梢神経によって脳の言語である電気信号にコードされる過程を正確に測定した最初の神経科学者であり、その研究によって一九三二年にノーベル賞を共同受賞していた。彼に先立つ研究者のキース・ルーカスは、これらの電気的活動（のちに「活動電位」と命名された）には「イエス」と「ノー」と二つの状態しかないと考えていた。エイドリアンはさらに調べを進め、触覚、嗅覚、味覚、視覚のいずれにかかわる刺激であろうとも、その強度は末梢神経から送られてくる活動電位の周波数と関連していることを発見した。

したがって、エイドリアンがモードリン・カレッジにおける講演で、医師のルイジ・ガルヴァーニと物理学者のアレッサンドロ・ボルタのイタリア人科学者二人のあいだで闘われた大論争に触れ、この論争のおかげでたまたま電気生理学が生まれ、やがて重要な科学分野となった経緯を論じたのも自然の成り行きだった。一七八三年ごろ、ガルヴァーニは、死んだカエルの脚の筋肉に別種の金属から成る二個の接触片を当てると、筋肉が収縮することを見出した。彼はこの発見が死んだ筋肉繊維に電気が蓄えられていたことを意味し、このことは自分が生命の源《みなもと》となる神秘的な力を発見した証しであると解釈していた。ボルタはこの稚拙《ちせつ》な結論に衝撃を受け、電気は筋肉を介して相互に接触する二個の金属片によって発生した可能性がきわめて高いと礼を失しない程度に、けれど強硬に指摘した。ボルタは生真面目な科学者だったから、自身の見解を証明するには証拠が必要であることを承知していた。彼によると、カエルの脚の筋肉は、二個の別種の金属からなるガルヴァーニの計測器によって発生する電流の導体と生物学的検知器双方のはたらきをしたというのだ。この解釈に自信をもったボルタは、「ボルタの電堆《でんたい》」と呼ばれる初の電池をつくり上げた。彼は亜鉛と銀から成る二個の金属板のあいだに、カエルの脚の筋肉に代わる伝導体として、塩水に浸した紙を挟んだ。

エイドリアンが述べたように、ボルタがこの電気にまつわる大論争の明らかな勝者となり、ガルヴァーニは情けないことに自分が得た結果すら正確に解釈できない無能な実験主義者として永遠に人びとの記憶に刻まれる結果となった。実際、ガルヴァーニがこの研究によって、筋肉内の神経に人工的に刺激を与えることのできる史上初の簡単な神経装具をデザインしたと考える人はいないに等しい。しかしガルヴァーニにとって幸運なことに、他の科学者が、生きている筋肉と神経組織はいずれも電流を発生するというたしかな証拠を間もなく入手した。それでも動物が発生する電気の発見はボルタが主張するほど驚嘆すべきものではなかった、事実、発生する電流はあまりに微弱で、それまで長いあいだ正確な測定が困難であったのはそのためだったのである。

自然は数個の音符でその神秘を表わすわけではなく、たいていは、私たちのやや限られた知覚能力にとって、いつでも奇妙で目新しい、さまざまな音色とリズムをもつシンフォニーを奏でるようなの新たな証拠や未知の現象に直面した科学者は、自説を枉《ま》げることを嫌うがゆえに、それがいかに直観に反しようとも、データの雑音に重要な意味が隠されていると考えてしまいがちだ。

信じ難いことに、脳研究におけるこの基本的な論争は、光が波動か粒子かという古くから物理学者のあいだで闘われてきた論争に似通っているばかりでなく、歴史的に相互に関連してもいる。光の粒子説は、サー・アイザック・ニュートンと、重力に関して彼と議論を闘わせたアルベルト・アインシュタインの両方に支持された。ケンブリッジ大学の優秀なイギリス人物理学者トーマス・ヤング——彼はエジプト学者、言語学者、医師、生理学者、神経科学者でもあった——は、この二つの科学論争のいずれにおいても重要な役割を果たしている。

前例を見ぬ科学者としてのヤングのキャリアを知った人は、それに見合った畏敬の念を抱かずにはいない。アンドリュー・ロビンソンによる彼の伝記のタイトルは、『すべてを知る最後の男——無名の博識家トーマス・ヤングは、その天分を示すさまざまな業績のなかでも、ニュートンの誤りを正し、私たちがものを見る仕組みを解説し、病に倒れた者を癒し、ロゼッタストーンを解読した』だった。それらの業績のなかに、現在では「ヤングの実験」としてよく知られる二重スリット実験がある。彼はほんの少しの間隔をあけた平行な二本の縦スリットのある薄い板に光を当てることによって、スリットの向こうに置かれたスクリーンに明暗の縞模様が現われるのを観察した。この模様が湖に二個の石を同時に投げ込んだときに発生する二つの波がぶつかりあって発生する「干渉パターン」に似通っていたため、ヤングは光はじつは波動であると考えた。天才の誉れ高いリチャード・ファインマンをはじめとする物理学者の多くは、ヤングの行なった二重スリット実験が量子力学につながる重要な出来事だったと考えている。

驚いたことに、この革新的な実験からわずか一年後、ヤングは「色覚の三色説」と呼ばれる分散ニューラルコーディング説をまとめ始めた。サマセット州ミルヴァートンに住む、一〇人の子だくさんのクエーカー教徒一家の長子にしては見上げたものだ。

私がはじめてヤングの研究に触れたのは、友人のロバート・エリクソンを通じてだった。エリクソンに出会ったのはデューク大学にやって来てすぐのことで、当時彼はこの大学で心理学主任教授の職にあった。著名な味覚生理学者だったエリクソンは、脳は情報をコードする際に神経集団を用いるという脳機能分散主義を熱心に支持していた。さらに神経科学の局在論と分散論の論争を、トーマス・ヤングと骨相学者フランツ・ガルの論争を当時にまでさかのぼって知る数少ない存命中の人の一人でもあった。

ガルが一流の解剖学者であったのは間違いない。ヤングが《王立協会哲学紀要》に三色説を発表するほんの二年前、ガルは当時「頭蓋骨検査」と呼ばれた、彼に言わせれば臨床的手法を広めようとしていた。この検査は、人の頭蓋骨を丹念に調べることでその人の基本的な性格や精神能力を知ろうというものだった。ガルは、さまざまな芸術的能力や精神能力、異常行動をもつ人の大脳皮質では特定の領域がふくらむと論じた。この皮質の局所的なふくらみは頭蓋骨の形状にも影響し、彼自身のような有能な医師であれば、ある人物の頭を触ればその人の性向や欠点を知ることができるし、その人が才能豊かな作家であるか、冷酷な殺人者であるかにいたるまでわかるというのである。ガルは脳を二七個の「器官」（「頭蓋骨の出っ張り」と翻訳された）に分割し、うち一九個はヒトをはじめとするすべての動物に共通すると考えた。生殖本能や子孫に対する愛情、自尊心、傲慢さ、虚栄心、野心などの基本的情動に特化された器官に加え、その人の宗教心、詩的能力、目標への執着心および忍耐力の強さなどを示す器官もあった。ガルの考え方によれば、並外れて正確な記憶をもつ人は目玉が飛び出ているとされた。

ガルの存命中、医学界や科学界の大半は彼の奇怪な結論に猛烈に反対した。それにもかかわらず、ガルや弟子たちはヨーロッパ中で彼の見解を講義した。わけても精神機能が皮質内に空間的に局在する特別モジュールにあるという考え方を広めようと務めた。しかし、ロバート・エリクソンが論文で重ねて主張したように、歴史からは逃れようがない。神経科学の分散論がヤングの遺産であるように、神経科学の局在論はガルの遺産なのである。

デューク大学の教員としてともに過ごしたあいだ、エリクソン自身は私に漏らしたことはなかったけれども、私は彼が別の科学帝国の遺産を受け継いでいることをのちに知った。エリクソンはカール・ファフマンのもとで研究していたことがあったのだ。ネコの味覚神経に関するファフマンの画期的な研究によれば、末梢神経のレベルにおいてさえ、情報は広範囲の刺激に応答する多数の神経線維が同時に賦活することによってのみコードされるという証拠が挙げられている。エリクソンが後日ある小論で述べたように、ファフマンはこう提唱した。「こうした［味覚］系においては、感覚の性質はいくばくかの神経線維群の『イエス』か『ノー』の賦活のみでなく、他の神経線維の賦活パターンにも依存する」

ファフマンの研究室はケンブリッジ大学生理学部内にあった。小論の短い脚注でエリクソンは、自分の指導教官がどういう経緯で味覚の研究にはまり込んだのかに関する楽しい逸話を披露している。ファフマンは、ケンブリッジでサー・エイドリアンと共同研究を行なった。そのときまでに、エイドリアンはすでにほぼすべての末梢神経とそれらの中枢への投射の研究を終えていた。彼の帝国は視覚系、聴覚系、嗅覚系、体性感覚（触覚）系を網羅していた。エイドリアンがまだ手をつけていないのは味覚系のみだった。エリクソンは、「エイドリアンがこれをファフマンにあてがった」と書いている。エリクソンが、これほど著名な科学者たちの系譜に自ら連なっていることに満足感を覚えていたのは明らかだ。ヤングが元々唱えた三色説（訳注　ヘルムホルツによる改良以前の説）を引用する前に次のように述べていることからも、エリクソンの矜持《きょうじ》が伝わってくる。「色のコーディングにかかわるこの仮説は、神経科学史上もっとも強力な二つの文に簡潔にまとめられていると言ってよかろう」

見事な論理以外にはほとんどなんの裏づけも与えることなく、ヤングの三色説はヒトの眼には三種の異なる受容器があると予測した。以下に、ヤングが一八〇二年に三色説を定義するために書いた、エリクソンが讃える二つの文のうちの最初の文を示そう。括弧内は、エリクソンが付した専門的な事柄についての補足である。

> さて、網膜の各点に無数の粒子（受容器）があって、それぞれの粒子がありとあらゆる波動（波長）に完全に一致して振動する（反応する）とは考えにくいので、粒子の数は、その波動がおよそ8対7対6の比率を有する、たとえば、赤、黄、青の三原色（訳注　減法混色の三原色）に限られ

ていると仮定せねばならず、各粒子は完全には一致しない波動によってもある程度は強制的に賦活し、たとえば波動が約6と1／2の比率を有する緑の光は、黄と青の光が同時に当たるときと同じように粒子を賦活させ、それらの二色の光を混ぜた色と同じ結果を生ぜしめ、各神経線維はそれぞれの原色に対応する三つの部分から構成されるのかもしれない。

五年後、ヤングはこの説をさらに補強した。「それらの（感覚）混合比率の違いによって計算不能な数の色調が生まれる」。結果的にはかなり時間を要したことになるが、二〇世紀末になってようやく、ヤングの網膜色覚受容器――三種の網膜錐体の存在が実験主義者たちによって確認された。

じつに深遠な著書『神経科学の起源（*Origins of Neuroscience*）』において、歴史学者で神経科学者のスタンレー・フィンガーは、ヤングの三色説が医師で物理学者のヘルマン・フォン・ヘルムホルツによっていかにして無名の学説から救われたかについて詳述している。ヘルムホルツはデータと数式を提供して三色説が完璧に本物であることを示した。フィンガーによると、ヨハネス・ミュラーが特殊（または固有）神経エネルギー説を提唱するにいたった契機はヤングの説だったという。特殊神経エネルギー説は、異なる感覚の知覚は特定の受容器と神経を刺激した直接的な結果として現われるというものだった。しかし私はフィンガーの著書を楽しんだものの、ミュラーの件については彼の意見に賛同できない。ヤングの説はどう考えても逆の内容――特定の感覚、この場合には色覚は多数の異なる神経線維の賦活パターンに依存する――を主張している。

網膜における色コーディングのヤングのモデルをグラフにしたものをじっくり眺めれば、この考え

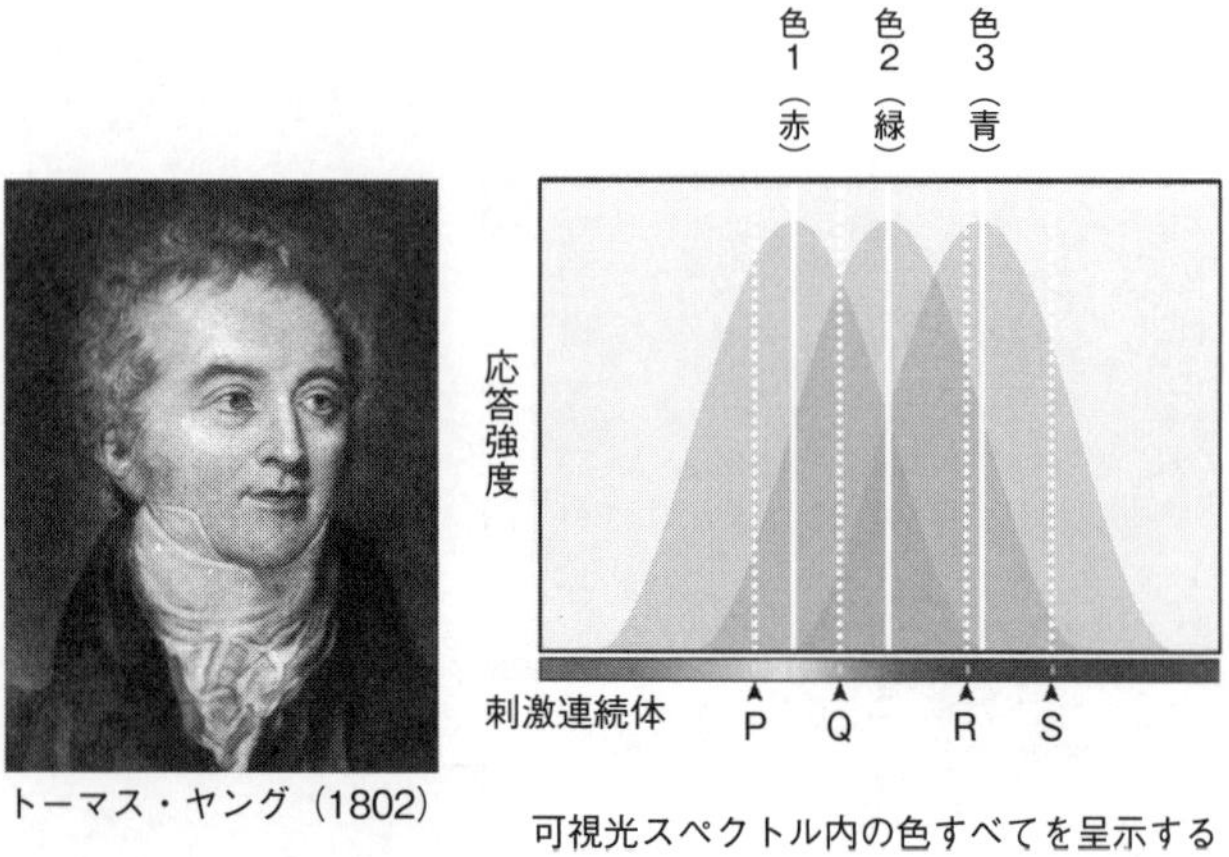

図2.1　トーマス・ヤングによる光の３原色論。トーマス・ヤングの肖像画と、彼の理論をグラフに示したもの（右）。いかなる光刺激（下のＸ軸の左からＰ、Ｑ、Ｒ、Ｓ）も、３種の別個の「色受容器」のゆるやかに変化する応答によって表わすことができることに注意。これらの色受容器は、赤、緑、青にもっとも強く応答するが、異なる色にもやや微弱ながら応答する（ヤングの肖像画は、ロンドンのナショナル・ポートレート・ギャラリーの許可を得て複製。グラフは M.A.L. Nicolelis, “Brain-Machine Interfaces to Restore Motor Function and Probe Neural Circuits.” *Nature Reviews Neuroscience* 4〔2003〕: 417–22 より）。

の理解が容易になるだろう（図2・1）。このグラフはヤングが提唱した三種の網膜受容器の正規分布応答曲線を示している。各受容器は青、緑、赤（訳注　加法混色の三原色）のいずれかに対してもっとも強く反応するものの、他の色に対しても低感度で微弱とはいえ反応する。これが広範囲の刺激に応答する受容器、すなわちニューロンの定義である。ある物理的な実体、たとえば光、圧力、音、化学物質濃度などに対して広範囲にわたってやや微弱ながら反応し、この範囲内の特定の数値でもっとも強く反応するような生物学的「検知器」なのだ。

覚えておくべき重要な点は、三種の網膜受容器が示す応答曲線の正規分布が波長領域（色）においてかなり重なり合うことである。これが意味するのは、ある色の刺激によって三種すべての受容器から程度の差こそあれ反応が得られるだろうということだ。このグラフを見ると、ヤングの三種の網膜受容器は協力して多数の異なる色を表わすことがわかる。網膜が受け取る個々の色の刺激について、三種の網膜受容器すべてによって発生した異なる発火の組み合わせによって生まれる、特定の分散した集団パターンが存在するのである。たとえば、混じり気のない色Pの網膜反応パターンは、受容器1からのほぼ極大強度の信号、受容器2からの強度二〇パーセントの信号、そして受容器3からの強度ゼロの信号によって規定される。ところが、色Qでは、受容器1および2からのほぼ極大強度の信号と、受容器3からの強度二〇パーセントの信号が発生する。「広範囲の刺激に」応答するたった三個の受容器を使うことで、網膜は信じられぬほど多くの色を提示する能力をもつのである。第1章で見たように、分散ニューラルコーディングのいかにもすばらしい点は、ニューロン集団の要素数を数桁超すほどの膨大な情報を提示するという驚嘆すべき能力にある。しかもトーマス・ヤングは、近代的なハイテク機器をひとつも使わずにこの柔軟な仕組みを思いついたのだ。ただ考えることのみによって！

現在の私たちは、ヤングの広範囲の刺激に応答するニューロンが霊長類の脳にあまねく存在することを知っている。この事実は一九世紀には知られておらず、神経科学者のあいだに脳の「精神機能」

にまつわる大論争が起きた。しかし一八六一年、局在論陣営はフランス人医師ポール・ブローカが臨床研究を発表したことによって大きく躍進した。彼は重い失語症に陥った患者の例を報告した。この男性患者はなにを言いたいときも無意味な tan という語を発することしかできず、下半身の右側がひどく麻痺していた。ブローカの診察後、男性は間もなく死亡し、脳が取り出されて解剖された。脳の左前頭葉の中央に位置する皮質に大規模な損傷を認めたブローカは驚いた。これこそ精神機能が脳の異なる部位に局在するという確たる証拠ではないか。この知見が骨相学と関連づけられないように、ブローカはただちに手を打った。この「言語」中枢はガルや彼の弟子たちが数十年前に提唱した頭蓋骨のふくらみと同じ場所にはないと述べたのだ。しかし、フィンガーがいみじくも指摘したように、どちらの言語中枢も前頭葉にあり、それだけで十分だった。ガルの飛び出た目玉の幽霊から逃れる術《すべ》はなかったのだ。

ブローカの発見は医学界に多大な衝撃を与え、多くの神経学者が脳は特化した機能単位から成るという考えに宗旨替えした。九年後、二人のドイツ人科学者、エドゥアルト・ヒッツィヒとグスタフ・フリッシュが決定打とも言える発見をした。両人はイヌの前頭部皮質の異なる部位に次々と微弱な電流をかけていき、体の別々の部位に筋肉収縮が起きるのをはっきりと認めたのだ。さらに彼らは片方の半球の特定領域を切除すると、切除した領域と反対側の前足の力と運動能力に失調を来すことも見出した。このデータをもとに、彼らはイヌの身体の完全な運動地図を前頭葉のよく知られる領域に描いた。この皮質領域はのちに運動野として知られることになる。こうした動物の身体のトポグラフィック表象は体性局在地図としても知られる。一世紀を経て、私たちは人間の脳にこうした地図がいくつかあり、それは前頭葉だけでなく、頭頂葉のいくつかの領域や多数の皮質下構造にもあると知っている。

こうした知見は華々しいには違いなかったが、顕微鏡や化学反応によって染色した脳組織を利用する急成長する新勢力によって、その存在は瞬く間に霞んでしまった。これらの組織学者たちは、一九世紀に最後に残った脳機能分散論の旗手に最終決戦を挑んだ。舞台は一九〇六年度ノーベル生理学・医学賞の授与式だった。

他のどの年にも増して、一九〇六年の一二カ月はさまざまな悲劇や勝利、記憶に残る人間の業績に彩られていた。四月にはサンフランシスコが激しい地震に見舞われ、三〇〇〇人以上の市民が死亡した。八月には、やはり地震によってチリの海岸沿いの町バルパライソが灰燼に帰し、ここでも三〇〇〇人が死亡した。イタリアではヴェスヴィオ山が噴火した。灼熱の溶岩や火山灰がポンペイやナポリを埋め尽くし、数百人を死に追いやり、数千人が家を追われた。

サンフランシスコを地震が襲った前夜、イタリアの偉大なテノール歌手エンリコ・カルーソーは、ティボリ歌劇場でオペラ『カルメン』のホセ役を演じた。すさまじい揺れで目覚めたカルーソーは、パレスホテルの階段を駆け降りて街路に避難した。伝えられるところによると、ローズヴェルト大統領の署名のある写真のみを身分を証明するために手にした彼は、燃え盛る町中を抜けてニューヨーク市行きの船に乗ることができた。同じ年の一一月、カルーソーはニューヨーク市のセントラルパーク動物園内のサルの檻で猥褻行為に及んだとして法廷に出頭を命じられた。ハンナ・グレアム夫人が、望みもしないのにカルーソーに無遠慮に尻をつねられたと訴えたのだ。カルーソーは間もなくメトロポリタン歌劇場で披露される『ラ・ボエーム』の舞台のために喉を痛めないよう注意しながら、おそらくグレアム夫人の尻をつねったのはサルだろうと主張した。裁判長はこの主張には納得しなかった。カルーソーは一〇ドルの罰金支払いを命じられて釈放と相成った。

カルーソーの親友だったセオドア・ローズヴェルト大統領も、この年は忙しい一年を送った。彼が「溝」と呼び習わすパナマ運河を視察した初のアメリカ大統領となったあとの一二月、大統領は日露休戦協定調印に果たした役割に対してノーベル平和賞を授与されたと知らされて仰天した。あらゆる意味で脳研究のその後の道筋を変えるものとなった式典に出席する選ばれた人びとや公式招待者のうちの一人となったことを、大統領は喜んだ。

一九〇六年一二月一〇日の、いつもと変わらず寒いけれども科学界にとっては白熱した一夜、ストックホルムのスウェーデン王立音楽アカデミーの大ホールには、この国の王族、国会議員、著名な科学者、そして——その夜ノーベル賞を受賞したうちの一人が自叙伝に書き記したところによると——「たくさんのエレガントな淑女」が詰めかけていた。これらの出席者は故アルフレッド・ノーベルの遺族とともに、その年のノーベル賞を正式に授ける手筈になっているスウェーデン国王を厳粛な面持ちで待っていた。おそらく、その夜生理学・医学賞を共同で受賞することになる二人の男性のあいだに張りつめた緊張感に、気づかなかった参加者は皆無だっただろう。この年はじめてノーベル賞委員会がこの栄誉に浴する人物を一人に絞らなかったのだ。

受賞者の選択を任じられていたカロリンスカ研究所所長のカール・アクセル・メルネル伯爵は、受賞者を次のように発表した。「今年のノーベル生理学・医学賞は解剖学分野での研究に贈られます。受賞されたのは、神経系の解剖学に貢献されたパヴィア大学のカミッロ・ゴルジ教授と、マドリード大学のサンティアゴ・ラモン・イ・カハール教授です」。典雅な言葉遣いで発表を続けるなか、伯爵は聴衆――その夜の受賞者も含めて――に向かって、脳のはたらきについてはわかっていない部分がきわめて多いと語った。神経系の複雑な構造について手短に述べたあと、彼がまったく新しい医学分野を生み出したと考える受賞者二人に話題を戻した。

いよいよゴルジとカハールの両者をストックホルムに招き寄せた研究そのものについて話す段になり、老獪《ろうかい》な国際的配慮が顔をのぞかせた。メルネル伯爵はゴルジにイタリア語でこう話しかけた。「ゴルジ教授、カロリンスカ研究所の教授たちはあなたを神経系の近代研究の先駆者と認め、したがってあなたにノーベル医学賞を授与し、あなたの傑出した能力をたたえ、あなたがご自身の発見によって解剖学史に鮮やかに刻まれた名前を永久不滅のものとしたいと願っています」。メルネルはそこでカハールに向き直り、スペイン語で話し始めた。「サンティアゴ・ラモン・イ・カハールさん、多数の発見と博学の研究によって、あなたは神経系研究を今日《こんにち》あるかたちに発展させ、神経解剖学研究に大いなる寄与をして、この科学分野の確固たる礎《いしずえ》を築き上げられました。カロリンスカ研究所の教授たちは、こうした価値ある功績に対して本年のノーベル賞を贈ることで報いたいと思います」。こうして、この歴史に残る賞賛の言葉によって神経科学は洗礼を受けたのだった。

アラゴン県ペッティラで生まれたサンティアゴ・ラモン・イ・カハールは、一途に思い込むタイプの、独断的な人物であり、頑固な天才肌だった。たった一人の力で、脳が他の器官と同様に個々の細胞の集まりから構成されていることを明確に証明してみせ、脳研究を近代的科学へと牽引したのだ。顕微鏡をたいそう好んだ彼は、熟練の技術を美しいスケッチや創造的な洞察と組み合わせた。

　その夜、オスカル二世の手からノーベル賞を受け取っているこの男が中枢神経系に関してはじめて論文を書いたのは、バレンシア大学の無名の教授だったわずか一八年前であったと聞かされて信じる者はほとんどいなかっただろう。研究者になりたてのころ、カハールは当時主流の解剖学者が使用したドイツ語を書くことができなかった。そこで自分の知見をスペイン語で発表できる科学誌《レビスタ・トリメストラル・デ・イストロギーア・ノルマル・イ・パトローギカ》を創刊した。彼が廃刊になるまで資金を提供するとともに編集にも携わったおかげで、この雑誌は率直な編集者レビューを掲載した。一八九六年、彼はノーベル賞を贈られる契機となった実験を再現し、脳研究分野初の権威ある科学誌《レビスタ・トリメストラル・ミクログラーフィカ》を創刊した。創刊号はカハール自身による論文六篇を掲載していた。ずっとあとのことになるが、ドイツ人解剖学者たちはカハールの珠玉の論文を原語で読むだけのためにスペイン語を勉強したという。

　今日でも、カハールは神経科学でもっとも頻繁に引用される研究者の一人である。彼の実験主義者としての純粋さと創意工夫の才は、脳組織構造の画期的な研究に「黒い反応《ラ・レアシオネ・ネラ》」と呼ばれる染色法を用いたことからすでに見て取れる。カハールは「黒い反応」にこだわり続けた。塊状の脳組織をカリウムまたはアンモニア重クロム酸塩の結晶によって硬化したあとで硝酸銀溶液に浸す。すると組織構造はゆっくりと黒色に変化し、黄味を帯びた透明な塊状基質内に浮かび上がる。ここでカハールは塊を薄片状に切り、顕微鏡で観察した。忍耐強い組織学者の彼は、組織内に広がる壮麗な脳細胞体や樹状突起、軸索を容易に見ることができた。カハールはこのテクニックを成体に限らず胎生や新生仔の脳組織標本にも用いた。溶液と薄片の厚さと脳組織の最適な組み合わせを見つけるには何年もかかった。もっとも見事な結果が得られたのは、たいてい彼自身がとらえて妻の台所で処理した鳥類、爬虫類、小さな哺乳類だった。カハール家の裏庭では、ニワトリがあちらこちらで虫をついばむ光景はまず見られなかっただろう。

こうして「黒い反応」を完璧なものにした彼は、次に新しいスケッチ法の開発に取りかかった。愛用のツァイス顕微鏡に組織片をセットし、焦点をずらすごとに目に映る一つひとつの細胞を別の用紙にスケッチした（図2・2）。こうして得られた脳組織の顕微鏡画像の詳細なスケッチはすばらしい出来映えで前例のないものだった。彼が描いた脳回路の精密で先駆的なスケッチを目にして、神経科学者たちは人間の心の奥深い神秘と長年秘められたままの謎が解き明かされる日もそう遠くないと考えた。

カハールは毎年のように脳細胞の形態に関する独自の発見を発表し、いずれの発見にも彼自身による創意に富むスケッチや解釈が添えられていた。これらが組み合わさって彼の有名な動的分極の法則が生まれた。この法則によれば、神経細胞は情報を受け取る側の樹状突起と、送り出す側の軸索に機能的に分化している。この概念を踏まえ、カハールは電気パルスは細胞の樹状突起によって受け取られ、細胞体内を通過し、軸索を通じて他の細胞に伝達されるのだろうと予測した。軸索を伝わる電位や、樹状突起または細胞体の発火を彼が生理学的に記録した証拠はないものの、三〇年後に電気生理学的記録によって彼が正しかったことが証明されることになる。カハールがのちに研究に打ち込んだ

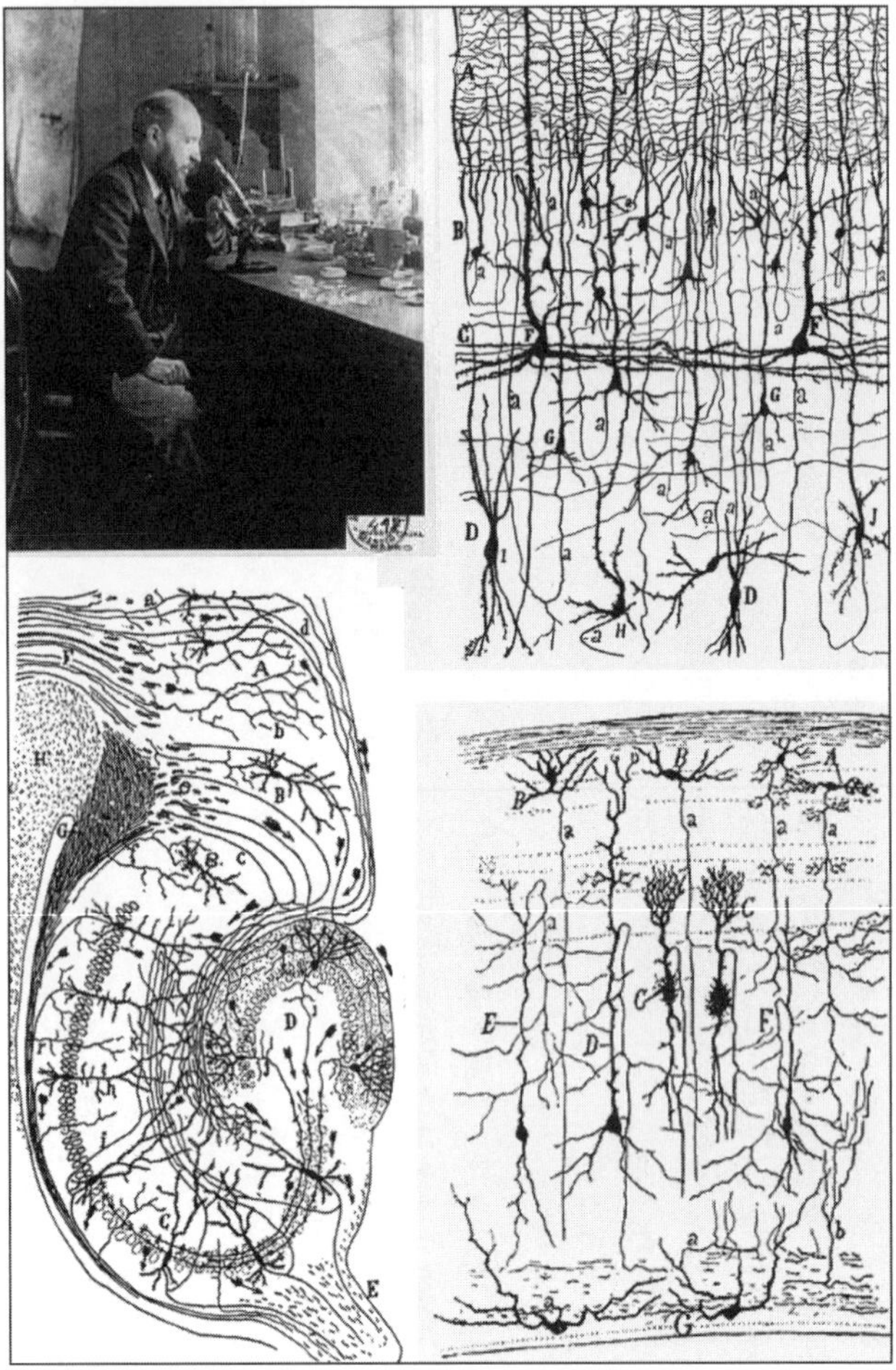

図2.2　ニューロンの精緻な姿を捉えたスケッチ。愛用の顕微鏡の前に座るサンティアゴ・ラモン・イ・カハールと、中枢神経系の異なる部分を捉えた彼の秀作（カハールの３枚のスケッチは『神経系の組織学』より。スケッチと彼の写真はスペインのマドリードにあるカハール研究所〔ＣＳＩＣ〕の許可を得て複製）。

マドリードに伝わる伝説によると、神様が脳をつくろうと考えた日、とても興奮してカハール教授に電話し、脳のはたらきについて説明しようと思った。神様の計画に注意深く耳を傾けたあと、カハールはこう言ったという。「悪くないですね。けれども、どうかマドリードに来ていただけないでしょうか。何枚かスライドをご覧に入れます。そうすればあなた様がおつくりになろうとする脳が、実際にどうはたらくのかおわかりいただけるでしょうからね」

カハール最大の功績は、ニューロン説として知られることになる学説を規定する一連の法則にあった。この理論によれば、脳は不連続の接合部によってつながった、おびただしい数の細胞によって構成されている。残念なことに、神経系構造のこの重大な単位を指す「ニューロン」という名前を考えたのはカハールではなかった。一八九一年にドイツ人解剖学者ヴィルヘルム・フォン・ヴァルダイエル＝ハルツが、ある小論で「ニューロン」という呼び名を披露して大きな注目を浴びていた。いったん名称が創られた以上、カハールはこれに甘んじるしかなかった。

カハールの業績を考えるなら、ノーベル委員会がなぜカハールとカミッロ・ゴルジが医学賞受賞の栄誉を分かちあうべきだという決定を下したのか不思議に思うところだろう。ゴルジは、カハールの結論に真っ向から対立する脳の「網状説」を支持した。網状説はもともと、ドイツ人解剖学者ヨーゼフ・フォン・ゲルラッハによって提唱された。この説では、脳は個々の細胞ではなく、連続した大きな脳組織網から成るとされた。ゲルラッハは融合した樹状突起が網のおもな部分であると考えたが、ゴルジは融合した軸索か広がった神経ネットワーク――いわゆる神経網――が中心となって脳組織を形成しているとした。こうしてゴルジは、精神機能が皮質の個別領域に局在しているという考え方を退けた、当時としては少数の神経科学者の一人となった。科学の主流からは外れていたのである。しかし、ゴルジは一八七三年に重要な「黒い反応」を発明した人物だった。ノーベル委員会としては彼を無視するわけにもいかなかった。それはガルヴァーニの場合にも似て皮肉な運命だった。トーマス・ヤングの衣鉢を継ぐ最後の天才とも言えるイタリア人が、すばらしい新手法を編み出したにもかかわらず、自らのデータをひどく誤って解釈するという醜態をさらすことになったのだ。実を言えば、カハールとゴルジはともにノーベル賞受賞の栄誉に浴したとはいえ、二人に共通していたのはノーベル賞受賞の栄誉、「黒い反応」の使用（訳注　この「黒い反応」はゴルジ染色とも呼ばれる）、妻の台所を研究室として使う習慣、ツァイス顕微鏡への愛着のみだった。

一二月一〇日のノーベル賞授与式までには、カハールとニューロン説は新たに誕生した神経科学という分野の権威となって久しかった。実験的証拠は圧倒的にカハールに有利だった。しかしゴルジは引き下がらなかった。一二月一一日に行なった挑戦的なノーベル講演は「ニューロン説――理論と真相」と題され、彼はこの学説はいずれ衰退するだろうと述べた。次いで、ニューロン説を論点ごとに切り分け、ときおり自らの考えを代案として示した。講演のなかほどで彼は、ニューロン説を疑おうともしない人びとをあからさまに嘲笑した。「したがってこう述べるに留めておきましょう。この輝かしい考え方が、高名なスペイン人同輩の優れた頭脳によって生み出された傑作であることは認めますが、理論の基調をなす解剖学上のいくつかの点においては彼に賛同できかねるのです」

翌日、すっかり気分を害したカハールが、スウェーデン王立音楽アカデミーの大ホールで講演する番になった。彼は個別のニューロンとその繊細なはたらきをとらえた、反駁の余地もないほどエレガントなスケッチを用意していた。彼はノーベル講演とは科学者が自ら得た結果を発表する場であるという「伝統」にまず触れた。しかしこれでもまだ溜飲が下がらず、講演をこう締めくくった。「人生の終章で満ち足りた日々を送る科学者でありながら、そのもっともエレガントで独創的な発見が、若き実験主義者の一団に誤りとされたことに遺憾の意を禁じえません」

おおかたの同席者の目にはカハールが勝者と映った。二〇世紀をとおして、局在論者は大脳皮質を視覚、聴覚、触覚、運動、嗅覚、味覚の中枢に分割した。これらの部位はさらに、色彩、運動検出、顔認識その他の複雑な機能を担う亜領域に細分化された。時を置かずして、個々のニューロンは視覚ニューロン、ミラーニューロン、顔ニューロン、触覚ニューロン、さらにはおばあさん細胞などの呼称を与えられるにいたった。

地図に載らない領域はほぼなくなったとはいえ、脳全体のはたらきは依然として深い謎のままだった。脳をどんどん小さな単位に細分化したあげくの果てに、神経科学者はそれらの単位がどのように統合されて人が経験するシームレスな知覚経験を生み出すのかを説明する術を知らなかった。皮肉なことに、同胞のガルヴァーニと同じく、ゴルジもまた正確な全体像をつかみながらも、黒い反応のスライドに確たる証拠を見出せなかった。さらにこの数十年で、科学者は運動制御にかかわる下オリーブと呼ばれる構造をはじめとするいくつかの脳領域、さらに皮質の抑制性介在ニューロンや嗅球の僧帽細胞などの特定のニューロンが実際にとぎれないネットワークを形成することを発見してもいる。ゴルジの網状説に似て、これらのネットワークはギャップ結合として知られる細胞質間橋によって連絡している。けれども思いもよらぬ方法で、ゴルジはほとんど無言のうちに痛烈な意趣返しをしてのけることになる。すなわち、神経網という造語の誕生に一役買い、脳は広範囲に分散したニューロン回路の集団ネットワークをとおして考えているという一般的な概念を広めるのにも力を貸したのである。一九〇六年にはあれほど嘲笑の的だった「ゴルジ神経網」だが、ラシュレーやファフマン、ヘッブ、エリクソンをはじめとする何代にもわたる脳機能分散論者に耐え忍ぶ力を与えたのだ。

ガルヴァーニとゴルジの逸話を耳にすると、ブラジルのある有名なサッカーコーチの次の言葉が思い出される。「イタリア人は想像を絶する方法で勝負に勝つ」。何百万人というブラジルのサッカーファン――イタリアチームのストライカー、パオロ・ロッシが立て続けに三点入れ、一九八二年のワールドカップからブラジルチームを締め出したのをなす術もなく見ていた人たち――に、あの夜の悪夢をまだ見るかと尋ねてみるといい。

私がそうなのは言うまでもない。

第3章　シミュレートされた身体

一九〇六年のノーベル賞授与式でニューロン説が輝かしい勝利を収めると、神経科学の分野では脳機能局在論の勢いは留まるところを知らず、未曾有の躍進を見せた。この傾向は、脳の両半球の最外層を成す複雑な皮質組織の解明に取り組む研究者のあいだでとりわけ顕著だった。二〇世紀初頭には、細胞の細胞小器官《オルガネラ》内の負に帯電したリボ核酸（RNA）を染色するニッスル法をはじめとする、種々の染色法を用いてニューロンの分布やクラスター化を研究する細胞構造学が台頭した。

　細胞構造学を全盛に導いたのは、少なくとも部分的にはロシアの組織学者ウラジーミル・ベッツが一八七四年に行なった発見であった。ベッツは、ヒッツィヒとフリッシュが身体の動きを司《つかさど》る領域と考えた運動野に、大きな錐体《すいたい》ニューロンが密集する奇妙な水平層を発見した。以降、ベッツ細胞として知られることになったこれらの錐体ニューロンからはきわめて長い軸索が伸び、それらが束となって下方の脊髄にまで達する大脳皮質脊髄路を形成する。このもっとも大きく、もっとも重要な神経路は、運動野で発生した随意運動信号を、局所的な接続を担う軸索をもつ介在神経集団《インターニューロン・プール》と、脳幹や脊髄内の下位運動ニューロンに伝える。脳幹内の下位運動ニューロンの軸索は私たちの顔の筋肉に伸び、脊髄内の下位運動ニューロンの軸索は身体のその他の部分の筋肉に投射する。下位運動ニューロンが発火すると、私たちの体内の筋肉はすみやかにこれに応えて収縮する。こうした下位運動ニューロンに詳細な運動指令を送ることによって、皮質脊髄路は身体の動きを集中的に制御している。すなわち、体内で発生する随意運動の意図を外界に伝えることを可能にしているのである。

一九世紀末に行なわれた細胞構造学的研究によって、大脳皮質が六つのニューロン層に分かれ、各層が重なり合っていることが判明していた。これらの皮質層には外側から内側に向かってローマ数字のⅠからⅥが振られた。二〇世紀初頭までには、各皮質層の厚さと数、層内の異なる種類の皮質細胞の密度や分布その他のパラメータを測ることで、数人の組織学者が皮質は数個の独立した領野または領域に分割されると提唱した。こうした先駆者の一人であるドイツの神経学者コルビニアン・ブロードマンは、一九〇三年から一四年までのあいだに発表した一連の論文で、ニッスル染色法にもとづく包括的な細胞構造分類法を唱え、哺乳類の皮質は五二を数える領野から成るとした（図3・1）。ブロードマンは初期の研究ではキツネザルの皮質から得られたデータを発表したのみだったが、一九〇九年に発表した有名な論文では複数種の動物で得られたデータとスケッチを発表した。これらの知見にもとづき、彼はヒトの脳内に四九の異なる領野を同定した。

ブロードマンの分類では、各領野は番号で識別された。なかには特定のニューロン分布が、その領野の番号と機能を示す主たる特徴となったものもある。たとえば、ブロードマンは第Ⅴ層にベッツ細胞が多く見られることに気づいた。この層に彼がとくに注目していた4野があった。彼は4野に第一

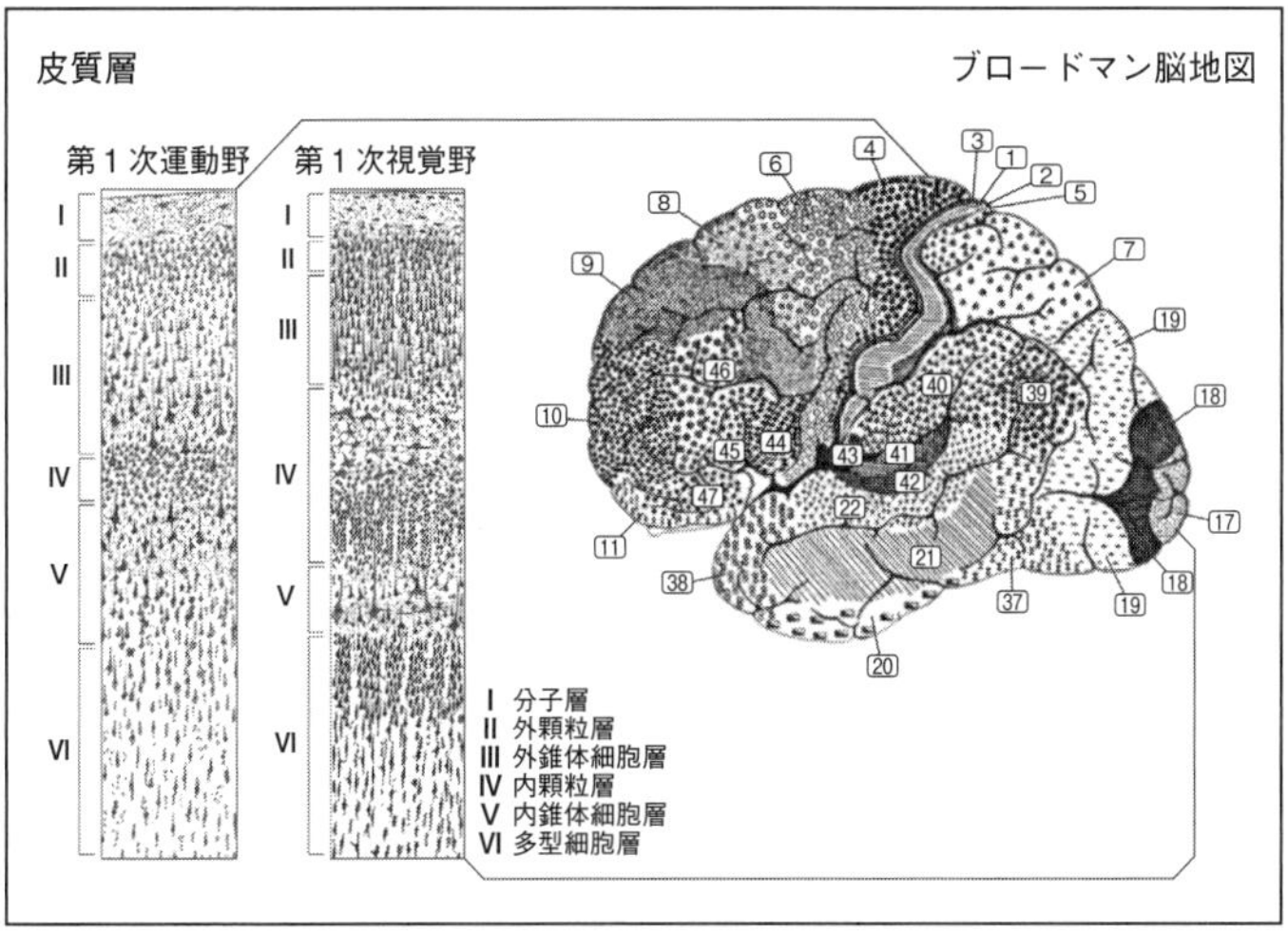

図 3.1　コルビニアン・ブロードマンの脳地図と皮質の６層構造。右に示すヒトの脳の側面図には、ブロードマンがそれぞれの領野に与えた元々の番号が振られている。左に第１次運動野（Ｍ１）と第１次視覚野（Ｖ１）の断面内の６層を比較して示す。細胞構造学的には、Ｍ１は第Ⅴ層に大きなピラミッド形のニューロン（ベッツ細胞）があるのを特徴とし、Ｖ１は第Ⅳ層下部と第Ⅵ層上部にきわめて密なニューロンクラスターがある（カハールの２枚のスケッチは、スペインのマドリードにあるカハール研究所〔ＣＳＩＣ〕の許可を得て複製。ブロードマンの脳地図は 1910 年に発表され、現在その知的財産権は消滅している）。

次運動野があると考えていたのだ。同様に、第Ⅳ層には主要な感覚経路（触覚、視覚、聴覚）の多くが投射する皮質ニューロンが密集しているようだった。こうした感覚経路は身体の末梢から皮質へ情報を伝える役目を担っている。ブロードマンは異なる領野内のニューロンが密集した第Ⅳ層を利用し、第一次体性感覚野（3野、1野、2野）、視覚野（17野）、聴覚野（41野、42野）を同定した。こうしてブロードマンが発見した解剖生理学的相関は時の試練に耐えた。しかし、細胞構造学は皮質をどこまでも細分化するという自らの研究手法によって墓穴を掘っていった。事実、ブロードマンが彼の研究成果を発表していたまさにそのとき、彼の師であるセシールとオスカル・フォークトは二〇〇を超える独立した領野を同定する別の分類を提起していた。研究対象を他の特徴やテクニック（たとえば有髄線維の染色）に変更したあとも、細胞構造学者は行動中の動物の脳のはたらきについて決定的で明瞭な機能上の説明を提供することはできなかった。

サー・チャールズ・シェリントンを近代システム神経学の祖と考える人は多い。二〇世紀に入ってからの二〇年間、オックスフォード大学のシェリントンと彼の学生や同僚は領野研究に生理学的手法を採り入れた。というのは、当時の具体的な手法で言うなら、動物の脳の諸領野を電気的に刺激しながら、その動物の行動を測定することにほかならない。シェリントンらはこの手法を用いて、霊長類の前頭葉に身体の完全な「運動地図」があることを実証した。研究成果は八七ページの論文にまとめられ、一九一七年刊行の《クォータリー・ジャーナル・オブ・エクスペリメンタル・フィジオロジー》誌に掲載された。チンパンジー二二匹、ゴリラ三匹、オランウータン三匹の実験結果を収めたその論文でシェリントンは、大型類人猿の第一次運動野は中心前回にあると主張している。中心前回とは、前頭葉と頭頂葉を隔てる中心溝の前にある皮質領域である。

こうした研究の影響をシェリントンが身に沁みて感じたのは、彼の弟子だったアメリカ人神経外科医のワイルダー・ペンフィールドが、癲癇《てんかん》発作患者の外科手術で経験した不可思議な出来事について彼に漏らしたときだった。シェリントンとともに研究したあと、ペンフィールドはイェール大学の伝説的なアメリカ人神経外科医、ハーヴェイ・クッシングのもとでインターンとなり、手術室で腕を磨いた。その後モントリオールのマギール大学に移り、モントリオール神経学研究所を創設して自ら所長となった。彼は一九年間で四〇〇例を超える開頭術データを収集した。この手術法では、局所麻酔された患者の頭蓋骨の一部を切除して大脳皮質を露出させる。皮質を操作したり電気刺激を与えたりしても痛みは感じないため、ペンフィールドの患者は手術中でも意識がある。このため発作の原因となっている皮質部位を探し当てるためにさまざまな箇所を刺激すると、患者は何を感じるかを伝えることができる。こうしてペンフィールドと同僚（このなかにカナダ人心理学者のドナルド・ヘッブもいた）は、中心溝の前にある領野（中心前回）と後ろにある領野（中心後回）の刺激によって得られる触覚の種類を地図に表わすことができた。ペンフィールドが確認したところ、患者が触れられたことを感じた脳部位のうち七五パーセントは中心後回（ブロードマンによるとこの部位に第一次体性感覚野が位置する）に、残りの二五パーセントは中心前回（ここに第一次運動野が位置する）にあった。さらに驚いたことに、中心前回を刺激した際に生起する感覚は、発作を鎮めるために中心後回を切除した数例の患者でも失われることがなかった。また中心後回を刺激すると患者の体が動き、それは中心前回を切除したあとも変わらなかった。これは、運動野が刺激されたときに起きる感覚が、傍系の電気的活動や第一次体性感覚野から紛れ込んだ神経線維のせいではないという証しであるとペンフィールドは考えた。どうやら第一次運動野と第一次体性感覚野は機能を共有しているらしい。どちらの領野も明確に独立した機能を示してはいるものの、中心溝の両側が類似の感覚や運動行為に寄与しているのだ。

これが意味するのは、皮質領域は高度な機能特化を示す一方で（この場合、運動野からの運動応答か体性感覚野からの触覚）、他の脳機能または挙動にも寄与しているということである。すなわち、第一次運動野などの皮質領域は通常は運動生起をおもな機能としながらも、触覚生起にも副次的に関与しているのだろう。逆に、通常の条件下では、第一次体性感覚野は運動応答より触覚生起をその主機能としているようだった。しかし、大脳皮質内での厳密な機能分化を唱える主流の原理に反して、第一次運動野または第一次体性感覚野内のニューロンが他のタスクにかかわる可能性はゼロというわけではないのである。

ペンフィールドは、これらの癲癇患者から得られたデータの実証に取りかかった。電気刺激を与える脳部位を、中心溝のすぐ裏側にある中心後回の内側から側部へゆっくり移動し、患者が経験する身体感覚を時系列に再構成した。シミュレーションする部位を移動していくと、触覚が得られる場所も、つま先から足、脚、尻、胴、首、頭、肩、腕、肘、前腕、手首、手、指、顔、唇、口腔、喉、腹腔へと順次移動した。皮質断面に記入していくと、感覚「ホムンクルス」として知られることになる人体のトポグラフィック地図が得られた。研究結果を執筆したのはペンフィールドだが、ホムンクルスを描いたのはH・P・カントリー夫人だった。ペンフィールドは夫人が二度めに描いた図でようやく満足した。しかし夫人は、医学会誌にもっとも頻繁に掲載されることになるこの人体図をのちに取り消している（図3・2左）。

ペンフィールドがいたく満足を覚えたホムンクルスは、町中を歩いている人や夕食をともにしている人とは似ても似つかない。カントリー夫人のホムンクルスは気味悪いほどひどく歪んでいる。この

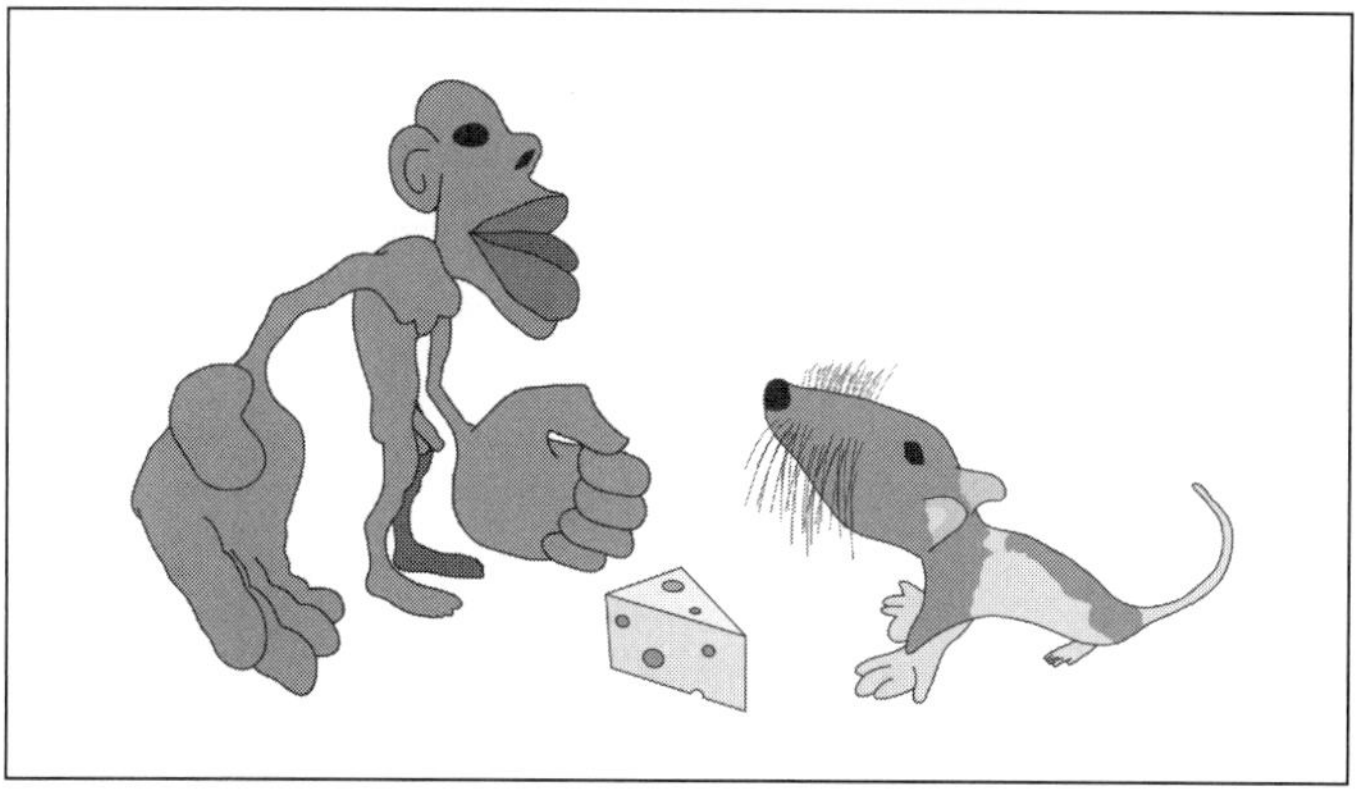

図 3.2　ホムンクルスとラットウンクルスの出会い。この図は、ワイルダー・ペンフィールドが第１次体性感覚野に描いた歪んだ人体表象である「ホムンクルス」の再現と、ラットの第１次体性感覚野における同様に歪んだ身体表象である「ラットウンクルス」の現実にはありえない出会いを示す。ホムンクルスでは唇や手が、ラットウンクルスではヒゲ、口、前肢が過度に強調されていることに注意。描かれたチーズはスイスチーズ（イラストはデューク大学のネイサン・フィッツシモンズ博士）。

歪みは、機械受容器――触覚刺激を脳の言語である電位に変換する、一連の高度に適応した末梢神経終末のこと――が高密度に分布する身体部分の面積を広くして強調する皮質拡大の結果生じたものだ。したがってホムンクルスの指や手、顔は異様にふくらみ、わけても口周辺と舌が大きく描かれている。胸や胴など他の身体部分は――感覚統合療法で入力を調整したかのように――私たちの皮膚に占める面積は広いにもかかわらず小さく描かれている。指や手、顔はたくさんの機械受容器をもつことから、もっとも繊細な触覚器官であり、私たちはこれらの器官を用いて外界の触覚像を得る。なにかが背中をなでているときその正体がわかりづらいのはこのためだ。

皮質拡大は私たち人間だけの特権では

ない。過去七〇年にわたって調べられたいずれの哺乳類にも広く認められる。ラットの「ラットウンクルス」では、びっしり並んだヒゲが大きく描かれ、前肢が後肢に比べて大きい（図3・2右）。オーストラリアに棲息する半水性の哺乳類であるカモノハシは卵を産むことで知られるが、この動物の体性感覚野の身体地図では嘴《くちばし》が誇張されている。

さらに、これらの体性局在表象は大脳皮質に限定されているわけでもない。身体の末梢からの触覚情報と、筋肉や関節からの感応フィードバックを中枢神経系に運ぶ役目を担う体性感覚神経路は、軸索束の皮質下中継部によって形成されており、いずれもこうした地図をもつ。このためトポグラフィック地図は脳が触覚知覚を形づくる際に用いる基本的な生理学的手段であるように思われた。ところが、ある逆説が生まれた。私たちが経験するもっとも驚嘆すべき触覚は、私たちが自分の身体のなかにいるという感覚である。生後わずか数カ月で、ヒトは他人の身体や物体を自身の身体と区別できる。また生涯をとおして、身体の一人称視点から外界を経験し相互に作用しあう。ところが、日常の触覚経験はいずれも、こうしたもっとも個人的で重要なボディ・イメージですら、カントリー夫人のホムンクルスにはいささかも似ていない。ホムンクルスが私たちの目に奇怪に映るのは、それが私たちの自己感覚と一致しないからだ。

では、私たちが実際に経験するボディ・イメージが脳内のホムンクルスの仕業でないとすれば、いったいそれはどのようにして生起されるのだろうか。この問いに答えるには、私たちはまず、型どおりの局在論的神経科学では説明のつかない「実体験」と受けとられる現象――臨死体験や幻肢――の心的風景に入り込む必要がある。

サンパウロ大学医学部での最後の年が終わりに近づいたある日の朝、ある友人が私を整形外科病棟に招いてくれた。友人は、大学の付属病院〈オスピタル・ダス・クリニカス〉で働く若き血液外科医だった。彼が私を病院に招くのは少なくとも異例のことだった。

「今日は君に幽霊を紹介するよ」と彼は厳《おごそ》かに言った。「怖がってはだめだ。落ち着くんだぜ。患者は自分に起きたことに気づいていなくて、神経質になっているんだから」

もちろん、私は生まれてこのかた幽霊に会ったことなど一度もない。ただし私のイタリア人曾祖母は、目に見えない幽霊が私たちの周りにいて、とくに水曜夜のサッカーゲーム中継が終わるまでに寝ない子を嫌うと口が酸っぱくなるほど言ったものだ。この際だ、曾祖母アダの言い分をとっくり確かめてやろうと私は思った。

それまで何度も病院のERに呼び出され、まるで戦闘区域のど真ん中に放り出されたような気分になった夜もあったが、普段は静かな整形外科でその夜経験したことには心の準備ができていなかった。小さな別棟の診療所に入ると、小太りの中年女性が椅子から立ち上がり、めそめそしながらくたびれた視線をこちらに向けた。丸々とした赤ら顔には深いしわが刻み込まれ、革のようにこわばった両手の皮膚も相俟って、女性の抱える悲哀と苦難とを、問わず語りに語っていた。隣のリクライニングベッドに一二歳くらいの少年がすわっている。汗が噴き出した顔は恐怖に歪んでいた。ようやく彼の体に目を移すと、すさまじい痛みにもだえている。

「痛いんだ、先生。ずっと痛みが消えない。なにかがぼくの脚を押しつぶしてるみたいで」と彼は言った。私は喉に物がつまり、じわりじわりと締めつけられているように感じた。

「どこが痛むの？」と私はあえて訊いた。

少年は迷わず答えた。「左足と、ふくらはぎと、脚全体、ひざから下全部だよ！」

医学を志す者の自然な反射と、こんな夜中に子どもが痛みを訴えているのが許せないという思いに、私は少年の汗にまみれた体を覆うシーツをめくりかけた。少年の左脚が下半分失われているのに気づいたとき、怒りに燃えていた私は混乱した。あとで友人が話してくれたところによると、少年は車にひかれて左脚を切断せざるをえなくなったのだった。

病棟の外へ出てから、外科医の友人は私を落ち着かせようとした。「あの子が言っているんじゃないんだ。幻肢が言わせてるんだから」

当時の私は、手足を切断された人――世界中で数百万人におよぶ――の少なくとも九〇パーセントが幻肢を経験するということを知らなかった。幻肢とは体のある部分を失ったあとでも、その部分がまだあって体にくっついているという異常な感覚のことである。失われた部分は動くこともあれば動かないこともある。たいていの場合、そうした幽霊のような感覚は、切断された部分にぴりぴりした痛みが広がって、その部分がまだあるかのような感覚を与えることで生まれる。幻肢は強い疼痛をともなうことが多く、恐ろしいほど鮮明だ。何年も続く場合もある。

幻肢現象は古くから知られている。中世ヨーロッパには、切断された手足に感覚が戻った兵士をたたえる民間伝承がある。四世紀ローマの属州シリアでは、ある不可思議な治療法の話がエーゲ海に面する港に伝わっていた。それによると、手足を失った患者たちが、のちにカトリック教会に列聖された双子の兄弟による「奇跡」の業《わざ》のおかげで、失った手足の天使のごとき存在を感じるようになったという。カトリック教会の記録には、聖コスマスと聖ダミアヌスは、死人の脚を切断痕に移植することで失った脚の感覚を「回復させた」とある。伝えられるところによると、手足を失った人は誰でも、この兄弟の名前を唱えればふたたびその手足の感覚を取り戻せるという。

一六世紀になると、幻肢は宗教から医療の領域に移った。フランスの軍医アンブロワーズ・パレは、優れた外科手技の持ち主であり、切断手術の生存率を改善させた。彼はヨーロッパ方面の戦地から戻ってきた兵士に幻肢が多いのに気づいた。患者の訴えを信じてはいたものの、そのまま告げれば多くの患者を見るうちに神経を病んだと人びとに思われるのではないかと恐れた。彼が幻肢について当時の科学における共通言語だったラテン語ではなくフランス語で書き記し、その記述も三世紀以上も日の目を見なかったのはこのためだろう。

それゆえに、幻肢の鮮明な記述を自ら書き残したイギリスのホレイショ・ネルソン提督がいたって英雄扱いされる結果になった、と察せられる。一七九七年のサンタ・クルス・デ・テネリフェの戦いで、艀《はしけ》から海岸に上陸した直後、ネルソンはスペイン軍のマスケット弾を右腕に被弾した。負傷は重く、右腕はほぼ付け根から切断された。

八年後のトラファルガー海戦の前夜、ネルソン提督はフランスとスペインの連合艦隊にイギリス艦隊が勝利するのを予見した。女王に宛てた書簡で、彼は神々しい予兆を見たと具申している。イギリスの王冠を守り抜くと誓詞し、テネリフェで失った右腕で剣を高く掲げる鮮明な感覚を経験したというのだ。翌朝、幽霊剣で武装した（二〇〇〇基を超える大砲もあったことを付記しておこう）ネルソンは、ナポレオン艦隊を撃破した。同じ日、彼はまもなく戦死している。今度の銃弾からは生還できなかったのだ。

しかし幻肢の近代的な研究は、さらに血塗られた戦争を待たなければならなかった。ゲティスバーグの戦いの数日後、アメリカの神経学者サイラス・ウィアー・ミッチェルは、手足を切断された南軍の兵士にきわめて多くの幻肢が認められると書き残している。これらの南軍兵士は「ピケットの突撃」にほとんど強制的に参加させられた人びとだった。傾斜地を進んで北軍に突撃するこの作戦は、一連の戦闘中随一の激戦となった。医療兵舎のベッドに望みもなく横たわり、彼らは我慢の限界を超えた痛みに絶え間なく襲われた。「幻肢」という用語をつくったのはミッチェルである。

南北戦争後、手足を失った数千人の話が記録された。こうした記録から判明したのは、重度の骨折、重い潰瘍、火傷、壊疽《えそ》など切断前の激しい手足の痛みが、切断後に幻肢を発生するおもな原因らしいということだった。七〇パーセントを超える患者が、失った手足の痛みを手術直後に感じる。六〇パーセント近くの人で疼痛は数年間続く。幻肢は幻の動きをすることもある。切断直後の人はすでに失ったはずの両脚がベッドを抜け出して走り去ろうとしていると感じ、自分の叫び声で目覚めることがある。三分の一の人で、失った手足は完全に麻痺し、苦痛を感じることもしばしばだ。たとえば、手足が氷のなかに閉じ込められたり、らせん状にねじれたままだったり、ひどく後ろに曲がったりしていると感じるのである。

現代の研究者は、幻肢現象が四肢だけでなく身体のどの切断部位にも起きることを知っている。乳房や歯、生殖器、内臓を切除した人ですら経験するのだ。子宮摘出術を受けた女性は、月経痛や出産時に感じるような子宮収縮の錯覚を訴える。おかしなことに、服装倒錯癖のある男性は、性転換手術を受けてもペニスの幻覚を経験しない。これは、彼らの脳がもともと女性の体に生きていたからなのかもしれない。

ここ一〇〇年の熱心な研究にもかかわらず、神経科学者はいまだに幻肢の原因を突き止めてはいない。初期の仮説を提起したのは、マサチューセッツ工科大学（ＭＩＴ）所属のイギリス人神経科学者、パトリック・ウォール教授である。ウォールは、切断部分にある神経線維の異常な活動によって幻肢が起きると主張した。切断された線維が結節または神経腫を形成し、誤った信号を脊髄を経て脳に送ると考えたのだ。ウォールの仮説にもとづき、神経外科医たちが誤って解釈される信号の末梢源を切除するための治療開発に取り組み始めた。しかし脊髄につながった感覚神経を切断し、脊髄の神経を切断し、感覚神経路を受ける脳部位まで切除しても、幻肢は続いた。患者の痛みは一時的に治まることもあったものの、あたかもしっぺ返しのようにかならず戻ってきた。こうした臨床データが蓄積されるにつれ、多くの神経科学者は、さまざまな幻肢が末梢神経レベルの神経腫その他の異常によって説明できるという考えを退けた。

そうした流れを代表するのが、ドナルド・ヘッブのもとで研究した偉大なカナダ人心理学者、ロナルド・メルザックだった。一九六五年、ＭＩＴで共同研究を行なっていたメルザックとパトリック・ウォールは大胆な仮説を唱えた。この仮説はのちに「痛みの関門制御《ゲート・コントロール》説」として知られることになる。彼らの説によれば、末梢の不快な刺激（すなわち、なんらかの身体損傷を起こす刺激）にかかわる痛覚は、脊髄レベルで調節する――「取り除く《ゲート・アウト》」ことができる。これが可能なのは、軽い触覚情報を伝える神経などの末梢神経線維や、皮質その他の高次の脳中枢から脊髄に延びてはいるが、痛覚信号とはかかわりない神経に同時に活動が起きた場合だ。メルザックは、中脳構造が痛覚制御に重要な役割を果たしていると仮定した。数年後、中脳水道周囲灰白質――脳の深部にある小さな部位であり、この部位のニューロンは末梢「痛覚線維」が収斂する脊髄部位に軸索を伸ばす――に電気刺激を与えると重度の痛覚消失が生じたとき、彼の直観は劇的に証明された。さらに研究者たちは、この無痛覚は脳細胞が産出する内因性の鎮静剤――エンドルフィン――によって引き起こされていることを見出した。

痛みの関門制御説に触発されたこれら一連の発見によって、痛覚が脳内の構成概念であることが明白になり、痛みの研究は根本から変わった。現実世界（そして、そこにある悲哀）の究極のモデル構築者として、脳は末梢から届く不快な刺激を意のままに調節できるのだ。こうして痛みを理解しようという人びとの関心は、末梢痛覚受容器や神経から脳自身の視点へと移った。いまや神経生物学は、さまざまな不可思議な現象が起きる理由を説明できるようになった。たとえば、真の正当な大義（たとえば、この世からナチスを追放する）を掲げた兵士は、なぜ痛みをともなう大怪我を負ったあとも自国のために戦うのか。マラソンランナーはひどい足の負傷にもかかわらず、なぜどこまでも走ろうとするのか。また、メルザックが実験によって実証したように、イタリアの母親は正常な出産時になぜアイルランドの母親より大きな叫び声を上げるのか。

痛みの関門制御説にかかわる研究に引き続いて、一九八〇年代には、メルザックらは幻肢の別の説明を展開した。手足を切断された人が経験する手の込んだ幻覚は、末梢の神経腫ではなく、患者の脳内に広く分布したニューロンの活動により生じるというのである。脳機能局在論者が「痛覚線維」あるいは「痛覚神経路」などと呼び習わしたものはけっきょくのところ存在しないというのだ。そうではなく、痛み――それに関連するあらゆる感覚と情動――は、私たちの脳の緻密なニューロン回路の出力が発生され、つなげられ、伝えられ、私たちの意識に届けられる様子を表わしているのだという。痛みは突然襲ってくることもある。体のどこかに切り傷ができたのはしばらく前なのに、そこから血がしたたり落ちているのを目にしたとたんに痛みを感じたりする。また痛みは激痛になったり、長期記憶になる時点で手に負えないような感覚に姿を変えたりすることもある。

　メルザックの幻肢説は、古典的な知覚説に対する挑戦だった。彼によれば、身体からの感覚信号を検知することに加え、脳は行動の一つのパターン、すなわち私たちの人生の各時点におけるボディ・イメージ（あるいはボディ・スキーマ〔訳注　ボディ・イメージと違って無意識的に抱く、筋骨格系からの情報をもとにした自己の内的イメージ〕）を規定する「神経基盤《ニューラルシグネチャ》」をもつくり出す。この脳内表象は、ペンフィールドが運動野や体性感覚野に見つけたホムンクルスの域を優に超え、私たち一人ひとりに身体構成と境界の感覚を与えるとともに、私たちの自己感覚をも確立する。メルザックによれば、身体やその境界にかかわる脳内イメージはある身体部位を切除したあとも残り、切除された手足の異常ながらも鮮明な感覚が生まれるというのである。

　この新説によれば、ニューラルシグネチャの動的形成は大規模なニューロンネットワークによって行なわれており、メルザックはこれを「ニューロマトリックス」と名づけた。ニューロマトリックスは、脳頭頂部の表面に位置する体性感覚野と頭頂葉の関連部位をその構成要素とする。さらに、いくつかの神経路、すなわち身体の末梢から視床（内部のニューロンが情報を体性感覚野に送る脳深部の感覚中継基地）へ触覚情報を伝える神経路や、大脳辺縁系（幻肢にかかわる情動を司る脳深部構造群）を横切る神経路なども、その一環を成すものだ。

ニューロマトリックスが部分的に損傷を受けると、身体の一部ないしは全体の所有感覚が失われる。たとえば、脳損傷や腫瘍、卒中によって右頭頂葉に広範囲な損傷が起きると、対側半身無視として知られる複雑な神経障害が起き、患者は体の左半分、そしてたいていの場合、その周辺の環境について無関心になる。この障害のある人はシャツの左袖に手を通さなかったり、左足に靴をはかなかったりすることで知られる。そうした行動について尋ねられると、患者は往々にして左腕や左足が自分のものであることを否定し、誰かほかの人のものだと主張する。

この症候群の臨床症状はたいてい一過性だが、継続的な場合もある。数年前に、デューク大学のわが研究室を訪れたあるアメリカ宇宙局（ＮＡＳＡ）の宇宙飛行士の話をご紹介しよう。彼のはじめての宇宙飛行で最初の軌道周回に入ったとき、スペースシャトルの操縦士が同僚に文句を言い始めた。「私の左の操作盤に手を出さないでくれ！」誰も君の操作盤に触っていないし、その手は君の左手だと指摘されると、彼は肩をそびやかして答えた。「左の操作盤の上にある手はもちろん私のじゃないからね」。数時間後、乗組員（とヒューストン本部）は胸をなで下ろした。操縦士が突然こう言ったのだ。「みんな、大丈夫だ。どこかに雲隠れしていた私の左手が操作盤の上で見つかった！」

メルザックは、ニューロマトリックスの基盤は出生時にすでに存在するようであり、その青写真は遺伝情報によって定まっていると論じる。一九九七年に彼が述べたところによると、身体の一部が欠損して生まれた子どもの少なくとも五分の一と、ごく幼いときに手足を切断された子どもの半分に幻肢が起きるのは、この適応性に富んだネットワークがあるためだということらしい。こうした目覚ましい知見によれば、身体からの体性感覚信号がなくとも、ヒトの脳は自己の良好なモデルを構築できるということになる。

ペンフィールドの神経手術観察による発見から半世紀以上を経て、人体表面のホムンクルス図の存在は広く受け入れられていた。神経科学者は一般に、第一次視覚野と第一次聴覚野に発見されたトポグラフィック表象と同様、この体性局在地図は臨界期として知られる生後の短い発達初期にのみ適応できると考えていた。その時期を過ぎると、脳のトポグラフィック表象は「結晶化」し、その後生涯をとおして安定している。この考え方は、ノーベル賞受賞者のデイヴィッド・ヒューベルとトルステン・ウィーゼルが眼優位円柱に関して提供した証拠にもとづいていた。眼優位円柱とは、左右いずれかの眼からの信号を伝える第一次視覚野のニューロン群《クラスター》のことである。この研究にもとづいて、成人の皮質地図では「可塑的《かそてき》」な機能再組織化は起きないと考えられていた。

こうした状況が変わり始めたのは一九八三年のことだった。ヴァンダービルト大学のジョン・カース（図３・３左）と、カリフォルニア大学サンフランシスコ校のマイケル・メルゼニックのアメリカ人神経科学者二人が、サルの成体の中指が外傷によって切断されたときに、第一次体性感覚野の体性局在地図が見事な機能再組織化を示したと発表した。その指を表象していた皮質ニューロンは切断後活動しないはずだったが、数週間または数カ月後には、手のなかの隣接する場所、たとえば人差し指

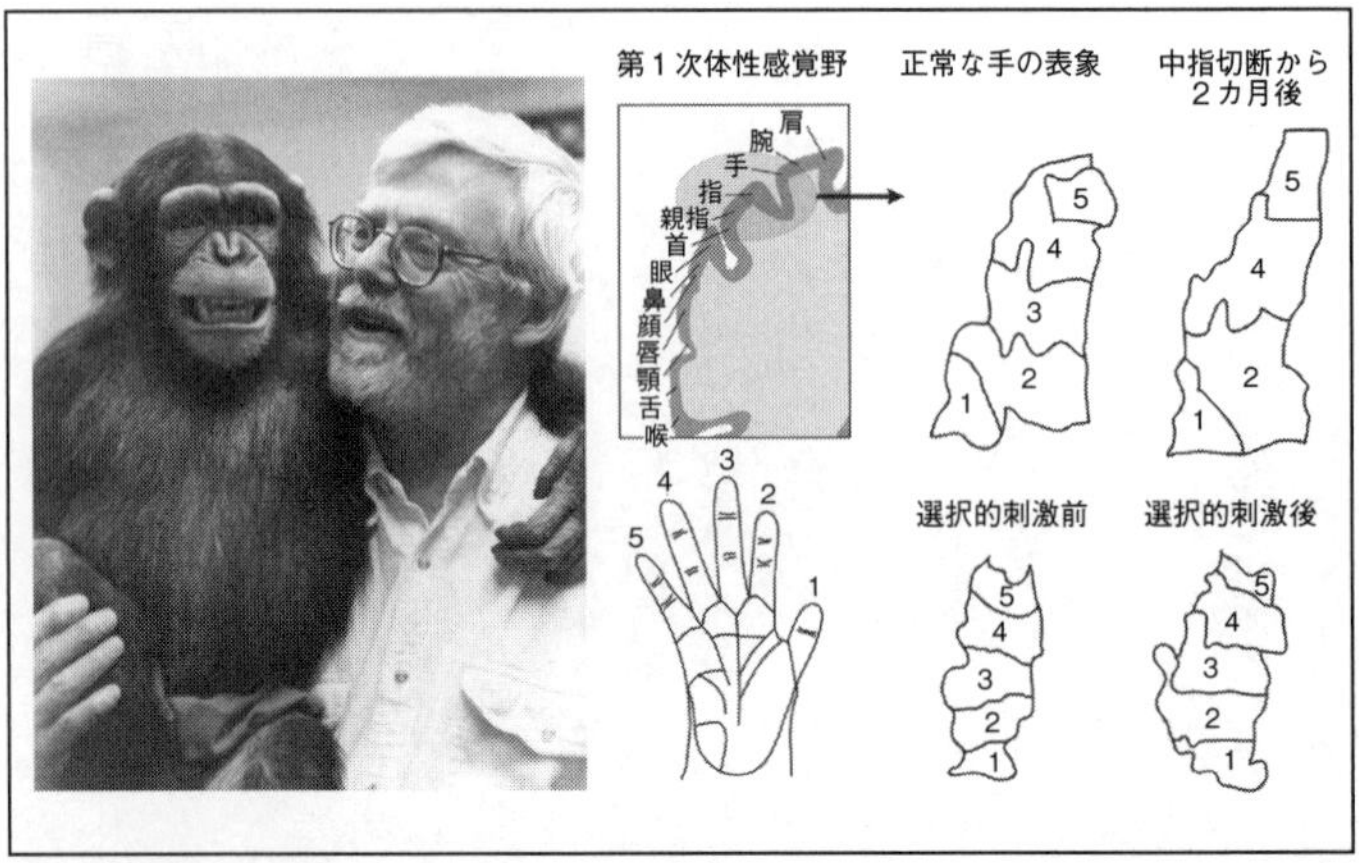

図3.3 ジョン・カースとマイケル・メルゼニックがヨザルを対象に行なった画期的な可塑性実験。左の写真はジョン・カースと彼に信頼を寄せる協力者。右の上段は、中指切断後、ヨザルの第1次体性感覚野内でこの指を表象していた部分が不活発のままにならないことを示している。中指を表象していた部分には人差し指と薬指の拡大した表象が広がっている。下段は、小指を損傷した際に残りの4本の指を選択的に刺激することでその表象が拡大することを示す。拡大効果を確認するには、下段の中央の地図（選択的刺激前）と右の地図（選択的刺激後）を比較されたい（M. M. Merzenich, J. H. Kaas, J. Wall, R. I. Nelson, M. Sur, and D. Felleman, "Topographic Reorganization of Somatosensory Cortical Areas 3B and 1 in Adult Monkeys Following Restricted Deafferentation," *Neuroscience* 8, no. 1〔1983〕: 33–55 より Elsevier の許可を得て転載）。

や薬指へのいかなる触覚刺激にも反応するようになったのである（図3・3右）。突如として、サルの古いニューロンが新しい技を学んでのけたのだ。ほとんど誰にも気づかれることがなかったのだが、痛みの関門制御説を提唱したパトリック・ウォールと彼の学生も、これより一〇年以上も前に《ネイチャー》誌にある短い論文を発表し、ラットの成体の体性感覚処理を担う視床に可塑性を誘起したと主張していた。ちなみに視床とは、皮膚からの触覚情報を皮質に伝える神経路の主要な皮質下中継部である。

カースとメルゼニックの発見によって、神経科学に真の革命がもたらされた。哺乳類の脳が可塑性をもつように進化してきたのは明らかだった。とはいえ、大脳皮質の可塑性支持にあとから回ってきた研究者のなかには、皮質下構造にも機能再組織化能力があるという考えには賛同しない人もいた。一九九三年、私のポスドク指導教官で、現在はニューヨーク州立大学ダウンステート医療センターに所属するジョン・シェーピンと私がある発表をしたとき、ちょっとした物議を醸《かも》した。局所麻酔薬を皮下注射で少量投与して皮膚の小面積部分の神経活動を遮断すると（それによってより簡単に――かつより非侵襲的に――指切断の影響を再現するため）、可塑的再組織化の過程がただちに始まったと発表したのだった。私たちの研究では、再組織化は視床などの皮質下レベルで起きた。その後しばらくして、当時アメリカ国立衛生研究所（ＮＩＨ）にいた神経科学者のティモシー・ポンズが、指ではなく腕全体の求心路を何年も前に遮断されたサルを対象に研究を行なった。求心路遮断とは、あらゆる感覚求心性部分（神経）と脊髄間の結合が遮断された状態のことである。ポンズによれば、長期にわたる結合遮断によって広範囲な再組織化が促進され、遮断前には手に割り振られていたニューロンは、脳地図で腕の隣にある顔からの信号に応答するようになっていた。彼らは、再組織化が体性感覚系の視床や脳幹中継部で起きていることも確認した。

こうしたサルの観察がなぜヒトの幻肢の説明になるのだろう。両者のつながりは、内科医でもあるカリフォルニア大学サンディエゴ校の神経科学者、Ｖ・Ｓ・ラマチャンドランによって明らかにされた。ラマチャンドランは、腕を切断された患者の体性感覚野内のトポグラフィック身体地図に可塑的再組織化を認めたのだ。脳内の電気的活動によって発生する磁界を測定する脳磁図（ＭＥＧ）と呼ばれる画像技術を用いることによって、ラマチャンドランらは一九九〇年代初期に、患者の顔の諸領域に触覚刺激を与えることによって身体地図の手に対応する皮質部位が賦活することを示した。ラマチャンドランがその啓発的な著書『脳のなかの幽霊』で説明したように、彼が手を切断された人の顔の特定領域に触れると、患者は切断された手に感覚があったと即座に訴えたのだ。またラマチャンドランのチームは、顔の特定箇所に触覚刺激を与えると、切断された手の特定箇所に感覚が生じることをも見出した。感覚の種類――熱い、冷たい、こする、マッサージするなど――はどちらの箇所でも同じだった。患者の脳は、「幻の」手を現実に身体の一部として存在する顔につなげていたのだ。成人の脳の可塑性と幻肢痛との関連は、ドイツのハイデルベルク大学に所属する神経科学者ヘルタ・フロールらによる一九九五年の研究によって解明されている。四肢のいずれかを事故や手術で失った一三人の人物を対象に、彼らがＭＥＧを用いて大脳皮質の再組織化の度合いを測定したところ、皮質機能の再構造化量と幻肢痛の強度に強力な相関が認められた。

この証拠に勇気づけられたラマチャンドランらは、二つの主要な理論的柱にもとづいて、きわめて簡単ではあるけれども優れた着想にもとづく幻肢治療法を開発した。一つめの理論的柱は、成人の脳の身体地図は適応性を有するというもので、二つめのそれは、身体の同一性と固有性の知覚を形づくって維持するのは、末梢神経系からの触覚信号のフィードフォワード（訳注　工学などで、出力を乱すと予想されることがらに前もって対処することでなされる制御手法）な流れではなく、脳内のはたらきであるというものだった。彼らの治療法では、患者は「ミラーボックス」を用いて失った腕の痛みを鎮める練習をする。上面の開いた段ボール箱に縦方向に鏡を挿入する。患者は残っているほうの腕を箱の前のほうに挿入するよう指示される。すると鏡に映った腕は失った腕が見えるべき場所に重なる。これによってあたかも聖コスマスと聖ダミアヌスが行なったという奇跡にも似て、失った腕が再生したかのような錯覚が生まれる。しかし今回の場合は、効果は実験的に記録され、長期にわたって維持された。患者が残っているほうの腕を動かすと、彼らは幻の腕が自分の意志どおりに動くと感じる。ミラーボックスを使用した患者のうち六人が、失われた腕の感覚があるし、それが動くのを見ることができるので、いまは両方の腕が動くように感じると語った。うち四人は、この新しく見出された能力を使って固く握りしめられた幻の手の力を緩めることができたため、疼痛から解放された。ある一人の患者の場合、毎日このミラーを使って一〇分の治療を続けることで、幻の腕と肘は三週間で完全に「消えた」という。腕が消えたと同時に痛みも消えた。視覚上の錯覚によって触覚上の錯覚が訂正されたらしいということは、視覚中枢回路の活動がメルザックの言うニューロマトリックスの活動をも変更できる可能性を示唆している。

それからほぼ一〇年後、グラスゴー・カレドニアン大学のエリック・ブロディらが、ミラーボックスを下肢用に工夫した実験で良好な結果が得られたと報告した。下肢を切断された四一人は、失った脚を動かすように試みながら、鏡に映る残ったほうの脚の動きを見つめた。別の三九人は、鏡を用いることなく両脚を動かそうと試みた。どちらの場合も、一〇種の動きをそれぞれ一〇回ずつ繰り返すと、疼痛その他の幻肢感覚が軽減した。この効果が鏡の存在によって増強されることはなかったが、鏡がない場合よりある場合のほうが失った脚の動きが強調され、その脚があるという認識はより鮮明になった。ブロディは、鏡を用いた長期的な治療は幻肢痛の治療に有効かもしれない、なぜならそれが脳の可塑的な再組織化を逆行させるからであると述べている。

現在、研究者たちは、鏡と同等の錯覚を起こすことのできる没入型三次元コンピュータシミュレーション——いわゆる仮想現実《ヴァーチャル・リアリティ》（ＶＲ）によって幻肢痛を軽減する試みに取り組んでいる。このテクノロジーは切断された四肢を含む患者の全身を表示し、指、つま先、手、足、腕、脚にミラーボックスによる治療のみでは促すことのできない複雑な動きをさせることができる。二〇〇七年に行なわれた予備実験では、マンチェスター大学の心理学者クレイグ・マレーらは、上肢に切断手術を受けた人二人と下肢に切断手術を受けた人一人にシミュレーションをしてもらった。シミュレーションでは、残っているほうの腕や脚の動きを、仮想現実技術によって切断された腕や脚の代わりに表示された仮想の腕や脚の動きに変換した。このシミュレーション実験に二回から五回参加した三人のすべてが、失った腕や脚の感覚を感じたと報告した。全員が少なくとも一度のシミュレーション実験で幻肢痛が軽減したことを考慮すれば、ＶＲ治療は疼痛緩和にも有効かもしれない。

これらの患者から得られた臨床的証拠によれば、慎重に形成された個性や固有の精神性の牙城としての私たちのボディ・イメージは、脳回路の集団的な電気的活動の動的副産物として幸運にも生まれたものであり、私たちの生きている身体の境界内や境界上、境界外で起きる事象に対して適応し反応する。優秀で気の利いた、現実世界のいかなるモデル構築者にも似て、脳は自己の具象的で物理的な表出であると心底感じられる、シミュレートされた身体を私たちに与えてくれたのだ。

しかし私たちのボディ・イメージが単なるシミュレーションであるなら、いったい脳はどのようにして生涯をとおしてこれほど真に迫った錯覚を形成し維持するのだろうか。この内的神経モデルを変えるのはどれほど容易なのだろう。私たちの自己の境界はどこまで延長できるのだろうか。

最近の実験はこうした重要な問いに取り組み始めており、神経科学界の多くの研究者にとって驚いたことに、得られる答えは想像を絶する。二〇年以上行なわれてきた実験で得られた結論によると、脳は高度な適応性を有する多重様相《マルチモーダル》（訳注　視覚、聴覚、触覚など複数の感覚様相《モダリティ》にかかわる）プロセスによって身体の所有感覚を生成している。この過程では、視覚、触覚、身体位置の感覚フィードバック（「固有受容覚」とも言われる）を直接操作することによって、数秒で私たちに別の新たな身体を自己感覚の在処《ありか》として受け入れさせることができる。

たとえば、現在プリンストン大学所属の認知神経科学者ジョナサン・コーエンによってはじめて実証された、いわゆる「ラバーハンド・イリュージョン」を考えてみよう（図3・4）。被験者は椅子に座り、自分の前に置かれた小さなテーブルの左端近くに左手を置くよう指示される。そこで不透明な遮蔽物が被験者の前に置かれ、その人からは左手が見えなくなる。次に実物大のゴムでできたダミーの手が同じテーブル上の被験者寄りに置かれる。ダミーの手と腕は被験者にとって自分の手——遮蔽物の陰にあるので被験者には見えない——のように見える場所に置くように注意が払われる。実験者はゴムの手《ラバーハンド》に視線を固定するよう被験者に指示し、二本の絵筆でゴムの手と被験者のほんとうの手の同じ箇所を同時に同じようになでる。数分後、ほとんどすべての被験者は触覚刺激を受けている左手に絵筆の動きを感じなくなり、自分が視線を固定している場所——ゴム製のダミーの手に感じると

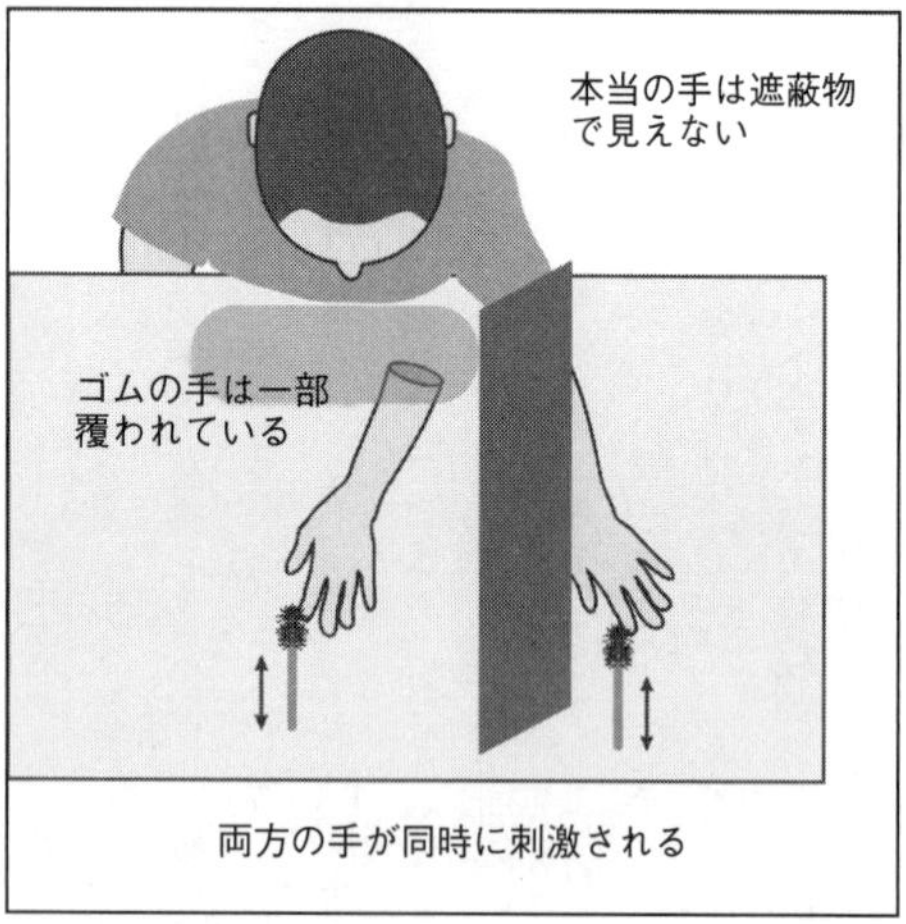

図3.4 脳はゴムの手を自分の身体に取り込む。図は「ゴムの手」の錯覚を起こす実験装置を示す。詳細は本文を参照（イラストはデューク大学のネイサン・フィッツシモンズ博士）。

話し始める。事実、たいていの被験者は刺激が与えられているあいだ、ゴムの手が自分のほんとうの手のように感じたと報告する。

次の実験では、同じ被験者群はもっと長い時間、絵筆で手をなでられる。その後、両眼を閉じ、テーブルの上で右手の人差し指を左手の人差し指に触れるまで動かすよう指示される。そうすると、ゴムの手の錯覚が脳裏にあるあいだ、被験者の右手の人差し指はほんとうの手の人差し指ではなく、ゴムの手の指に向かって動いた。

ラバーハンド・イリュージョンの持続効果のような例を見たあとでも、私たちのボディ・イメージがもつダイナミズムに得心がいかないなら、「体外離脱」体験ならどうだろう。幻肢と同様、体外離脱現象、すなわち体の外へ出たり、体を外から眺めたりする鮮明な経験をしたという例は古くから伝えられている。体外離脱体験のきっかけは多様で、ほんの数例挙げるだけでも、脳損傷、臨死体験、交通事故、大手術、ケタミンなどの薬物による麻酔、幻覚剤の服用、深い瞑想、睡眠または感覚の遮断、感覚過多などがある。スイスにあるスイス連邦工科大学ローザンヌ校〈ブレイン・アンド・マインド・インスティチュート〉のオラフ・ブランケらは、経頭蓋磁気刺激法（ＴＭＳ）という手法を用いて、右側頭葉と頭頂葉の接合部に非侵襲的刺激を与えれば、健常な被験者もさまざまな体外離脱体験をすることを発見した。

この知見を踏まえ、スウェーデンのストックホルムにあるカロリンスカ研究所のヘンリク・エールソンは、健常な被験者が受けとる視覚信号や触覚信号を仮想現実装置を用いて操作した。実験では、被験者たちは自分の身体の外に出たり、まったく新しい身体をもったり、だれかと身体を「交換」したりする経験をした。これを可能にするために、エールソンはまず被験者のいわゆる一人称視点を操作することから始めた。彼らの前にダミー人形を置き、その頭に二台のカメラを取りつけた。その上で、カメラから得られた実物の立体画像を映し出すヘッドマウントディスプレイを被験者につけさせた。そして被験者にダミー人形の「一人称視点」、すなわち、ダミー人形の胸部と腹部の画像を与えられるようにカメラ位置を調整した。ゴムの手の錯覚を与えたときと同様、実験者は被験者とダミー人形のあいだに立ち、カメラ、すなわち被験者の視界に入らないよう注意した。この状態で、被験者とダミー人形の胸部や腹部を二本の棒でなるべく同じ動きで数分にわたって同時になでた。シミュレーションのあいだ、被験者は棒がダミー人形の腹に触れる画像を見ている。意外にも、実験中にどんなことを経験したかと尋ねられると、たいていの被験者は自分の体ではなく、ダミー人形の腹部に棒が触れるのを感じたと答えた。実際、被験者の大半はダミー人形の体が自分のものであると感じたと話している。ダミー人形への同化はかなり強力で、エールソンらがダミー人形の腹をナイフで刺すぞと「脅すと」、ヘッドマウントディスプレイの画像を見ている被験者の皮膚の電気伝導率は大幅に上昇した。これはダミー人形の体に対する「脅威」が彼らの心に大きな不安感を生み出したことを示唆している。手などダミー人形の他の身体部位でも同様の結果が得られた。しかし人の身体に似ていない物体を用いた場合には、この体外離脱は起きなかった。

エールソンと彼のチームは同じ装置を用いてさらに実験を重ね、視覚および触覚情報の操作による体外離脱によって、人が他人と身体を交換できることも実証した。この実験でも被験者は前回と同じディスプレイを頭につけた。しかし被験者が今回見ているのは実験者の頭に取りつけられたカメラの画像であり、実験者は被験者の正面に座って彼らをまっすぐ見つめていた。この巧妙な配置によって、被験者は実験者の「一人称」の視点から自分の両手を見ることになる。被験者はここで自分の手を伸ばし、目の前に差し出された右手と握手するよう指示される。このとき被験者は自分の右手が実験者の右手に向かって動くのを視認することができた。ヘッドマウントディスプレイの画像では被験者は実験者の視点に立つため、実験者が右手を動かすと、被験者はこの動きが右方向から来ると感じる。被験者は次に実験者と同時に二分ほど手を握りしめるよう指示される。この二分間どう感じたかと訊かれると、被験者のほとんどが自分の腕ではなく実験者の腕が自分のもののように感じたと話す。さらに彼らは自分の身体が実験者の正面ではなく、彼らの後方左側に位置していたと感じた。本人たちのほんとうの身体は忘れ去られているのだ。

結果をより決定的なものにするため、実験はさらに回を重ねられ、今度は被験者と実験者が握手するあいだ、別の実験者がナイフをもって実験者か被験者の腕を刺すぞと脅した。驚いたことに、自分のほんとうの腕ではなく、実験者の右腕が脅かされたときに、被験者の皮膚伝導率がより大きく上昇した。興味深いのは、身体を所有しているという感覚のダミー人形への移動にも、他人との身体交換にも性別の影響が認められないことである。男性は女性と身体を交換し、女性は男性と身体を交換した。この知見によって神経生物学的原理のいくつかは覆された。身体崇拝もこれまでだ！

ラバーハンド・イリュージョンや、あるいはこの実験で確認された体外離脱経験は、脳が自己感覚と境界のある物理的存在とを能動的に形づくっているということを示している。この新しいボディ・イメージ観の核心にあるのは、私たちが生涯をとおして日々経験する出来事や身体の知覚は、ペンフィールドの神経外科的な記録によって得られた歪んだ体性局在地図とは似ても似つかないという事実である。仮に少しでも似通った部分があるとしたら、それはこれらの地図が実際にも紙の上でも私たちには奇怪に見えるということくらいだ。事実、行動している動物の生理学的記録を取ると、得られる感覚身体図はホムンクルスよりかなり動的だ。身体のごく限られた末梢領域に正確に刺激を与えても、ニューロン活動の時空波動はすみやかに第一次体性感覚野（S1）その他の皮質領域に広範囲に広がる。世界中の多くの研究室で現在再現されているこうした実験的証拠は、ブロードマンの細胞構造学にもとづく脳のモザイク的な捉え方とはまったく相容れない。また内的なボディ・イメージを形成するのに必要とされる多感覚統合を達成するには、脳は皮質下領域はむろんのこと、新皮質に広範囲に分散した神経ネットワークまでも動員せねばならない。そして、これらの皮質下領域が一貫した身体所有感覚の生起にどれほど寄与しているのかは、ほとんど解明されていないのだ。

あとで第9章で見ていくように、ボディ・イメージの定義は私たちの脆弱な霊長類の身体を覆う上皮の最外層で終わるわけではなさそうだ。むしろ一連の研究によれば、サルやヒトが人工の道具を使う能力を獲得すると、彼らの脳はこれらの道具を自分たちの生物学的身体に真につながった延長として組み込む。これが意味するのは、優秀なヴァイオリニスト、ピアニスト、サッカー選手になる過程は、その仕事に必要とされるヴァイオリン、ピアノ、サッカーボールなどの道具を、脳内にある指、手、足、腕のニューロン表象の付加物として次第に同化していくことなのである。

しかし、こうした卓越した芸当をやってのけるのは、なにも名匠やトップアスリートの脳だけではない。私たち一人ひとりの脳もつねにはたらいており、そばにやって来るものはすべて同化し、絶え間ない情報の流れによって自己像を更新している。私たちの霊長類脳は、自然淘汰によって生み出された少数の道具製作者のうちでも、紛《まご》うかたなくもっとも有能であるばかりか、飽くことを知らぬ道具同化者でもあるという際立った唯一無二の能力をもつのである。私たちの脳は、自分たちが使う衣服や腕時計、靴、自動車、コンピュータのマウス、ナイフやフォークその他のあらゆる道具を、動的に拡張したり縮小したりしている私たちの身体表象につねに付け加えている。

こうした考え方を突き詰めていけば、これまで紹介した知見や学説によって私たちがブレイン・マシン・インターフェースを利用することを学習し、私たちの脳が生物学的身体のすぐ隣や遠隔地に置かれた人工機械と直接作用しあうとき、私たちの脳はそうした機械を自分たちの一部として取り込むことが裏づけられたと言ってよかろう。脳と機械が将来合体するという考えに恐怖感を覚えたり、現在私たちが考えている意味での人間らしさの終焉であると捉えたりする人もいるだろう。しかし私はいささかなりとも、そういう意見に与《くみ》することはできない。実際のところは、脳の道具同化欲は進化に新たなページを開き、私たちに身体を延長する手段を与え、きわめて特殊な方法――私たちの思考を後代に残すこと――によって、不死を可能にするかもしれないと私は考えている。

この神経生物学的な同化原理は、私たちの日常のさらに奥深くまで入り込んでいるかもしれない。私たちが恋に落ちるとき、たえず最愛の人の香りや手触り、音、味に没入し、その身体を自分自身の情熱的で鮮明な延長に切れ目なく変えているのは脳だという論拠はある。『アイヴ・ガット・ユー・アンダー・マイ・スキン』を書いたとき、コール・ポーターは物事を正しく理解していたと私が考えるのはこの理由による。

美しい夏の夜、人気《ひとけ》のない駐車場で愛する人とダンスしているときに、「取締役会長」（訳注　フランク・シナトラのニックネーム）のフランク・シナトラが歌うポーターの歌詞を耳にすれば、こよなく愛する者に手を触れる喜びを奪われたらどれほど苦しいかはすぐにわかる。もし少しでもあなたが疑念を抱いていたとしても、これで安心していただけるだろう。愛ゆえに味わう苦しみは現実のものである。それはたぶん私たちの脳にとって愛情の対象を失うことが、孤独な自己の一部を切断されることに等しいからだ。

だから何百万人という人が愛用のブラックベリーと片時も離れていられないのも道理なのだ。いったんシミュレートされた身体によって原初の情動が解き放たれたなら、脳はそれに際限もなくしがみついて手放さないのである。

第4章　脳のシンフォニーに耳を傾ける

　神経科学者の多くをはじめとして大半の人は、中枢神経系がなんらかの形で階層化され、秩序をもつという考えを受け入れるのにためらいはない。私は常々このことについて困惑を覚えてきた。私たちには、こうした硬直した軍隊式の構造が自然な「あるべき姿」として歓迎される。しかし私に言わせれば、脳が階層構造をもつという概念は、自然の実際の仕組みというより、むしろイデオロギー上の問題のように思われる。科学史家のフィリップ・ポーリーが、論文「脳の政治構造――ビスマルク統治下ドイツにおける脳局在論」“The Political Structure of the Brain: Cerebral Localization in Bismarckian Germany”で、脳機能局在論という原理《ドグマ》の起源として、ことのほか秩序を重んじる文化をもちだしたのも驚くべきことではないのだろう。ポーリーの指摘によれば、運動野を発見したエドゥアルト・ヒッツィヒとグスタフ・フリッシュはいずれも、中枢神経系のはたらきを説明するにあたって、お気に入りのプロイセンの官僚政治の隠喩を用いているという。

　一九世紀末から二〇世紀初頭にかけて神経科学を確立した神経科学者の大半の目に、単一ニューロンからコルビニアン・ブロードマンの五二の領野まで秩序正しく階層化された脳が、より好ましく映ったのは間違いない。イデオロギーは別としても、思考を分類し系統立てるという私たちの性癖は、言語の使用という制約にも負うところがあるのだろう。一九世紀の神経解剖学者にとって、脳内のなにかを命名するのが歴史に自らの名を刻むいちばん手っ取り早い手だったに違いない。デューク大学の私の同僚であるロバート・エリクソンがこんなことを言っている。私たちはほとんどいつでも脳の振る舞いや機能をはじめとする自然現象を定義する言葉を探し求めており、エリクソンが「言葉の機能」と呼ぶ、個別の分類が特定の脳領域によって表象されるべきであるという論理的飛躍を自分では気づかぬうちに犯してしまうというのだ。しかし、ここ二〇年来の私の研究からわかるように、脳の活動には相互に重複してはいるものの広範囲に分散した別個の神経回路がかかわっており、これらの神経回路は時を超えて互いに作用しあう。脳のはたらきを表わすのに言葉だけでは足りないかもしれないのだ。脳のはたらきは、私たちが現在思考を表現するのに用いる、世界中に無数にある言語よりずっと確率論的だからである。

思考の分散性をはじめて認識した科学者の一人に、サー・チャールズ・シェリントンがいる。彼は脊髄反応などの基本的神経機能が、神経系の多数の末梢および中枢構造の連携に依存していることを証明した。この知見によって彼は、一九三二年のノーベル生理学・医学賞をエイドリアンとともに共同受賞している。こうした神経連携を統合システムのはたらきと定義することによって、シェリントンは現在システム神経科学と呼ばれる脳研究分野の誕生に寄与した。シェリントンは研究室の実験台から片時も離れぬようなタイプの男ではなかった。著作『人間の本質について（*Man on His Nature*）』で彼は、脳の内面生活を格調高い詩的散文で記述する。「脳が目覚めるとともに心が戻ってくる。それは、あたかも銀河系が宇宙のダンスを始めたかのようだ。脳はすみやかに魔法がかけられた織機となり、何百万という光輝く杼《ひ》が生まれては消える模様を描く。模様はつねに意味をもってはいても、一度としてそこに長く残ったためしがない。それは小さな模様たちが織り成すかりそめの調和なのだ」

シェリントンの統合神経科学によって、思考の生理学的記述にふたたび分散的視点が盛んに取り入れられるようになった。しかし科学の世界ではよくあることだが、脳全体の機能を調べる技術は、少なくともシェリントンが業績を残した二〇世紀初期には不十分なものしかなかった。

こうした流れに変化が起きたのは一九二四年のことで、このときドイツ人内科医でイエナ大学教授のハンス・ベルガーが驚異的な発見をした。ベルガーは高名な細胞構造学者であるオスカル・フォークトとブロードマンのコンビと、かつて共同で研究したことがあった。第一次世界大戦から復員すると、ベルガーは神経活動と心的行為間のつながりを確立しようとしても、脳内の血流計測値が得られないことに不満を覚えた。そこで方針を変え、脳の電気信号を計測することにした。イギリスの科学者リチャード・ケイトンは、一八七五年に実験動物の露出した皮質から脳の電気的活動を記録しており、ロシアの生理学者W・プラディチ゠ネミンスキーは第一次大戦直前にイヌの頭蓋骨から開頭することなく同様の活動を記録していた。ベルガーはこの技術をヒトに応用しようと決めた。銀の電極をヒトの頭皮に挿入して記録を取ろうと試みたあと、彼は――被験者（このなかには彼の息子もいた）

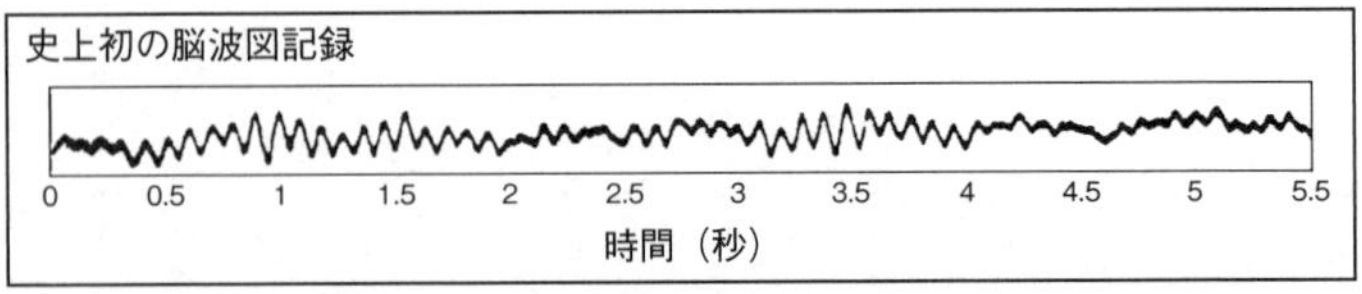

図 4.1　ハンス・ベルガーによって得られた史上初の脳波図記録のサンプル。トレースはベルガー自身の息子の電気的活動を頭部センサーにより数秒間測定したもの（Hans Berger, "Über das Elektrenkephalogramm des Menschen," *European Archives of Psychiatry and Clinical Neuroscience* 87, no. 1〔1929〕: 527-70 より、スプリンガーの許可を得て掲載）。

は安堵の息を漏らした――頭皮に銀箔電極を貼って検流計につなげるだけで微弱な電位を計測できることに気づいた。さらに癲癇《てんかん》患者の場合をはじめとするさまざまな条件下で脳活動を測り、脳全体が発生する一連の波が日常の動作と関連づけられていることを突き止めた。彼の最初の発見の一つにアルファ波があるが、これは患者が静かに座って両目を閉じている状態で後頭部の頭蓋骨の上から記録される毎秒一〇サイクル（一〇ヘルツ）の振動波のことである。ベルガーはこの手法を脳波図（EEG）と名づけた（図4・1参照）。

今日《こんにち》、EEGは基本的な診断・研究機器としてごく日常的に用いられる。この発見にともない、神経科学者は大脳皮質が全体として一定のパターンをもつ電気的活動、すなわち、注意を払っている状態や覚醒した状態など、多種多様の正常な動的脳内状態や振る舞いなどと相関のある波動を発生できることに気づき始めた。またEEGを用いれば、異なる種類の癲癇発作など病的な皮質状態も記録することができた。EEGは、覚醒している脳の統合化された活動をつぶさに調べる手段を神経科学者に与えたのである。

EEGに加え、感覚刺激によって皮質から発生した電気的活動を測定する体性感覚誘発電位（SEP）という手法も開発されたにもかかわら

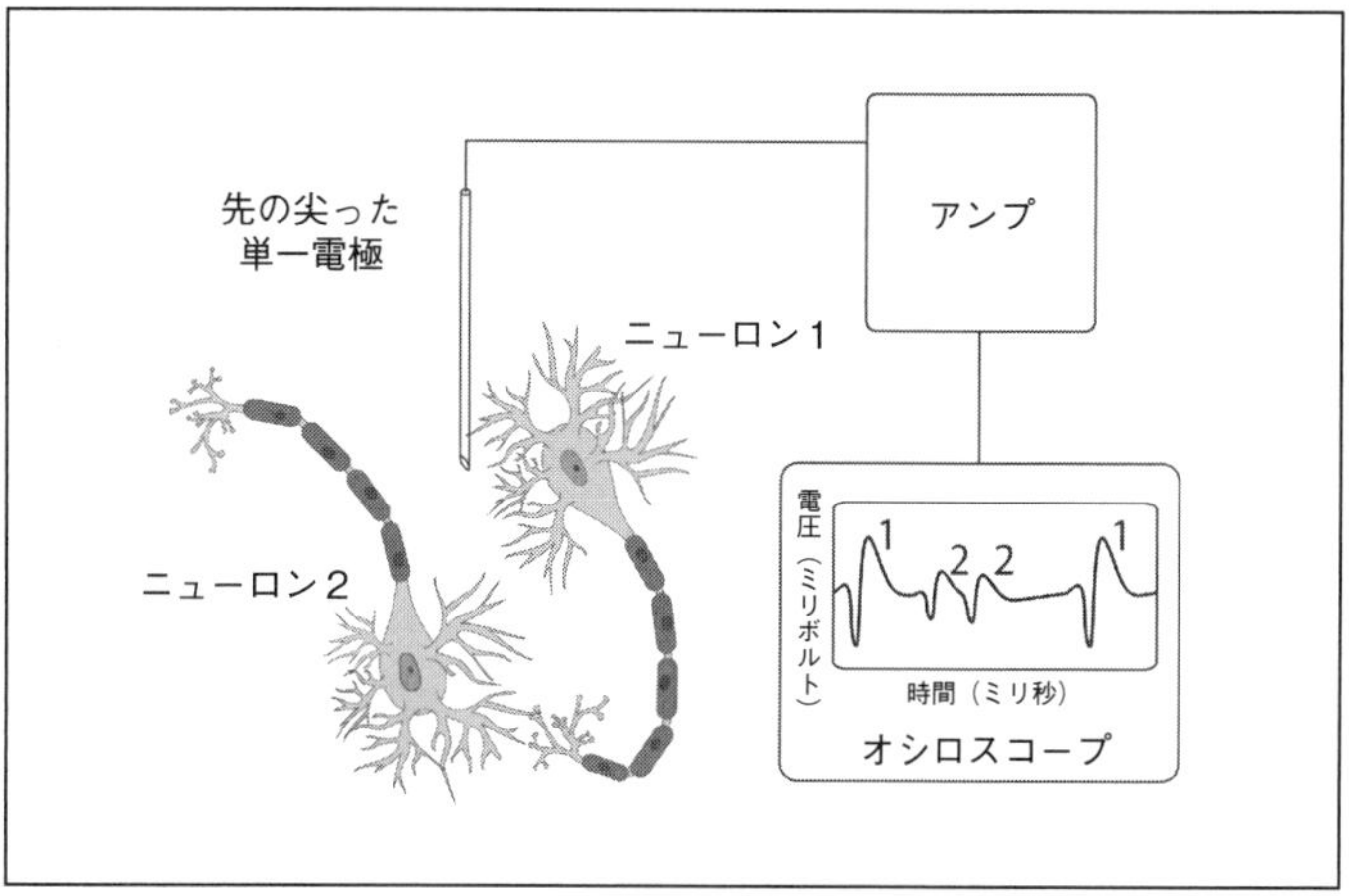

図4.2　単一電極測定法。２個のニューロンを隔てる細胞外間隙に配した１本の金属電極によって、両方のニューロンの細胞外活動電位を記録できる。オシロスコープの記録トレースを調べれば、２個のニューロンの活動電位は波形と振幅が異なるので区別できる（イラストはデューク大学のネイサン・フィッツシモンズ博士）。

ず、脳機能を「局所に求める」伝統が廃《すた》れることはなかった。ケンブリッジ大学のサー・エイドリアンらに率いられた神経科学者が、個々のニューロンが発生する電気信号（活動電位としても知られる）を記録する技術を時を同じくして確立したからだった。彼らが用いたのは微小電極だった（図４・２参照）。

もっとも初期の微小電極は細長く固い金属棒で、先端がとても鋭利にできている。先端を除けば、微小電極は樹脂、ガラス、プラスチックなどの絶縁物質で全体が覆われたものだ。まず被験者の脳表面を露出させ、一本の微小電極を脳組織に挿入して刺入路を形成し、電極の先端が位置する場所にある単一ニューロンの細胞外電気的活動を記録する。通常、アース線は硬膜につながれ、検知された電気信号の基準電位となる。ニューロン活動電位によって発生される細胞外電位はきわめて微弱

――およそ一ミリボルト――であるため、ある単一ニューロンの活動を記録するには、微小電極で検知した信号をフィルターにかけ、増幅する必要があった。

微小電極を用いれば、神経科学者はあるニューロンの活動を数分から最長で二時間まで観察できる。特定のニューロンの活動電位を分離・記録したあとは、微小電極をさらに深く刺して別のニューロンの活動を記録できる。神経科学者は一回の記録セッションのなかで、微小電極を押し込んだり引き抜いたりしながら、あるいは別の領域の組織刺入に移りながら、こうしたシリアルサンプリングを何度か繰り返すことで、ニューロン集団の特性を順次調べる。

一九四〇年代末には、この手法が改良され、神経科学者はニューロンの細胞内における電気的活動をはじめて記録した。この種の神経記録には新しいタイプの微小電極が必要だった。それは薄いガラスのピペットで、いたって鋭利な先端をもち、内部には電導性の電解液（たとえば、塩化カリウム水溶液）が満たされている。この微小電極は個々のニューロンの細胞膜と細胞質にさほど損傷を与えることなく刺入できるため、神経科学者はニューロンの静止膜電位を正確に計測できるわけだ。静止膜電位とは、ニューロンの細胞内外間の濃度差と正負イオンの流れによって維持される微小な電気双極子である。

一〇年も経たぬうちに、ニューロンの細胞膜に常時流れて活動電位を発生する無数のシナプス電流を記述するのに細胞内記録が使われるようになった。発生した活動電位はニューロンの軸索やその分枝まで伝播し、これらの軸索や分枝がさらに脳内の他のニューロンとシナプス結合を形成する。こうして、あるニューロンの発火はそれにつながったすべてのニューロンの生理に影響を与える。

シナプス電位とそれが活動電位発生に果たす役割にかかわる先駆的な実験的研究の多くは、シェリントンの元学生で、ノーベル賞を受賞したオーストラリア人神経生理学者、ジョン・エクレスによって行なわれた。生体細胞記録の新手法を最大限利用することによって、エクレスは脊髄のニューロンに投射する個々の末梢神経線維刺激によって発生するシナプス電位が、脊髄ニューロンの膜電位に興奮性または抑制性の影響を与えることを発見した。彼はまた、シナプスによるこれらの影響の総和が一定の電圧閾値を超えると、脊髄ニューロンがこれに応答して活動電位を発生することも発見している。

これらの微小電極を武器に、神経科学者は二〇年にわたってエイドリアンの実験的手法を用いて種々の脳構造を研究し、なかでもブロードマンの細胞構造学の立証にきわめて有効だった第一次感覚野を熱心に観察した。伝説的なアメリカ人神経科学者ヴァーノン・マウントキャッスルはこの時代を代表する一人であり、麻酔されたネコやサルの第一次体性感覚野（S1）に微小電極を差し込んで名を馳せた。一九五七年刊の《ジャーナル・オブ・ニューロフィジオロジー》誌に発表された一連の気の遠くなるような緻密な実験で、ジョンズ・ホプキンス大学のマウントキャッスルと学生たちは、S1領域の表面に微小電極を刺して脳組織の深部に移動させながら、電極に触れた個々のニューロンの触覚応答を順次記録していった。何度かこうした電極刺入を繰り返すと、大半のニューロンは同様の生理学的特性を示した。たとえば、同じ皮膚領域に機械的刺激が与えられると、ニューロンはすべて発火した。マウントキャッスルはこの実験により、S1領域は一連の機能円柱《コラム》、すなわち「縦につらなる細胞群」から成り、これらの細胞群が「皮質機能の基本単位」であるという彼の仮説に対する生理学的論拠を提供した。

今は古典的なものとなった論文のなかでマウントキャッスルは、こうした縦型の皮質モジュール構造が偉大なスペイン人神経解剖学者のラファエル・ロレンテ・デ・ノによってすでに提示されていたことを付け加えるのを忘れなかった。ノは二〇歳のときに、ほかならぬあのサンティアゴ・ラモン・イ・カハールに、喧嘩――科学上の喧嘩だ――を売ることで学者としてのスタートを切っている。カハールが刊行しているある雑誌に、カハールの見解に強く反論する論文を投稿したのである。彼はマウスの皮質はヒトの皮質とほぼ同一であるとともに、同様に豊かでもあると論じた。カハールはこの論文を無視せずに掲載したが、二人のスペイン人のあいだに葛藤が生じたのは言うまでもない。残念なことにマウントキャッスルが注意深く付した脚注は、哺乳類の皮質の神秘を明らかにしようと努力する多くの科学者の目に留まることはなかった。

マウントキャッスルが掲げる生理学の使命を共有する人はほかにも大勢いた。勤勉なカナダ人とスウェーデン人ペアのデイヴィッド・ヒューーベルとトルステン・ウィーゼルも、麻酔されたネコの単一ニューロンの活動を記録していた。ただし彼らはＳ１領域ではなく第一次視覚野（Ｖ１）を研究対象としていた。同じシリアルサンプリング法を用いて、ヒューベルとウィーゼルは彼らの師であるアメリカ人神経科学者スティーヴン・カフラーの研究を大きく発展させた。カフラーは眼の網膜表面近くにある網膜神経節細胞の受容野（ＲＦ）の地図を完成し、それがほぼ円形であることを見出していた。

しかしヒューベルとウィーゼルが単一Ｖ１ニューロンをサンプルすると、それぞれのニューロンは主として特定の角度または方位をもつスリット光に反応し、スリット光が特定の方向に移動すると他のＶ１ニューロンがより強く反応した。二人はさらに、ネコの第一次視覚野（Ｖ１）内のニューロン配列の方位選択性を電極刺入によって同定し、完全な方位地図を作成した。地図には皮質円柱《コラム》が多数認められ、それぞれの円柱は上から下までびっしりとニューロンが詰まっており、これらのニューロンは特定の方位をもつスリット光が眼に入射すると相互に似通った特定の発火応答を示した。ヒューベルとウィーゼルのＶ１地図は、ケンブリッジ大学トリニティ・カレッジの神経科学者ホレース・バーロウが主張する理論的枠組みの裏づけとなった。バーロウはチャールズ・ダーウィンの曾孫にあたり、単一ニューロンは複雑な刺激の異なる特定成分にそれぞれ応答する「特徴検出器」であるという考えの持ち主だった。

一九二〇年代にサー・エイドリアンによって行なわれた単一ニューロンの初期記録から、ヒューベルとウィーゼルによって行なわれた画期的な実験、そして一九八〇年代の技術革新にいたるまで、脳がどのようにして知覚経験を生起するのかを研究するための実験的アプローチはさほど進化していない。まず、知覚はかならず外部の観察者の視点から行なわれ、観察者は十分に制御された単一様相《ユニモーダル》（訳注　視覚、聴覚、触覚などの感覚様相《モダリティ》のうち一種のみにかかわる）の刺激を被験動物の特定の末梢受容器（たとえば、皮膚、網膜、内耳、舌など）に与える。動物の脳が示す反応を測定し脳内状態を制御するのは、つねに実験者の責任だった。大多数の実験において、動物が深い麻酔状態に置かれたのはこのためである。そうすれば実験条件の制御が容易だったからだ。

この実験的アプローチによって、神経科学者はある先入観を抱くことになった。脳は静的であって、過去の経験は維持されておらず、ただ外部からの物理的刺激を辛抱強く待つ。物理的刺激が与えられると、それに埋め込まれた情報を解読して、それぞれの特徴に分割するというのだ。たとえば視覚刺激の場合、その刺激は方位、色、動きといった、個々別々の特徴的要素に分解される。この還元主義的パラダイムによって、脳の内的視点を顧《かえり》みる可能性はいっさい排除された。だが脳の内的視点には、簡単な単一刺激の実験ですら次のような要素が含まれているのである。

●刺激と遭遇した時点における内的動的状態、ならびに遭遇直前に脳が生み出す内的予見。
●被験動物の蓄積された進化的・個体的知覚史——脳がこれまでに遭遇した同様のまたは同様ではない多数の刺激の大略。
●脳の適応性——これは新しい知覚経験との遭遇に応じた変化を可能にする。
●刺激にかかわる情動的価値。
●刺激を能動的に抽出するために脳が発生する一連の運動行為——これには眼、手、頭の運動が含まれる。

しかし、これに代わって実験者たちは、原始的な刺激に反応してもっとも強く発火するニューロンの同定に力を注ぎ、刺激の各々の特徴によって別個の皮質領域に位置する特定の皮質ニューロンのみが発火するという見方が支配的となった。ガルならその後出現した局在論者に満足を覚えたことだろう。皮質ニューロンは、たちまち彼らの理論的「特徴抽出」能力によって分類されていった。これにはむろん、ヒューベルとウィーゼルによって発見された傾きをもつ線分の検出（訳注　一〇五ページで触れた方位選択性に同じ）に特化した第一次視覚野《V1》ニューロンも含まれており、その他のニューロンも続々と分類された。

　色と動きを検出する細胞がV1以外の皮質視覚野にも発見され、厳格な視覚野階層が確立された。階層はV1に始まり、後頭葉、頭頂葉、側頭葉を経由する背側皮質視覚路と腹側皮質視覚路として知られる、二系統の異なる視覚処理ストリームを形成した。これら二つのストリーム内の位置によってニューロンの果たす役割が定まると想定されたため、当初これらの視覚路は視覚系のwhere/how（背側）経路とwhat（腹側）経路と命名された。しかしさらに研究が進んだ結果、これらのストリーム間にはかなりのクロストークがあることが実証されている。現在では、この見方の有用性について疑念を抱く研究者は多い。

　聴覚系についても同様の分離機能経路が提案され、やや頻度は少ないとはいえ体性感覚系や運動系についても提案が行なわれた。だがこうした提案はいずれも、視覚野の座と考えられている頭頂葉、側頭葉、後頭葉を研究する生理学者が提示した壮大な構成には比肩《ひけん》しようもない。

　一九八〇年代から九〇年代初期にかけて、ガルの後継者に対抗しようという勇気をもつ研究者は皆無に等しかった。システム神経科学者は、個々の魅力的なニューロンを分類し、それらによく知られた、ときとして擬人的な名称を与えるという陥穽にほとんど無意識に陥った。たとえば、見慣れた顔——その人の祖母の写真など——に強く反応するニューロンは、一九六九年に「おばあさん細胞」と名づけられた。二〇〇五年、地味なおばあさん細胞にセレブリティー・ニューロンが加わった。「女優ハル・ベリーの概念または抽象的実体」に応答する「ハル・ベリー細胞」がある男性患者の下側頭皮質に発見され、カリフォルニア大学ロサンゼルス校で見事に記録されたのである。セレブリティー・ニューロンが初めて発見されるのに、これほどふさわしいところもあるまい。

一見したところ、祖母やアカデミー賞受賞女優のハル・ベリーほど愛され親しまれた女性の姿が目に入ったなら、その特徴に反応するニューロンの活動が主要な役割を果たすのは自然に思われるかもしれない。けれども実際には、これらの名称はある単一ニューロンがもっとも強く発火した視覚刺激を示しているだけであり、記録されたニューロンはわずかとはいえ他の視覚刺激にも応答した。それでも一つの「注目を集める」刺激を用いることにより、神経科学者は微小電極計測の対象である単一ニューロンにますます固執するようになった。ブラウン大学のジェイムズ・マキルウェインはことのほか優れたアメリカ人神経生理学者で歴史家であるが、その彼がこんなことを述べている。「微小電極の使用が広まるにつれ、実験的研究は、単一ニューロンの振る舞いに焦点を合わせ、それらの個々の性質によって脳のはたらきが解明されるという考えに凝り固まるようになった……私自身、これがあまりに陥りやすい罠であることを知っている。暗い研究室でオーディオモニターの音に耳を澄ませながら、ニューロンの受容野を微小な視覚刺激で探っていれば、いま耳を傾けている細胞が刺激に反応している多数のニューロンの一つにすぎないということは忘れがちだ」

単一ニューロンの生理学的特性を命名するといういかにも簡単なエレガンス——そして見せかけの実験成功——にもかかわらず、一九八〇年代にドイツの計算科学者のクリストフ・フォン・デア・マルスブルクがニューロンに関する「特徴抽出モデル」の基本的限界を指摘した。結びつけ問題として広く知られることになるマルスブルクの見解は次のとおりである。「もし脳がほんとうに新しい感覚刺激の複雑な構造全体を一連の離散的で原始的な特徴に分割するのであって、ある皮質領域にある単一のニューロン群が各特徴に個別に反応するのだとすれば、脳はこうした（特徴によって）分割され、皮質中に（空間的に）分散した情報すべてをどのようにまとめて元の刺激を再構成し、私たちが日常知るところの複雑な物体の豊かな知覚経験を生起するのだろうか」

痛いところを突く問いかけである！

単一ニューロンの特徴検出器説を支持する人びとは、マルスブルクの問いにただちに答える術《すべ》を知らなかった。あたかも、同時に適用すると無限大が出現して収拾のつかなくなる一般相対性理論と量子力学の場合のように、彼は神経科学に深い溝をつくってしまったかのようだった。マルスブルクが投げかけた不都合ながらまっとうな問いは、当初こそ問題になったものの、ほとんどの神経科学者はなじみの技法、なじみの用語、なじみの思考へ戻っていった。

一九五〇年代初期を過ぎると、単一の微小電極を用いる手法を捨て去り、ニューロン集団の活動を探るという、より大胆な試みをしようと考える一匹狼がいるにはいた。こうした初期に反旗を翻《ひるがえ》した人のなかでも、アメリカ人神経科学者にして哲学者であり、作家でもあるジョン・カニンガム・リリーほど剛胆な人はいなかった。

一九三八年にカリフォルニア工科大学（ＣＩＴ）を学術奨学金を得て卒業後、リリーはペンシルヴェニア大学医学部で医学博士号を取得し、精神分析の訓練も受けた。第二次世界大戦後、メリーランド州ベセスダにあるアメリカ国立衛生研究所（ＮＩＨ）の「皮質統合部」と呼ばれる、きわめて官僚的な部門に主任科学者として迎え入れられた。ＮＩＨにおけるリリーの足跡を見れば、伝統にとらわれぬ考えを追求する彼の生きざまが早くも見て取れる。その後の五〇年で、彼は風変わりで物議を醸《かも》すような研究に手を染めており、なかには人びとが眉をひそめるようなものもあった。

リリーは人の意識にずっと興味を抱いていた。一九五四年、彼は感覚刺激のない環境に置かれるとヒトの脳がどう反応するかについて研究を始めた。この目的のために、彼は感覚遮断タンクと自身が名づけた装置を設計し頻繁に使用した。リリーと友人のエドワード・エヴァーツがどちらも最初の被験者と主任研究員となった。両人の研究をモデルに、ハリウッドはのちに、ただのうすぼんやりした意識に退行する主人公の科学者にウィリアム・ハーツを配役した映画『アルタード・ステイツ』を制作している。当初の実験では、リリーとエヴァーツは交互にタンクに入った。タンク内は外部の音が遮断されており、ゆっくりと流れる温かい塩水が満たされていた。彼らの身体は頭の上部だけ水面から出るように支えられた。頭にはマスクがされて感覚刺激から隔離された。水中では、マスクに取りつけられた管をとおして正常な呼吸ができるようになっていた。こうした条件に慣れる訓練を何度か行なったあと、リリーとエヴァーツはタンク内に入って実験に臨んだ。彼らはタンク内で二時間にわたって隔離され、そのあいだは力を抜いて体を動かさないようにした。各セッション後、二人は自分の経験の印象を報告にまとめた。こうしてタンク内で自ら実験に参加すること一〇年、リリーはこの向こう見ずな実験を幻覚剤のＬＳＤを服用して行なうと決めた。今回は自分自身が被験者となり、一人でタンクに入るか、彼が大好きな生きたイルカと一緒に入った。

リリーがLSDその他の薬物を用いる実験や、ヒトとイルカとのあいだで直接コミュニケーションする方法を探る実験（彼のもっとも風変わりな思いつきの一つ）を行なったことから、彼と主流の科学者とのあいだには軋轢《あつれき》が生まれた。その結果、もっとまともではあるが画期的な彼の神経科学研究もすべて神経科学の文献から姿を消した。

一九四九年から、リリーらは脳の大規模な電気的活動を記録し、組織に損傷を与えることなく脳領域を電気パルスで恒久的に刺激する新しい方法を見つけようと試みた。リリーの目的は、学術界で完璧に分断されている神経生理学と実験心理学の統合だった。彼の考えでは、これら二つの領域が融合しない限り、「中枢神経系の電気的な振る舞いの正確な時空記述を瞬時のうちに」つくることは不可能なのだった。踏み出すべき最初の一歩は、麻酔されていない動物の脳を探ることだった。

いつでも開拓者精神を忘れなかったリリーは、無麻酔動物に電極を埋め込む実験装備を完成し、この新たなパラダイムのなかで、脳の電気的活動を記録することも始めた。さらに、ある脳構造に挿入して一連のニューロンの電気信号を時間軸に沿って記録するための電極を一つに限定せず、多重電極アレイを設計した。この多重電極アレイを用いれば、皮質表面の二〇カ所以上の電位を同時に計測することができる（彼が今回使った実験動物は自分ではなくネコやサルだった）。リリーはこの装置を「二五チャネル・バヴェイトロン」、得られた脳波ダイヤグラムを「電気イコノグラム」と呼んだ。

まだ（ほとんど）コンピュータ化されていない時代に、行動中の動物から得られたデータをグラフにするには、リリーはとてつもない技術的ボトルネックを克服せねばならなかった。初期のバヴェイトロンでは、二五本の金属製電極が五行五列配列に並べられた二五本のガラス管に挿入され、電極間距離は二ミリメートルだった。各ガラス管はルーサイトの円筒に入れられ、さらにステンレス鋼の樽型容器に収められた。この容器が動物の頭蓋骨に穿たれた直径約二〇ミリメートルの孔にねじ込まれる。実験では、動物は防音を施された箱に入れられ、さらに金属で遮断された部屋に置かれた。これは動物が受ける刺激の妨害と、ワシントンDCからのラジオ放送を含む、動物の脳外にある発生源からの電磁「雑音」を軽減するための措置である。さらに雑音を最小限に留めるため、ガラス管には塩水が満たされ、皮質表面にそっと置かれた。樽型容器と電極を所定の場所に配置したあと、各電極は動物の隣に置かれた二五チャネル前置増幅器《プリアンプ》に接続された。このプリアンプの出力を、遮断された部屋の外にある二五台のアンプに長いケーブルを介して送った。NIHで長年働いた科学者があるとき私に話してくれたところによると、この装置だけで当時NIHの所員に与えられていたアンプを全部使ったという。

これは、途方もないことをしでかさずにはいまい。

この電極アレイによって増幅され、フィルターにかけられた二五チャネルのそれぞれについて、リリーはその電極の電位とアレイ全体の平均電位の差を記録した。この装置ではアレイ内のすべての電極に共通する信号は記録から除去されたため、各センサーからは脳局所の正確な電気的活動を分離することができた。この技術上のイノベーションは差動記録として知られ、行動中の動物の神経生理学的記録から運動アーチファクトその他の強力な生物学的信号を除去するために現在でも用いられている。

リリーの洞察力と創造性は、二五チャネル・バヴェイトロンによって脳活動の時空波動を捉えて記録するシステムにおいてその頂点に達した。コンピュータその他の大量データ格納装置のない条件で、リリーは二五台のアンプそれぞれの出力を五行五列のグロー管アレイにつなげた。グロー管アレイは皮質表面に置かれた二五個の電極と同じ五行五列配列だった。この驚嘆すべき装置では、各グロー管が発する光の強度は、アレイの対応電極が発生する差動電気信号によって平均値より上または下の二値に変調される。したがって、ある電極からの信号が（アレイ全体の平均電位に対して）負の場合には、グロー管は明るくなる。逆に信号が正の場合には、対応するグロー管の光は暗くなる。この原理を利用し、リリーは皮質表面の特定の位置で記録される脳の電気的活動の時空パターンに対応する、光の時空波動を観察し始めた。観察中、被験動物はなんらかの動きをしていたり、聴覚刺激を与えられたり、眠りに落ちたり目覚めたりしていた。メリーランド州の研究室に引きこもったジョン・リリーは、人のみが成しうる境界も時間もない科学や芸術のような営みをとおして、魔法のかけられた心の織機が丹念に織り成す儚《はかな》いかりそめのニューロンパターンが、見る間に開花し、広がり、消えてゆく動的な姿を垣間見《かいまみ》た最初の神経科学者となったのだ。これらのパターンは偉大なサー・チャールズ・シェリントンが五〇年前に思い描いたものによく似ていた。

これではまだ足りぬとばかりに、皮質活動の複雑な時空パターンの永久的な記録を得ようと、リリーはベル・アンド・ハウエル社製の一六ミリ電動型70G超高速ビデオカメラで、グロー管アレイが発する光のパターンを連続撮影した。この方法を説明した論文の一つを読むと、リリーはカメラが立てる音があまりに大きかったので、隔離した部屋からできる限り遠い場所にカメラを置き、「脳映画」撮影の雑音によって実験動物の気が散らないようにしたらしい（のちにリリーは、彼の脳映画の各コマを精巧な木彫りに変換する方法を考えつき、自在に変幻する脳力学を立体表現に移した）。

初期の実験では、リリーは麻酔をかけたネコを使った。これで電極アレイと記録装置全体の簡易試験が行なえた。彼は得られた知見に関する一連の論文を主要な神経生理学雑誌に発表した。この時期リリーは、脳に永続的に刺激を与える新手法を提案してもいる。この手法は脳組織に損傷を与えないような二相性電荷平衡電気パルスを用いるもので、現在でもときおりリリー波動と呼ばれる。やがてリリーは覚醒して活動中のサルを実験に使うようになる。サルは頭を記録装置に拘束されているが、手足を動かしたり、カチッという音などの感覚刺激に反応したりすることはできる。残念ながら、彼がこれらの実験で得た結果について多くは知られていない。ある著作の一つの章で、リリーは自身が行なったもっとも手の込んだ実験について手短に記述している。この実験では、成体のアカゲザルの大脳皮質をほとんど埋め尽くすかのように、六一〇本という驚異的な数の電極が挿入された。リリーの装置が記録できるのは二五本の電極からの信号に限られていたため、六一〇本すべての電極から同時に脳活動の信号を得ることは一度もなかった。

晩年の彼は自身がその誕生にかかわった学問領域の進化に気づいていなかった（気に留めていなかった）かもしれないが、リリーの神経生理学的実験が彼の人生に深い影響を与えたのは間違いなさそうだ。実際、隔離タンクでの経験にかかわる論文で、リリーははじめてタンク内でＬＳＤを服用したとき、自分の脳内を移動しながらニューロンが発火するのを見たと記している。ＮＩＨで脳映画を制作した長い夜は、リリーの脳に永遠に消えることのない記憶を刻んだようだ。

一九六〇年代になると、隔離タンク実験でリリーと共同研究したエドワード・エヴァーツが、覚醒した行動中のヒト以外の霊長類の脳記録を行なうための新しい方法を提案した。のちに霊長類の神経生理学で標準的手法となった彼のアプローチでは、サルが特定の行動タスクをしているあいだに対象となる単一ニューロンが記録された。霊長類における皮質ないし皮質下ニューロンの生理学的特性について現在知られていることの大半は、この方法もしくはその変形によって得られたものだ。この手法の成功は紛れもない事実である。けれども多重電極アレイがなければ、神経生理学者は日常の暮らしのなかで脳回路内のニューロン集団がどうはたらくのかを理解することはできない。そして、このことはいくつかの重要な制約を意味している。

第一に、すでに見てきたように、これらの単一ニューロン記録はごく最近まで、単一の微小電極を特定の皮質ないし皮質下構造内を深さ方向にゆっくり移動させて得るのが常法だった。したがって、個々のニューロンの電気活動は一度に一個ずつ逐次記録された。第二に、伝統的な実験装備では、これらの記録は動物の行動訓練の終了後でなければ行なえない。だがニューロン活動が記録されるころには、動物はそのタスクに飽き飽きしている。これによって厄介な問題が生じる。単一ニューロンの発火特性が訓練後の動物が行なったタスクの特定の随伴性と相関をもつように見えるとき、実験者は得られた知見がこれらのニューロンに固有の生理学的属性を反映しているのか、あるいは高度な適応性をもつニューロンがタスクの特質に応じて発火するよう条件づけられたことを示すのか判断できなくなるのだ。時に神経生理学の実験というのは同語反復を地で行くようなものになるが、そうした論文の執筆者はたいていひどく興奮して報告する。厳しい行動訓練とニューロン発火パターンの困難な解析を数カ月にわたって行なった結果、タスクの主要な属性の一部と相関のある活動を示すニューロ

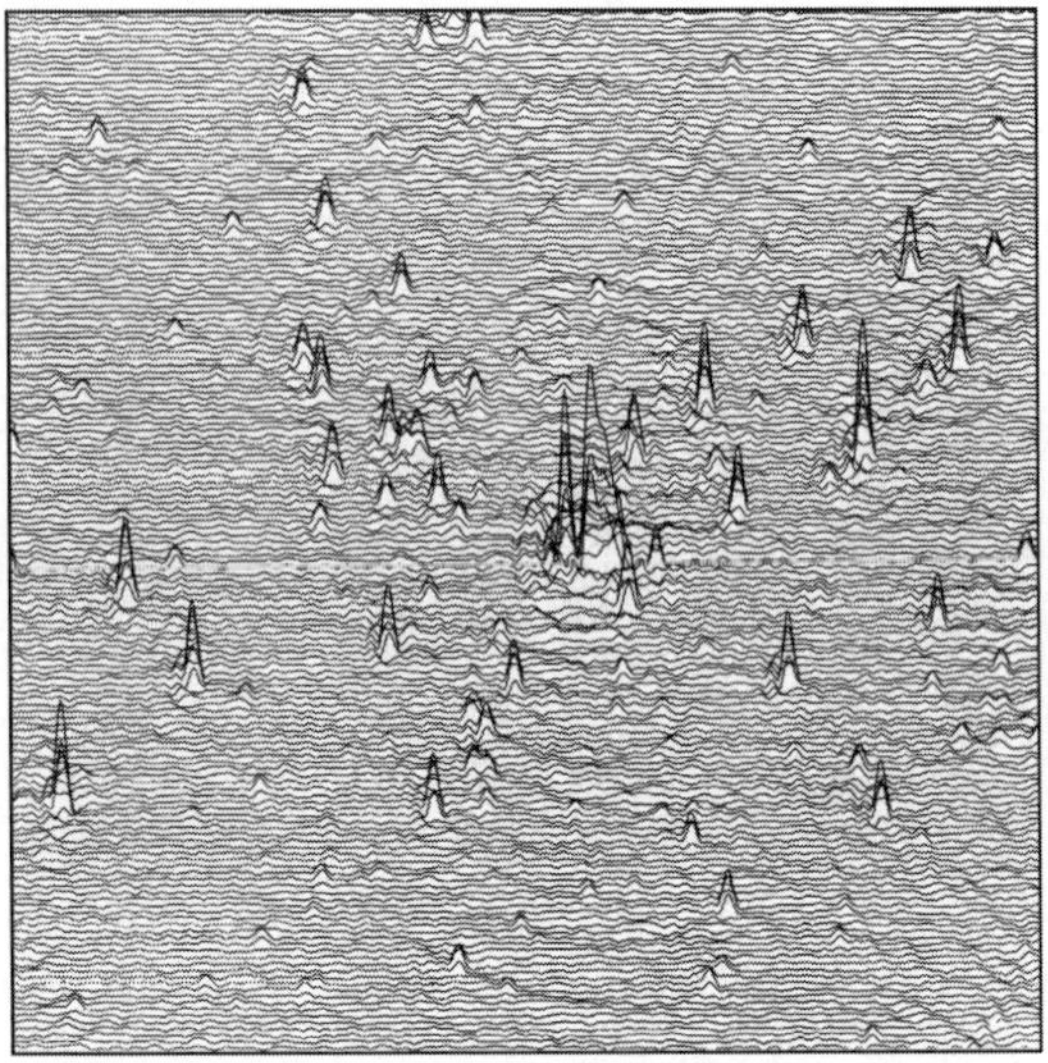

図4.3 イギリスのケンブリッジに設置された一連の電波望遠鏡で得られた宇宙小域の3次元画像。ピークは電波信号を発生している銀河に対応する。各ピーク高はそれぞれの銀河によって発生された電波信号の強度を示す（Joseph Silk, *The Big Bang*〔San Francisco, Calif.: W. H. Freeman, 1980〕より。Mullard Radio Astronomy Observatory〔MRAO〕and Cavendish Laboratory, Cambridgeの許可を得て掲載）。

ンをいくつか同定した、と。行動タスクが実験に参加した動物によって毎日繰り返される活動であることを考えるなら、これはなんら驚くにあたらない。より重要な問題は、ニューロンの発火がタスクの実行と「因果関係」をもつか否かである。エヴァーツのパラダイムでは、単一脳構造におけるニューロン活動のサンプリングにしばしば焦点が合わされた。実験的研究に課せられた技術上の制約のために、シェリントンの統合脳はまたしても多数の部分と微小な構成要素に分割され、複雑な神経回路全体の豊穣さを表わすにはいたらなかった。

にもかかわらず、脳研究のこの伝統的アプローチを変える方法があると信じる人はほとんどいなかった。

一九八七年のある日の午後、実験がうまくいかないので休もうと決めた私は、サンパウロの下町にある行きつけの本屋で少し前に買い込んだ本を読んでいた。著者はオックスフォード大学の天文学教授ジョセフ・シルクで、タイトルは『ビッグバン（*The Big Bang : The Creation and Evolution of the Universe*）』だった。ぼんやりページをめくっていると、ある図版が私の心をわしづかみにした。イギリスのある場所で、たくさんの小型電波望遠鏡を同相につなげて口径約一・六キロメートルの電波望遠鏡を構築し、その望遠鏡が捉えた電波源の三次元像が掲載されていた（図４・３参照）。ＸＹ座標系で表わされる二次元空間に分布するＺ軸ピークとして電波源の強度をプロットすると、得られた「地図」は、宇宙の一角にある電波銀河やクエーサーの位置を示していた。図版に目を凝らせば凝らすほど、この手法が脳活動の研究に使えるという確信は深まるばかりだった。

シルクの著書に触発された私は、脳回路の複数の位置に「センサー」をいくつか埋め込み、先の地図同様の三次元神経生理学的地図を作成しようと考えた。これに時間を表わす四番めの次元を付け加えれば、行動中の動物の脳全体の電気的活動を視覚化し、観察し、計測するためのまったく新しい手法を確立したことになる。

数週間後、私は勇気を振り絞って師のセザール・ティモ＝イアリア博士に自分の神経生理学的地図の研究について話した。博士が私のつたないスケッチを眺め、システム神経生理学に対する新たなアプローチ――脳のはたらきを脳自身の視点から見る――の概略を訥々《とつとつ》と綴った文書の二ページほどにざっと目をとおすのに長くはかからなかった。

「どうやらもう博士論文を終えて、この研究室を出て海外に行くときだね」。彼の言葉は性急でぶっきらぼうだった。

「なにか僕が失敗をやらかしたのでしょうか」。私には彼の反応がとても信じられなかった。

「そうではない。君は海外に出る準備ができてるよ。もう僕もブラジル中の誰も君を助けてあげられない」

五〇通の研究者応募書類発送と一〇カ月を経たある日の午後、私はフィラデルフィアにあるハーネマン大学の若き准教授ジョン・シェーピンからの待ちに待った大きな封筒を前にしていた。なかには心躍るような宝がいくつも入っていた。まず、ＮＩＨの助成金付きの詳細な研究計画があった。これで新たな神経生理学的方法を開発できれば、いつの日か私が目指している脳の時空地図を作成できるかもしれない。独創的で大胆なその計画には、私が大学院生時代に目を通した数十篇の科学論文のどれにも触れられていないような技術的イノベーションが必要とされた。シェーピンは神経科学を単一ニューロン記録から、行動中の動物の個々のニューロン集団の同時観察という新たな技術へ移行させようと考えていた。しかも、こうしたニューロン集団の観察を、一度にたった数時間ではなく、数週間あるいは数カ月行なおうというのだ。彼は神経生理学の聖杯をその手につかもうとしている。しかも五年以内に！

一見したところ、計画のどの部分も実行不可能で、気が触れた人の戯《ざ》れ言《ごと》にすら思われた。たとえば、ほぼ半世紀にわたって神経科学者に利用されてきた古典的な硬い金属製の微小電極に代わって、シェーピンは新しいタイプの記録センサー使用を提案していた。このセンサーは、ステンレス鋼でできた八または一六本の髪の毛ほどの可撓性《かとうせい》の微細ワイヤをアレイまたは束状《たば》にしたものだった。絶縁のため、尖っていない先端を除いて各微細ワイヤ全体が薄いテフロン層に覆われている。このセンサーを脳に埋め込めば、麻酔したラットまたは自由に動いているラットいずれの場合でも、数十個のニューロンの活動を同時に観察できるとシェーピンは確信していた。この離《はな》れ業《わざ》を可能にするには微細ワイヤアレイ（束）を、ラットの第一次体性感覚野など特定の脳部位に埋め込まねばならず、これをことのほか難しい神経外科手術で行なわねばならなかった。計画に何度か目を通したあとでも、この作業は困難をきわめるという私の印象は変わらなかった。当時の標準的な手法とは違って、記録装置全体が永久に動物の脳内に埋め込まれたままになるのだ。現状とは明確に一線を画す提案だった。

それまでにも、鋭利な先端をもつ硬質の微小電極を脳に埋め込んだままにして、より長期間ニューロン活動を記録しようと試みた神経科学者はいるにはいた。だが、こうした試みはほとんどみな惨憺たる結果に終わっている。脳に埋め込んで二日もすると、微小電極はほぼ動作を停止し、ニューロン信号がまったく記録できなくなる。動物の脳に埋め込まれた異物に対する炎症反応によって、微小電極表面に蛋白質や細胞が付着するからである。この現象は、むき出しになった鋭利な先端ではとくに顕著だった。こうした付着物によって、ニューロンの電気信号は、センサーのなかで唯一露出した先端部分にすら届かなくなる。また脳が動物の頭のなかでわずかでも動くと、硬い微小電極が組織を傷

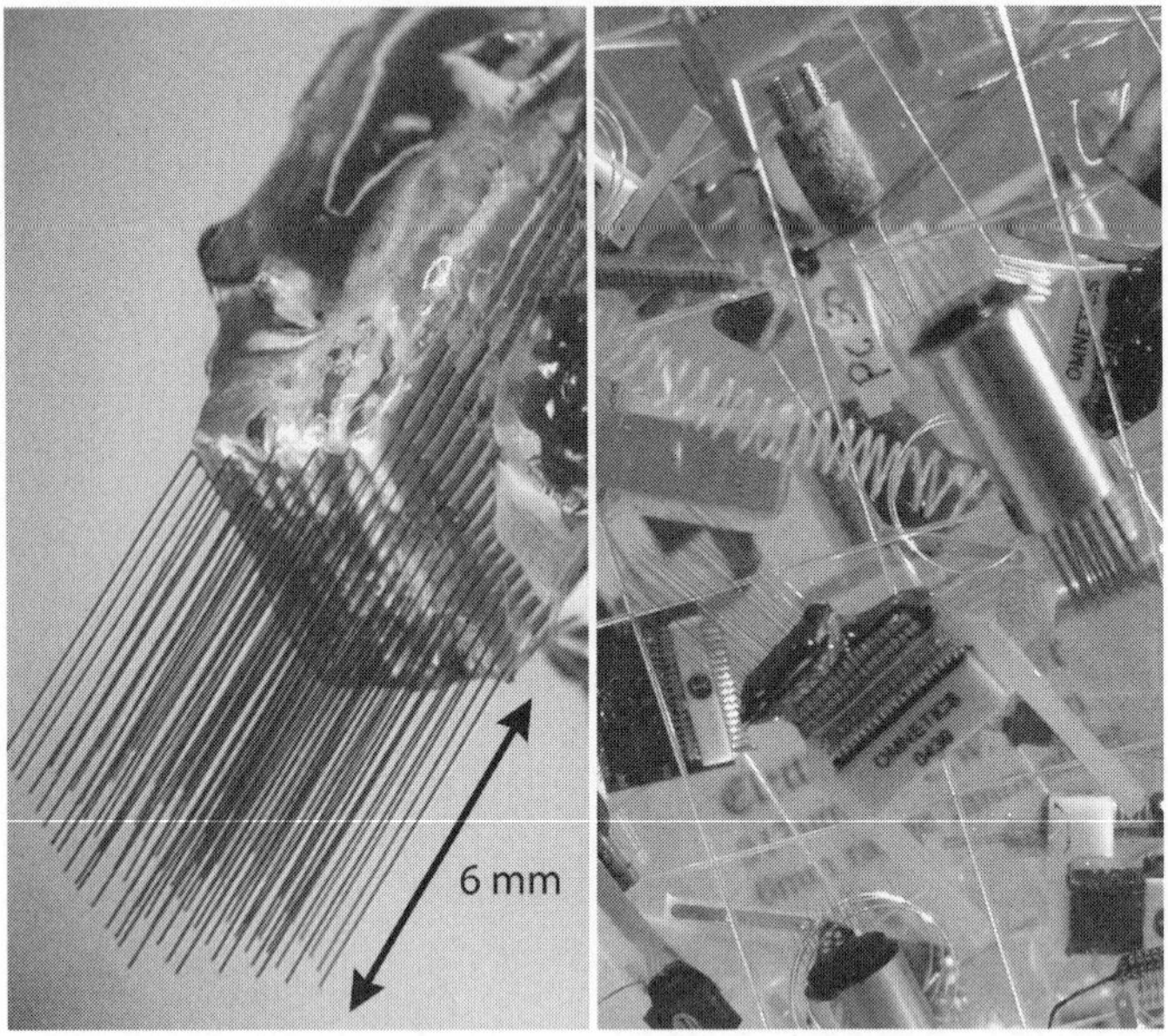

図 4.4 脳に耳を傾けるより良好な技術。左は、デューク大学神経工学センター（DUCN）のゲアリー・レイヒューとジェイムズ・メロイが製作した多重電極アレイの拡大写真。多数の細い金属フィラメントが行列構造を成していることに注意。これらのフィラメントは可撓性があるので、脳内に恒久的に埋め込むことができ、数カ月ないし数年にわたって動作する。右は、過去にDUCNで作製した異なるタイプの多重電極アレイのサンプル（ミゲル・ニコレリス博士提供）。

め、センサー付近のニューロンが傷ついてしまう。

シェーピンはこの二つの問題は、先端が尖っていない可撓性の微細ワイヤを用いれば避けられる、または少なくとも軽減できると考えた（図４・４参照）。微細ワイヤの露出面積が広いため、炎症反応も先端の表面全体にはいたらないだろうとも仮定した。むしろ、付着物は二週間もすると微細ワイヤの抵抗を上昇させ、記録の性能がかえって改善するはずだ。さらに炎症反応によって微細ワイヤが脳内にしっかり固定される利点もある。微細ワイヤは曲がりやすいので、いったん脳内に固定されると脳とともに動き、組織を傷めることもないであろう。

手術による埋植では、シェーピンの微細ワイヤアレイを脳内組織にそっと押し込み、むき出しになった鈍い先端がたくさんのニューロンを囲む細胞外間隙に位置するよう心がける。そうすれば、個々のニューロンが発生する活動電位を複数の増幅器によって連続的に記録することができる。計画書でシェーピンは、実験で記録された膨大なデータを処理するには、既成のものとはまったく異なる新種の機器が必要になるとの認識を示した。また記録データを理解するために、さまざまな新しい解析技術を開発せねばならないとも考えていた。

博士論文の一部として発表された初期の自身の知見にもとづき、シェーピンはラットがこの神経外科手術から早く快復するはずだと記していた。事実、ラットは微細ワイヤアレイが埋め込まれたあとも平均寿命を全うした。手術後に日常生活に戻ると、研究室でその他のラットと同じように複雑な行動タスクを学習し、脳活動の記録を可能にした。

ＮＩＨの助成金の文書に目を通した私は、シェーピンの実験が実際に成功すれば、神経生理学に多大な影響を与えるであろうことをただちに理解した。知られざる脳の辺境——分散したニューロン集団の稲妻が思考ストリームに変換される場所——にいたる科学の道筋がはじめて示されるのだ。そこにたどり着くのはまさに茨《いばら》の道であろう。不可能かもしれない。しかし、それは試してみる価値のある冒険だった。

一九八九年、私は晴れてハーネマン大学のポスドクフェローとなった。そこで多重電極記録の魔法使いマーリン（訳注　中世アーサー王統治下のイングランドにいたとされる伝説上の人物）の新入りの弟子となり、まずはさほど非凡でない研究に捧げるシェーピンの情熱を共有することから始めた。

私たち二人は、ネズミがどうやってネコから逃げるのかをどうしても知りたかったのである。

第5章　ネズミはどうやってネコから逃げるのか

コンピュータ制御された引き戸が一瞬開き、真っ暗だが様子を知り抜いた小部屋が視界に入ると、イシーは数週間にわたる厳しい訓練どおりに行動した。少しもためらうことなく——そしてこのところの優秀な成績からご褒美をもらえると確信して——、狭い部屋のなかに全速力で突進して反対側の壁を目指した。

イシーは自分の能力を見せびらかしたいのだ。

イシーの頭が入り口に照射された赤外線を横切ったとき、実験試行がただちに始まった。行く手には、二本のT字型の金属アームが部屋の両側壁から突き出して開口部を形成している。これらの二本のアームの隙間を通り抜けなければ部屋の奥には行けない（図5・1参照）。イシーはすでにこの試行に習熟してはいたものの、これはけっして簡単な作業とは言えない。まず鼻先を開口部に突っ込む。次に、なるべく早く一発で隙間の幅を推測する。作業をさらに複雑にかつ興味深くしているのは、隙間の幅が試行ごとにランダムに変わることだった。喉から手が出るほど欲しいご褒美をもらうには、隙

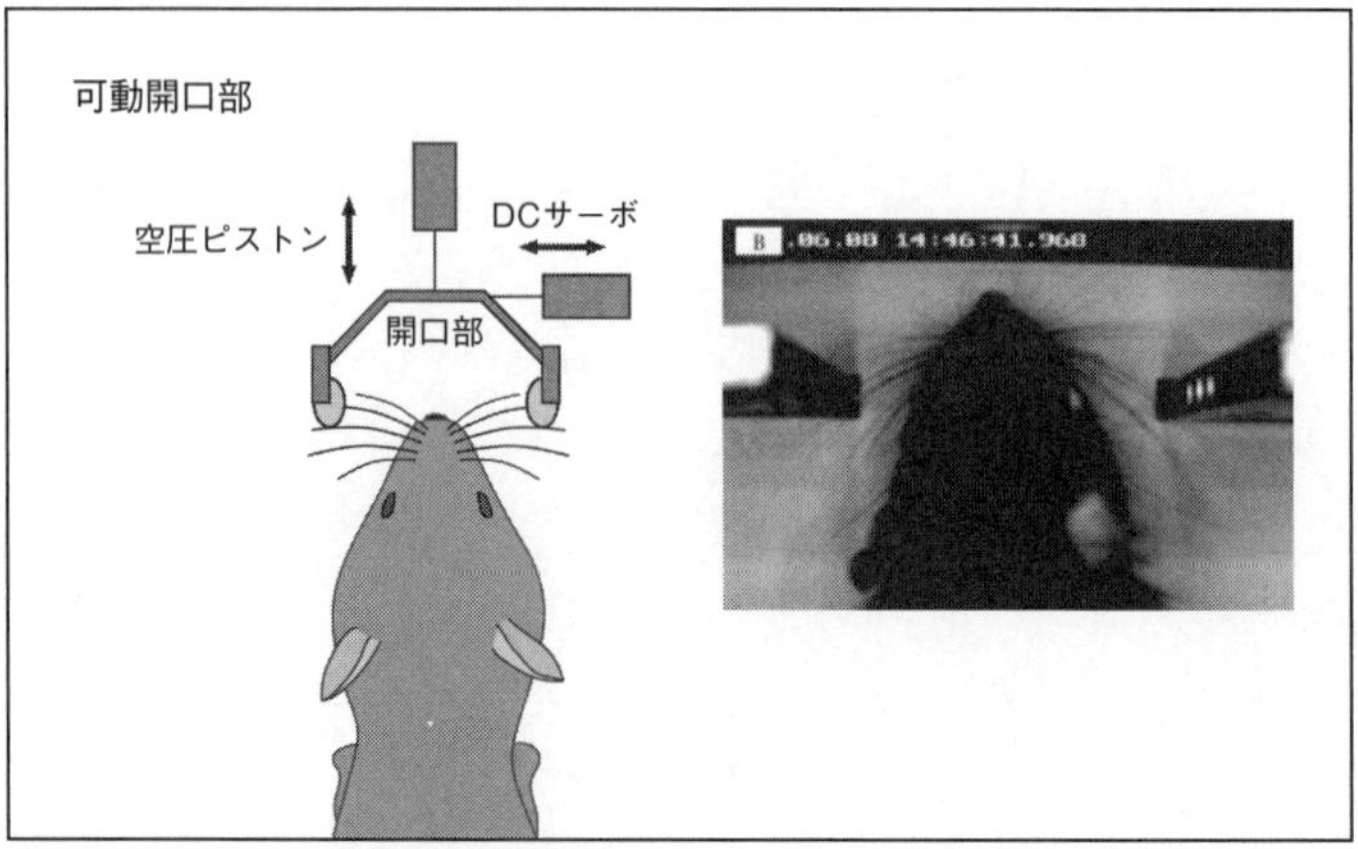

図 5.1 自由に行動中のラットが、暗闇のなかでヒゲを使って開口部の大きさを判別する能力を調べるための実験装置。右の写真は懸命にタスクに取り組んでいるイシーの姿！（D. J. Krupa, M. C. Wiest, M. Laubach, and M.A.L. Nicolelis, “Layer Specific Somatosensory Cortical Activation During Active Tactile Discrimination,” *Science* 304〔2004〕: 1989-92 より）。

イシーは今回の隙間が数秒前より広いか狭いか判断せねばならない。しかも、漆黒《しっこく》の闇のなかで。

アームを目で見ることはできないので、目的を果たすためにイシーに残された道はただ一つ。それは自分の優れた触覚と、この一カ月何度もタスクを繰り返して得た経験に頼ることだった。驚いたことに、試行の九〇パーセントで、イシーは自分がいま触れている隙間が前回より広いか狭いかを一五〇ミリ秒以内に正しく判断できる。幅の差がたったの二ミリメートルでもこれをやってのける。

イシーはこの優秀な触覚を、前足の先端ではなく、顔面に生えたヒゲでアームの縁に触れることで発揮する。ラットのヒゲは顔面の両側から生えている長く太い毛のことで、洞毛《どうもう》とも呼ばれる。同じようなタスクを人間の男性がフレームに口髭やあご髭を触れてやろうと思っても見事に失敗するだろう（むろん、女性でも結果は同じはずだ）。

ヒトの場合は、触覚が必要とされる作業を行なうにはもちろん指先に頼る。指先の皮膚には機械受容器がびっしりと分布しており、これを可能にしている。機械受容器が複雑で多様な形態構造をもつことから、私たちは身体表面にかかるかすかな圧力をも感じ取ることができる。機械受容器の受容野が外部の力によって活性化すると、触覚刺激の情報が脳の言語である電気に翻訳される。こうして触覚野または体性受容野は、刺激に応じて末梢機械受容器または中枢神経系のニューロンが一斉に活動電位を発生する皮膚面積を規定する。機械受容器からの活動電位を中継する過程は感覚変換として知られる。機械的刺激が指先の皮膚に与えられると、すぐさま一連の活動電位が発生し、刺激が加えられた場所、強度、持続時間を知らせる。機械受容器は私たちの近接空間内の触覚イメージをつくり出すのである。

すでに見てきたように、触覚メッセージは次に末梢神経を介して中枢神経に届けられ、さらに処理される。大脳皮質下中継部へ、そしてさらに皮質領域へ上っていく上行性の束あるいは神経線維は、通常「フィードフォワード（訳注　八六ページ参照）体性感覚経路」と呼ばれる。これらのフィードフォワード経路は、反対方向に流れるいわゆるフィードバック神経投射に対応するものだ。後者は体性感覚野に源《みなもと》を発し、珍妙な名称をもついくつかの皮質下構造（視床や脳幹内の神経核）へと下方に投射する（訳注　こうした脳中枢から身体末梢方向への投射を下行性または遠心性という）。感覚系全体が同様のフィードフォワード系とフィードバック系をもつ。そんなことは少しも知らないイシーだが、これら二つの経路間で起きる相互作用のごく基本的な機能を知るための実験に目下参加しているわけだ。この種の実験を最初に思いついたのはデューク大学のわが研究室で研究を行なう神経生理学者デイヴィッド・クルパであり、イシーの触覚判別タスクは、実験動物が対象物を能動的に探索するときに体性感覚脳内経路に起きる相互作用を調べるために案出された。

したがって、このタスクを行なうのにイシーがヒゲを用いることにしたのは自然の成り行きと言える。なんと言ってもイシーは雌のネズミだった。ネコから命からがら逃れるため、ネズミが見知らぬ場所の大きさのわからない穴——たとえば、屋根裏部屋の壁に開いた穴——を通り抜けようとするときには、リズミカルなヒゲの動きが成功のカギを握るだろう。もしネコが人の言葉を話せるなら、ネズミを取り逃がした悔しさにそう言うに違いない。

霊長類の指先と同じように、齧歯類《げっしるい》の顔に生えるヒゲには機械受容器が高密度に分布しており、一本のヒゲがわずかでもたわむとそれを電気信号に変換する。信号はフィードフォワード神経路に送られ、さらに中枢神経系に達する。この仕事を担うのは、顔からの触覚信号の伝達と処理を行なう体性感覚系の一部を構成する三叉神経である。

ネズミがネコから逃げるときヒゲをどう使うのかを理解するのは、それ自体興味深い科学的問題ではある。しかし、三叉神経の多数のニューロン集団が触覚情報をどう処理するのかという基本的な問題は、困り果てたネズミが腹を空かせたネコからどう逃れるかを知るより大きな意味をもつ。このことは多くの神経生理学者が研究初期の段階ですでに理解していた。事実、一九七〇年代初期から、齧歯類の三叉神経はニューラルコーディングの研究に携《たずさ》わる神経生理学者が好んで用いる実験モデルとなった。わが研究室所属の熱心な院生のジャナイナ・パントーヤが、三叉神経のニューロンに「耳を傾ける」ことを選んだのはまさにこの理由による。こうした「脳の声に耳を傾ける」行為を可能にした神経生理学的手法は、私がジョン・シェーピンの研究室でポスドクフェローとして働いていたころに設計、実用化し、その後デューク大学のわが研究室で改良したものだ。

この恒久的、多点、多重電極記録手法の最新版では、神経科学者は多数の相互につながった脳構造内で神経回路を形成する単一ニューロンの電気的活動を、最大で五〇〇個のニューロンについて、数日から数年まで同時に連続して観察できる。過去二〇年で、他の主流の方法と比較しても、この方法の時間・空間サンプリング範囲は脳探究における画期的なツールとなった。サンディエゴにあるサルク生物学研究所の計算論的神経科学者テレンス・セジノウスキーが作成した図表を見れば、このことがおわかりいただけるだろう（図5・2参照）。デューク大学その他の研究機関の科学者の一部は、現在ではこの方法を用い、ラットにさまざまな行動タスクを行なわせながら、三叉神経を構成する多数の脳構造に分散する数百個の単一ニューロンが同時に行なう活動を記録する。

これほど実り多いはずの実験だが、それを実際に行なう機会がすぐに訪れたわけではなかった。熱心な開発、骨の折れるデータ収集だけでは足りず、新手法の有効性を認めてもらうため、多数の研究発表をほぼ一〇年にわたって積み重ねなければならなかった。実際、神経生理学者は一度に一個のニューロンからデータを記録することにあまりに慣れてしまっており、なるべく多くの科学者に私たちの知見を受け入れてもらうには大量の研究発表と説得が必要だった。

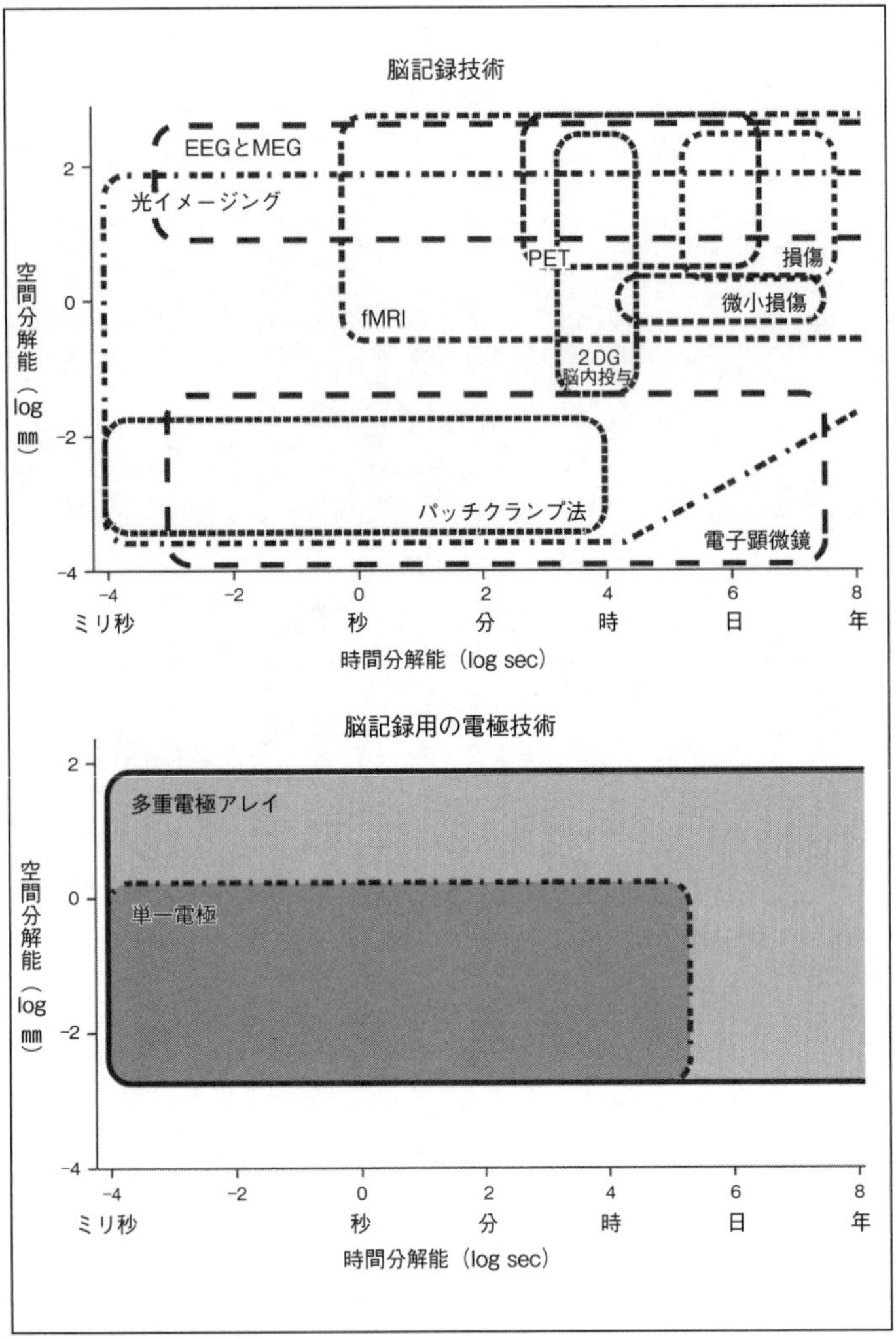
脳記録技術
EEGとMEG
光イメージング
PET
損傷
微小損傷
fMRI
2DG
脳内投与
パッチクランプ法
電子顕微鏡
空間分解能（log mm）
2
0
-2
-4
-4
-2
0
2
4
6
8
ミリ秒
秒
分
時
日
年
時間分解能（log sec）
脳記録用の電極技術
多重電極アレイ
単一電極
空間分解能（log mm）
時間分解能（log sec）

説得は、私が一九八九年に「友愛の市」フィラデルフィアにあるハーネマン大学の、ジョン・シェーピンの研究室の一員となったときに始まった。以降五年間、私の目的はこの新しい神経生理学的アプローチを系統立てて実現し実証することにあった。このアプローチで得られたニューロンデータのサンプルを図5・3に示す。

　私のポスドク研究も、体性感覚神経生理学者の大半が当時ラットを使った研究に好んで用いたニューラルコーディングの有効性を見極めるためのものだった。ラベルドラインモデルとして知られるこのニューラルコーディング手法は、脳機能局在論の一変形と言える。この見方によれば、ラットの身体末梢で発生する感覚情報は、多数の分離した並列フィードフォワード体性感覚神経路を介して大脳新皮質まではるばる送られる。このモデルが意味するのは、このフィードフォワード回路が、ヒゲの毛包周辺の皮膚下の末梢機械受容器を中枢神経系の高次構造に接続しており、感覚情報はこのように厳密に規定されたフィードフォワード回路を経て脳によって処理されているということである。

　一九七〇年代初期にラベルドラインモデルが注目を浴びたのは、当時ジョンズ・ホプキンス大学医学部に所属していたアメリカ人とオランダ人の神経科学者ペア、トーマス・ウールジーとヘンリック・ファン・デ・ルースの功績による。両人はその独創的な研究で、マウスの第一次体性感覚野（S1）全体を含む組織塊《かい》を摘出して平たく広げ、皮質の全層からあまさず細胞を切りとった、薄い接線切片を用意し

図 5.2　単一電極および多重電極記録法による時間および空間分解能。上段のグラフは、脳機能を調べるための大半の技術の時間および空間分解能の関係を示す。下段のグラフは、同じパラメータを用いた場合の単一電極および多重電極記録法の比較（A. Grinvald and R. Hildesheim, “VSDI: A New Era in Functional Imaging of Cortical Dynamics.” *Nature Reviews Neuroscience* 5〔2004〕: 874-85 より Macmillan Publishers Ltd. の許可を得て掲載）。

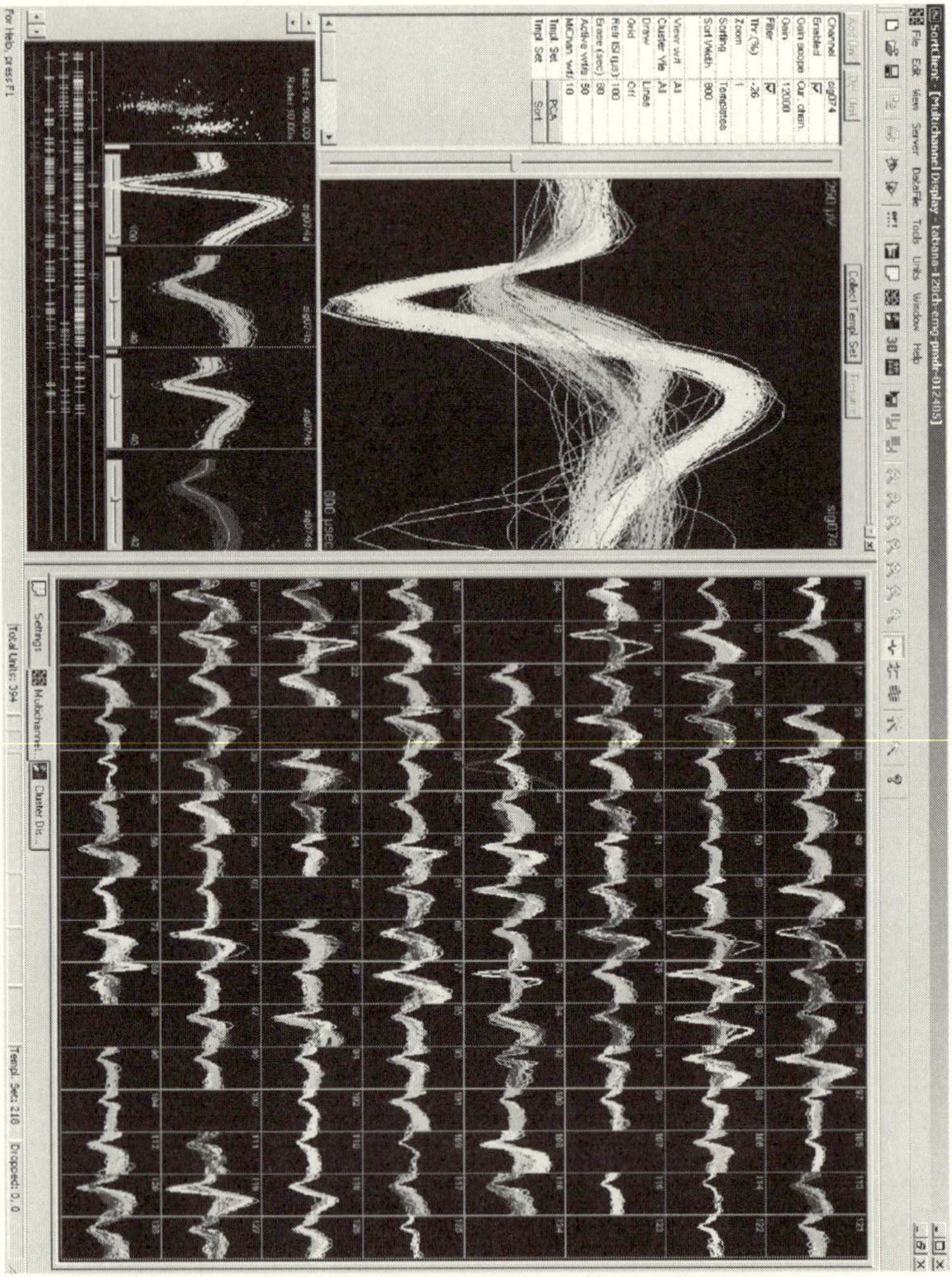

た。次に切片を組織染色法で処理し、チトクロムオキシダーゼ（CO）と呼ばれるミトコンドリア酵素を大量に含む皮質ニューロンの、S1領域内における空間分布を調べた。

他の哺乳類同様、マウスの皮質は深さ方向に六層に分けられ、IからVIの番号を振られている。組織を染色したあと、ウールジーとファン・デ・ルースは茶色っぽいS1切片を上（第I層）から下（第VI層）へ順番に分析していった。すると驚いたことに、チトクロムオキシダーゼを多く含むニューロンのクラスターが、深さ方向で中ほどの中皮質（第IV層）にはっきりと確認され、これらのクラスターは整然とした行列《マトリックス》構造をなしていた。ウールジーとファン・デ・ルースは、これらのチトクロムオキシダーゼを多く含むクラスターを「樽《バレル》」、クラスター領域全体を「バレル野」と名づけた。これらのバレル野は、やや歪みがあったとはいえ、マウスのヒゲ全体の地図を表わしており、これには誰もが驚きを隠せなかった。この、マウスのヒゲ全体にかんするトポグラフィック地図（訳注　七二〜七四ページ参照）においては、各バレルは特定の一本のヒゲに対応し、地図上のバレル野の配列はマウスの口周辺に生えるヒゲの空間的分布のそれに見事なまでに一致したのだ。ヒゲの行《ぎょう》は顔の縦方向に上（A）から下（E）へ並び、弧状の列は水平軸に沿って尾側（1）から吻《ふん》側のヒゲ（行によって5ないし10）まで並ぶ。こうして、どのヒゲもニューロンクラスター内の行列位置によって識別することができた。たとえば、ヒゲC2

図 5.3　多数の単一ニューロン。自由に行動する霊長類の394個の皮質ニューロンを同時にサンプルしたときの活動電位を示すコンピュータ画像。右頁の左図は、アレイの単一微小電極から記録された4種の異なる活動電位を示しており、4個の異なる皮質ニューロンの電気活動が同時にサンプルされたことを立証している。これら4個の異なるニューロンを左図の下段に分離して示す（ミゲル・ニコレリス博士提供）。

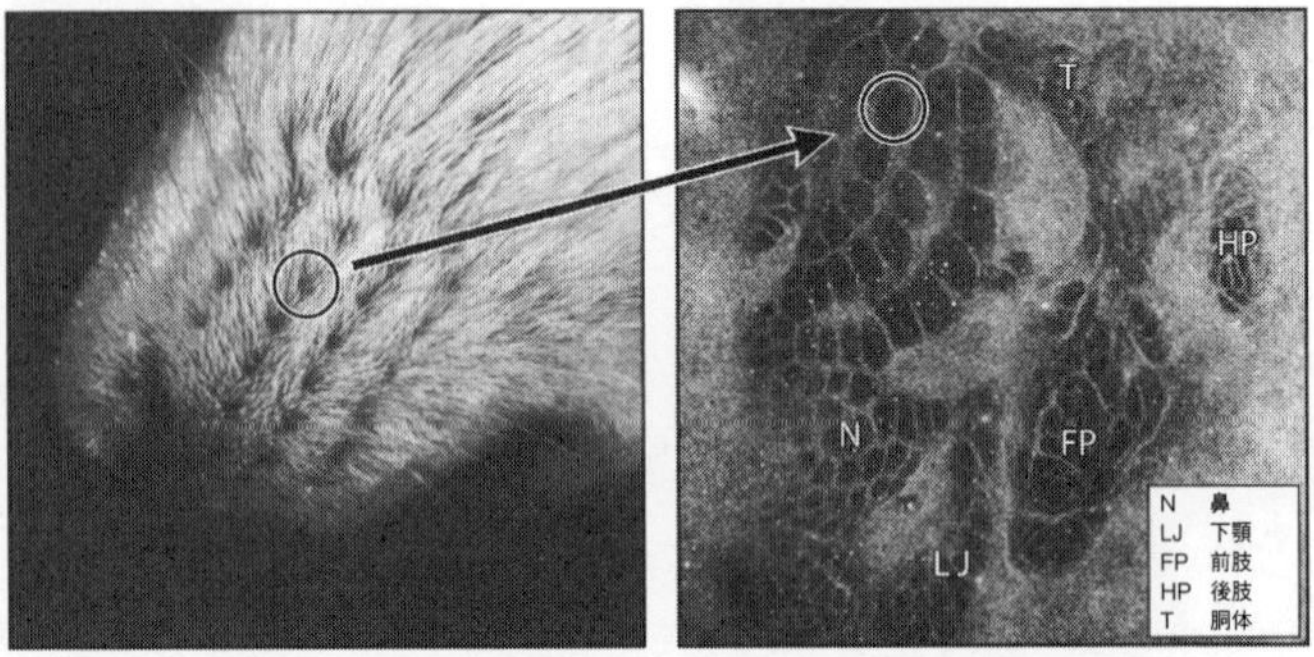

図5.4　ラットの顔面のヒゲ地図。左の写真は、ラットの口のヒゲが４行*n*列に分布している様子を示す。右の写真は、ヒゲ表象（バレル野）、鼻（N）、下顎（LJ）、前肢（FP）、後肢（HP）を含んだ「ラットウンクルス」全体を含むラットの第１次体性感覚野（S１）の第Ⅳ層の水平断面であり、ニューロン内のミトコンドリア酵素を染色したもの。黒いクラスターが第Ⅳ層内のニューロンクラスターを示す。バレル野がヒゲの縦横の配置と同じ形の表象をもつことに注意。丸印はラットの顔面とS１領域双方におけるヒゲC２を表わす（ジョン・シェーピン博士とリチャード・リン博士提供）。

（多くの研究で対象として好まれた）は第三行第二列のヒゲというように。

ウールジーとファン・デ・ルースの地図によって、齧歯類の三叉神経系に対する科学的興味が一気に高まった。まもなく、同じようなバレル野はラットでも確認された。（図5・4参照）。そして、このことはS1領域に限られなかった。トポグラフィック地図は、ラットの三叉神経系の主要な視床中継核である視床後内側腹側核（VPM）や、脳幹の主要な三叉神経核にも見つかったのだ。チトクロムオキシダーゼを多く含むこれらのクラスターは、視床後内側腹側核《VPM》にあるものは「バレロイド」、脳幹にあるものは「バレレット」と呼ばれた。こうした細胞構造学研究のすべてによって、顔のヒゲなどの末梢器官を第一次体性感覚野《S1》領域に接続する三叉神経の各皮質下中継部に、数層のトポグラフィック・ヒゲ地図が発見された。さらなる実験で得られた結果によると、ある視床後内側腹側核《VPM》バレロイド内のニューロン――たとえば、ヒゲC2を表象するニューロン――は、かならずしも限らないが、主としてS1領域の第Ⅳ層内にあって同じヒゲを表象するバレルのコア（訳注　バレルはヘッド、コア、テイルに分かれる）に投射した。この結果は、齧歯類の体性感覚系がラベルドラインモデルの典型例であることを示すように思われた。このモデルのニューラルコーディングによるもっとも重要な予測によれば、各皮質バレル、視床バレロイド、三叉神経バレレット内の個々のニューロンは、全体の地図に表わされた一本のヒゲに対する刺激にのみ激しく応答するはずだった。そのヒゲは「主要なヒゲ」として知られることになる。

はたして、深い麻酔状態に置かれたラットから得られた初期の測定は、ラベルドラインモデルにさらなる裏づけを与えた。チトクロムオキシダーゼを多く含むニューロンのクラスターに対応する顔のヒゲの機械的変位に対して、ある皮質バレル内の単一ニューロンが短時間の活動電位を発して強い応答を示したのだ。以降一〇年間、各皮質バレル、視床バレロイド、脳幹バレレットから別々に得られた単一ニューロンの記録結果によって、ラベルドラインモデルはあたかも確立された科学理論の領域に入ったかのようだった。

しかし一九八〇年代末までには、いくつかの綻びが見え始めた。反対派の急先鋒は、当時ロンドン大学インペリアル・カレッジに所属していた、イギリス人神経生理学者のマイケル・アームストロング＝ジェイムズだった。彼は麻酔したラットの多数の皮質バレル内に位置する単一ニューロンからの信号記録に挑んだ。アームストロング＝ジェイムズはこれらの皮質ニューロンの大半について主要なヒゲを特定し、このヒゲがこのニューロンの属するバレルに対応すると立証したものの、同じニューロンが、主要なヒゲの周辺のヒゲが機械的にたわんだときにも応答することを突き止めた。少数とはいえ気難しいラット体性感覚研究者に当時としては異端視された研究報告で、アームストロング＝ジェイムズらは、ラットの皮質バレル内にあるニューロンの受容野《RF》は一本の主要なヒゲには限定されていないと示唆したのだ。彼らは、ニューロンは一本のヒゲではなく「周辺のヒゲ」への刺激によっても、微弱で低速ではあるにしても有意な応答を示すと述べた。

この大騒動のさなかの一九九一年夏、ジョン・シェーピンと私は、自分たちの多重電極記録技術を主要なヒゲの問題に応用すべきときが訪れたと考えた。この二年という長きにわたって、私たちは回路基板を検証し、微小電極アレイを作製してきた。そこでラットの視床後内側腹側核《VPM》内にある、多数のバレロイドに属する個々のニューロンの受容野《RF》計測に乗り出した。S1バレル野につながる上行性体性感覚視床線維の大半はこの視床後内側腹側核《VPM》から延びている。ラットの後内側腹側《VPM》をわざわざ選んだのは、その領域内の細胞が視床皮質（TC）ニューロン一種に限られていたからだ。視床皮質《TC》ニューロンは長く込み入った樹状突起構造をもち、これらの樹状突起構造は脳幹の三叉神経核から延びる上行性神経線維から数百ものシナプス結合を受ける。こうした華やかで多忙な樹状突起に加え、視《T》床皮質《C》ニューロンはラットの視床からはるばるS1領域まで投射する長い軸索を有し、S1領域内で皮質ニューロンの樹状突起と興奮性シナプスを形成する。この視床皮質経路は、ラットの顔のヒゲから皮質までをつなぐ主要な神経路の最後のフィードフォワード部を形成している（図5・5、左）。

しかし、このフィードフォワード系にはもう一つ注目に値する部分がある。S1領域に達する前に、視床皮質《TC》ニューロンの軸索は側枝を伸ばし、網様核（RT）ニューロンと呼ばれるニューロンから成る薄い層状の鞘を形成する。この鞘はタマネギの皮のように視床ニューロンの大半を覆っている。網様核は、神経伝達物質であるガンマ‐アミノ酪酸（一般にはGABAとして知られ、ニューロンの興奮を阻害するはたらきがある）を主として使うニューロンのみを含んでいる。興味深いことに、これらのGABA作動性網様核《RT》ニューロンの軸索は、視床後内側腹側核《VPM》に投射し、視床後内側腹側核《VPM》の視床皮質《TC》ニューロンとつながる唯一の抑制性シナプスを提供する。このことは神経生理学者が新しい方法を検証したい場合に好都合である。というのも本来、ラットの視床後内側腹側核《VPM》で記録されるニューロンはいずれも一つの視床後内側腹側核《VPM》バレロイドに属する興奮性視床皮質《TC》ニューロンだからだ。これらの各視床皮質《TC》ニューロンがそれとつながった皮質バレルと網様核への主要な興奮性視床入力を発生する一方で、網様核のニューロンは視床後内側腹側核《VPM》で検出されるすべての抑制にかかわっているのだ。

この奇妙な「配線図」の登場によって、私たちの実験の計画と目的は決定的に変わった。当初の目的は簡単そのものだった。まず数匹のラットに軽く麻酔をかけ、ラットの視床後内側腹側核《VPM》を構成する多数のニューロンクラスター、すなわちバレロイド内の二〇個ほどの視床後内側腹側核《VPM》ニューロンの活動を同時に記録する。次に、ラットのヒゲに順次無作為に機械的刺激を繰り返し与え、これらの

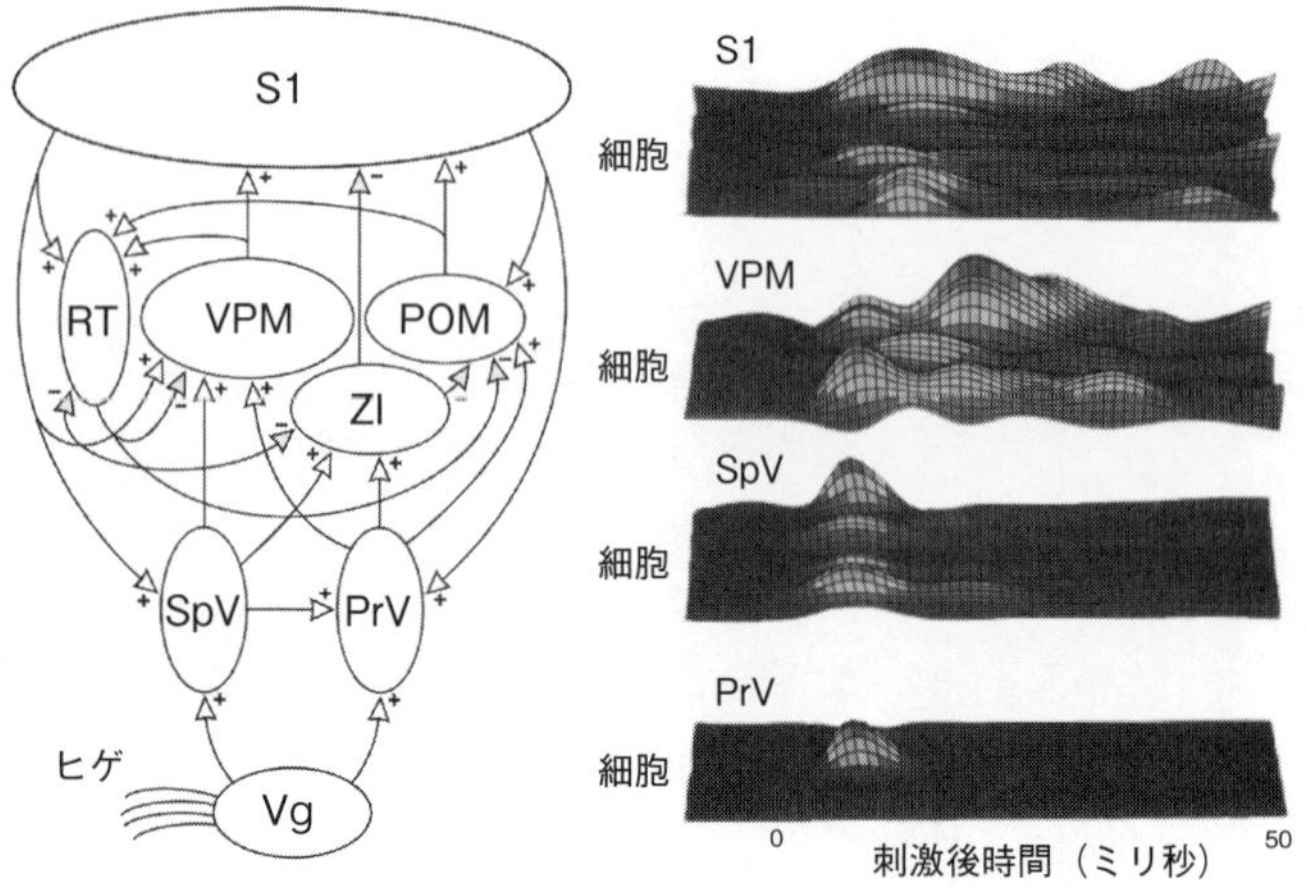

図5.5 左に、ラットの三叉神経体性感覚系を構成するおもな脳構造間の連絡を一部示す。興奮性経路を（＋）で、抑制性経路を（−）で表わしている。ヒゲを機械的に刺激すると、三叉神経節（Ｖｇ）のニューロンが電気的に反応する。Ｖｇニューロンは脳幹内の２つの異なる三叉神経核——脊髄路核（ＳｐＶ）と主知覚核（ＰｒＶ）——に投射する。これら２つの核は、３つの視床核——後内側腹側核（ＶＰＭ)、後内側核（ＰＯＭ)、不確帯（ＺＩ）——に神経路を接続している。視床網様核（ＲＴ）はＶＰＭとＰＯＭを抑制する。ＶＰＭ、ＰＯＭ、ＺＩは視床神経線維を第１次体性感覚野（Ｓ１）に延ばす。３種の核のうち、ＺＩのみが抑制性の求心性入力をＳ１領域に送る。右の３次元グラフ群は、三叉神経系の異なる部位にある個々のニューロンの集団から同時に記録された触覚応答を示す（M.A.L. Nicolelis, L. A. Baccala, R.C.S. Lin, and J. K. Chapin, “Sensorimotor Encoding by Synchronous Neural Ensemble Activity at Multiple Levels of the Somatosensory System.” *Science* 268〔1995〕: 1353–58 より。また M.A.L. Nicolelis, A. A. Ghazanfar, B. Faggin, S. Votaw, and L.M.D. Oliveira, “Reconstructing the Engram: Simultaneous, Multisite, Many Single Neuron Recordings.” *Neuron* 18〔1997〕: 529–37 より Elsevier の許可を得て転載）。

ニューロンの電気応答を記録する。視床後内側腹側核《VPM》にある多数の視床皮質《TC》ニューロンの電気的活動を同時に、そして正確に記録するため、私たちは微細ワイヤアレイまたは束を自作した。これでラットに慎重に手術した一週間後から頑健《ロバスト》な記録を得ることが可能になった。そこに至るまで、ことは慎重にゆっくりと運ばれた。

しばらく時間を要したとはいえ、何度か埋め込みに失敗したあとは、良好な結果を得るには、ラットの脳に微細ワイヤを極力ゆっくり刺し込まねばならないと私たちは悟った。そうすれば組織を傷めずにすむ。完璧を期した私たちの作業はずいぶんスローダウンした。視床後内側腹側核《VPM》に一分かけて一〇〇マイクロメートル刺入し、それぞれの刺入後に一から三分の休止期間を置いて微小な貫通に組織が対応できるようにする、という具合である。昼夜を分たずフィラデルフィアのラジオ局の放送に耳を傾け、この町を象徴する二つの存在であるフィラデルフィア管弦楽団と、野球チームのフィラデルフィア・フィリーズに慣れ親しむようになったのはこのころだ。名指揮者ユージン・オーマンディ、強打者ジョン・クラック、リリーフ投手ミッチ・ウィリアムスを友として何カ月も練習を重ねた結果、埋め込みがうまくいくようになった。

これでようやく、ラット（そして私）が手術から快復し、埋め込まれたセンサーがどのような神経信号を送ってくれるかを確かめる番になった。ジョン・シェーピンがＮＩＨの助成金応募書類で思い描いていたとおり、快復したラットが研究室に連れてこられると、埋め込まれた微細ワイヤの大半から容易にニューロン発火を検出できた。オシロスコープの画面上を緑の輝線《トレース》がすばやく動き、あの困難をきわめた手術で埋植された視床後内側腹側核《VPM》埋込センサーから初めて活動電位が記録されたとわかったときの私の気持ちは言葉に表わすことはできない。特別に作製したマルチチャネルアンプを使って、私たちはラットの脳内に埋め込まれた微細ワイヤの先端近くで発火する単一ニューロンすべてからの電気信号をフィルターにかけ、増幅し、保存することができた。これで、二〇個ほどの単一ニューロンから同時に発生した明確な信号が得られた。私は信号を記録するあいだはいつもアンプの出力をスピーカーにつなげっぱなしにしておいた。そうすれば、つまみを少しひねるだけで、私たちの眼前で流れているニューロンの電気に得も言われぬ美しい声が与えられる。それは、あのオデュッセウスが聞いたというセイレーンの歌声のように、耳に蠟《ろう》で栓でもしない限り心を奪われてしまいそうな音色なのだ。

「ニューロンの歌声」とティモ＝イアリア博士は呼んだものだった。三年待った甲斐あって、私はようやく彼らのセレナーデを耳にしているのだった。

スピーカーから流れてくるニューロン発火の音をはじめて耳にした人なら、「雑音の混じったAMラジオにポップコーンがはじける音が重なった」ようだと言うだろう。しかしそれらのニューロンは脳内で微小な活動電位を演奏している巨匠なのだ。ハーネマン大学の生理学・生物物理学部の研究室内にあるこの小さな防音棟のなかで、私たちは脳回路の秘密をリアルタイムでこの目で直《じか》に確かめるのにあと一歩というところまで来ていた。私たちはただちに一二から一六時間セッションを含む実験を脇目も振らず開始した。ある朝五時の出来事を私は鮮明に覚えている。エクリプス・ミニコンピュータのデバッグに一昼夜かかったあと、シェーピンと私はやっと我に返り、センサーを移植したラットとドライバーとコンピュータのプリントアウトに夢中になってしまっていたのに気づいた。呆れ返ってはいるが幸福感に満ちた師に向かって私が言えたのはこの言葉だけだった。「少なくとも私たち二人は同じ離婚弁護士を共有できますよ」

だが、信号を送り続けるニューロンの「セイレーンの誘い」を耳にした私たちには、冗談を忘れてニューロンのシンフォニーに戻らずにはいられなかった。

多数の視床後内側腹側核《VPM》ニューロンから発生される電気信号の同時記録に成功した私たちを待っていた次なる課題は、一本一本のヒゲをそっとたわませる方法だった。これが実現すれば、同時に記録された視床後内側腹側核《VPM》ニューロンそれぞれが、十分に制御された機械的刺激にどのような応答を示したかを定量的に測定できる。数日間あれこれ試したあげく、シェーピンと私は〈レディオシャック〉や近所のドラッグストアで入手した品々でつくりあげるローテク、ローコストの解決策に落ち着いた。その日一日の装置をつくるため、まず毎朝研究室に来ると病院で普通に使われる綿棒の長い木製の軸の一端から綿を取り除いた。次にスイスアーミーナイフで軸の先端を鋭い針のように削った。この軸の円筒形の端部を、厚い鋼製のワッシャーの平らな表面に接着剤で貼りつけて、ワッシャーを小型電動モーターの金属軸にしっかり固定した。次にモーターを小さな金属の箱に入れて銅の網で包んだ。アースをつなげると、この網がモーター自身から出る電気ノイズを除去してくれるのである。簡易スティミュレーターで電動モーターを駆動すると、モーター軸がきわめて正確に動き、それが綿棒の軸とその尖った先端の正確な変位に変換された。

その日に使用する装置はたいてい正午を少し回ったころに完成し、そこからが実験の困難な部分だった。私たちの微細ワイヤアレイを埋め込んだラットに麻酔をかけ、プレキシガラスでできた記録室内の小さな柔らかい台の上に寝かせた。視床後内側腹側核《VPM》ニューロンの電気的活動の増幅、フィルタリング、表示、データ保存を行なう機器に、ラットのアレイをつなぐ。これでようやく、ラットの二〇本ほどのヒゲに刺激を与える準備が整った。選ばれたヒゲは、いずれもアレイが埋め込まれた脳半球の反対側の顔面に位置していた。

　一本のヒゲのみに刺激を与えるのはけっしてたやすい仕事ではない。拡大鏡をかけ、木でできた軸の鋭利な先端をヒゲの毛根からほんの一〇ミリメートル離れた位置にセットする必要があるのだ。この時点で、ヒゲは綿棒の軸の先端に触れたまま静止していなければならない。そうしないとアレイ内のヒゲの位置が確認できないからだ。ここまできたら、ヒゲのスティミュレーターモーターの電源を入れる。ヒゲ刺激はそれぞれ一〇〇ミリ秒とし、ヒゲに〇・五ミリメートルの上方向の移動（または三度の傾き）を与える。そのあと、ヒゲは元の静止位置まで下方に動く。これを一ヘルツ、すなわち、毎秒一回の割合で三六〇回繰り返し、各試行のあいだに九〇〇ミリ秒の休止期間を設けた。そこで、次に刺激するヒゲを見つける。

　ヒゲの刺激を続けていくと、検出された視床後内側腹側核《VPM》の視床皮質《TC》ニューロンの電気的活動はヒゲに与えられた機械的刺激と完璧に同期していった。刺激試行の間隔は長かったので（脳の視点から見ると、九〇〇ミリ秒はとても長い）、私たちはこれらの視床後内側腹側核《VPM》ニューロンの自発的活動をも記録する機会を得た。各実験セッションが終わると、私たちは記録されたニューロンの受容野《RF》と、視床後内側腹側核《VPM》全体のヒゲ地図を再構成することができた。この地図はすでに記述されていたものの、私は自分たちの同時多重電極記録にもとづく初のトポグラフィック表象を作成したいと願っていた。

ラベルドラインモデルによれば、視床ＶＰＭ核の各視床皮質《TC》ニューロンの受容野《RF》は、そのニューロンが帰属するバレロイドによって表象される一本の主要なヒゲに厳密に対応するはずだった。しかし、ヒゲをたわませて過ごしたあの孤独な夏の夜に得られた結果は、それにはほど遠かった。一八カ月のデータ解析を経て、シェーピンと私は、視床ＶＰＭ核の単一ニューロンが多数のヒゲに対する刺激に著しい応答を示すことを実証したのだった。たくさんのヒゲを別個に独立して刺激し、視床ＶＰＭ核内にある多数の単一ニューロンが発生する活動電位数を定量的に測定すると、ニューロンの発火応答は静止時の活動に比して目に見えて活発だった。そこで、視床ＶＰＭ核ニューロンに統計的に有意な触覚応答を誘起したヒゲの総数を数えることで、私たちは視床ＶＰＭ核ニューロンが多数のヒゲに対応するいたって広い受容野をもつという明白な結論に達した。ラベルドラインモデルによる予測はまったく見当違いだったことになる。私たちが二篇の論文（一篇は一九九三年に《米国科学アカデミー紀要》に、もう一篇は一九九四年に《ジャーナル・オブ・ニューロサイエンス》誌に発表された）で報告したように、一部の視床ＶＰＭ核ニューロンの受容野《RF》はいたって広く、ほとんどラットの顔全体に及んでいた。

ヒゲＣ1、Ｄ1、Ｄ2、Ｅ1、Ｅ2に刺激を与えたときに起きたことをグラフに示せば、私たちの知見の理解に役立つだろう。図5・6は実験データを刺激前後時間ヒストグラム（ＰＳＴＨ）として知られる標準的なグラフに表わしたもので、単一ＶＰＭニューロンの受容野《RF》の大きさを定量的に示し

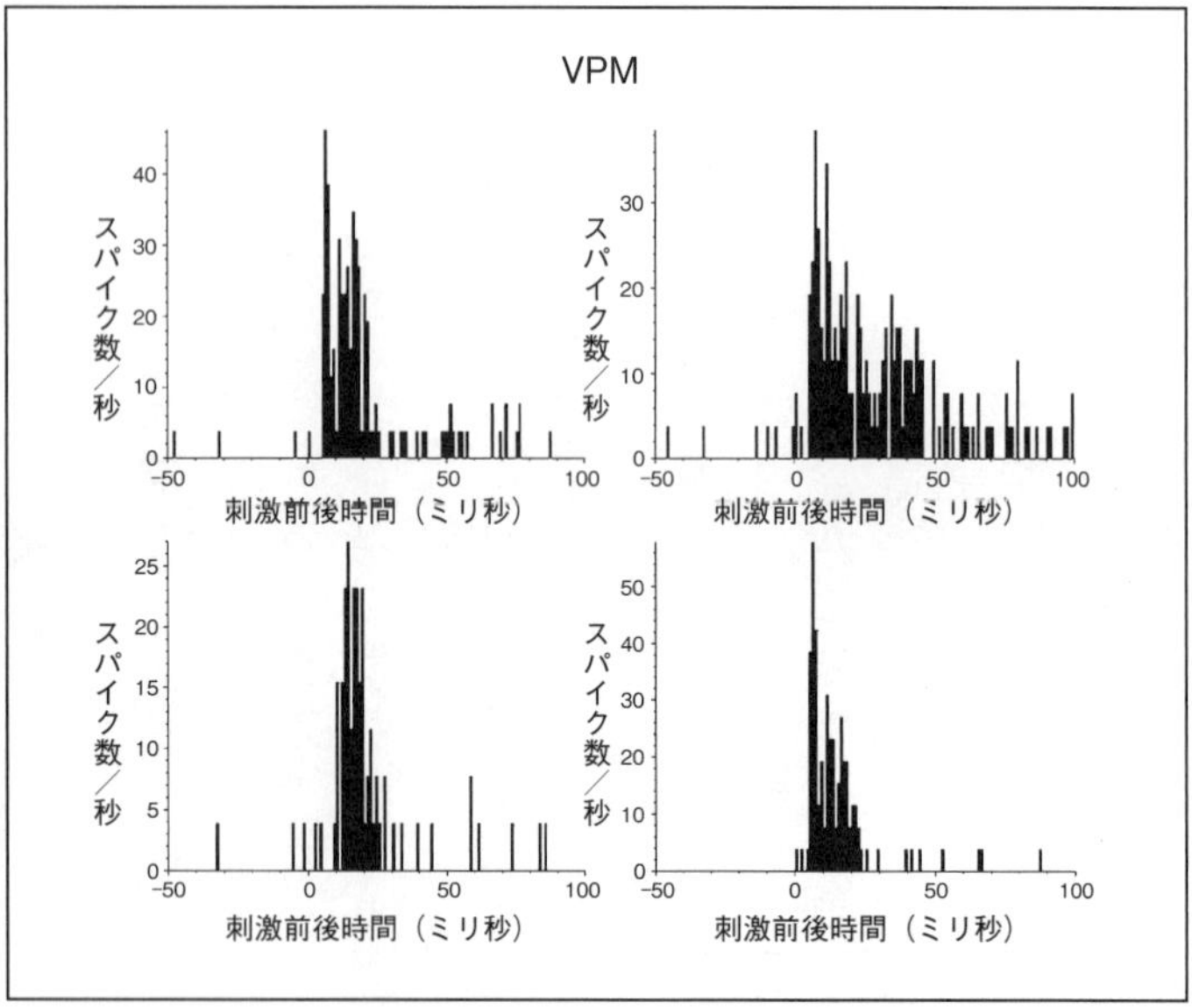

図 5.6　VPMの刺激前後時間ヒストグラム。4つの刺激前後時間ヒストグラムは、ヒゲが振れたあとの単一VPMニューロンの典型的な平均電気応答を示す。各ヒストグラムのX軸は刺激前後時間を表わし、0はヒゲが振れた時点を示す。Y軸は細胞が発したスパイクの数を表わす（デューク大学のミゲル・ヴィエイラ博士提供）。

ている。ヒストグラムはあるヒゲに刺激を与えた時間（X軸）近傍における、ある視床VPM核ニューロンの活動電位のスパイク周波数（発火頻度）（Y軸）を示し、$t=0$ミリ秒はヒゲに刺激を与え始めた時点、$t=100$ミリ秒は刺激を停止した時点を表わす。これらのヒストグラムから、いくつか興味深いことがわかる。まず、刺激を与える前、この視床VPM核ニューロンはほとんど活動電位を発生していない。すなわち$t=0$ミリ秒以前の発火頻度は非常に低い。ところが刺激が始まって約五ミリ秒ほどで、ニューロンはすみやかに瞬間周波数五〇ヘルツ近傍に達する激しい興奮性電気応答を発生した。このいわゆる短レイテンシー応答はごく短く、急速に減衰した。これはこの視床VPM核ニューロンにつながったGABA作動性網様《RT》核ニューロンの抑制作用によるものと思われる。視床VPM核ニューロンと網《R》様《T》核ニューロンの相互のつながりを考慮するなら、この抑制効果はおそらく視床VPM核ニューロンの強力な発火が引き金になったものと思われる。

こうしたヒストグラムを何百となく調べるうち、同一の視床VPM核ニューロンが、強度とタイミングが異なるとはいえ、他の多数のヒゲに対する機械的刺激にも応答することを発見した。さらに、これらの応答を時間軸上でつぶさに検討すると、二つの空間次元に広がるパターンが認められ、視床VPM核ニューロンの受容《RF》野は刺激が加えられたあとに時間軸に沿っても変化したことを示していた。この現象を、私が時空受容野プロットと呼ぶグラフに示す（図5・7AならびにC参照）。

これらの図（図5・7AならびにC）はいずれも三つの次元をもち、行列の空間格子（X軸とY軸）で表わされたラットの顔のヒゲ分布を、個々のヒゲが別々に刺激されたときの単一の視床VPM核細胞のスパイク周波数（Z軸）の関数として示している。こうした一連の三次元グラフをさらに刺激後時間の関数として示すことで、私はこれらの各視床VPM核ニューロンの受容《RF》野の構造の五から一〇ミリ秒単位の変化を表わす四次元グラフをはじめて作成した。

これらのグラフを検討したシェーピンと私は、自分たちの実験によってじつに興味深い事実が見えてきたのに気づいた。最初の三次元スライス（刺激を与えてから五から一〇ミリ秒後における単一VPMニューロンの受容《RF》野の空間領域を記述している（図5・7A））――ニューロンがヒゲから機械

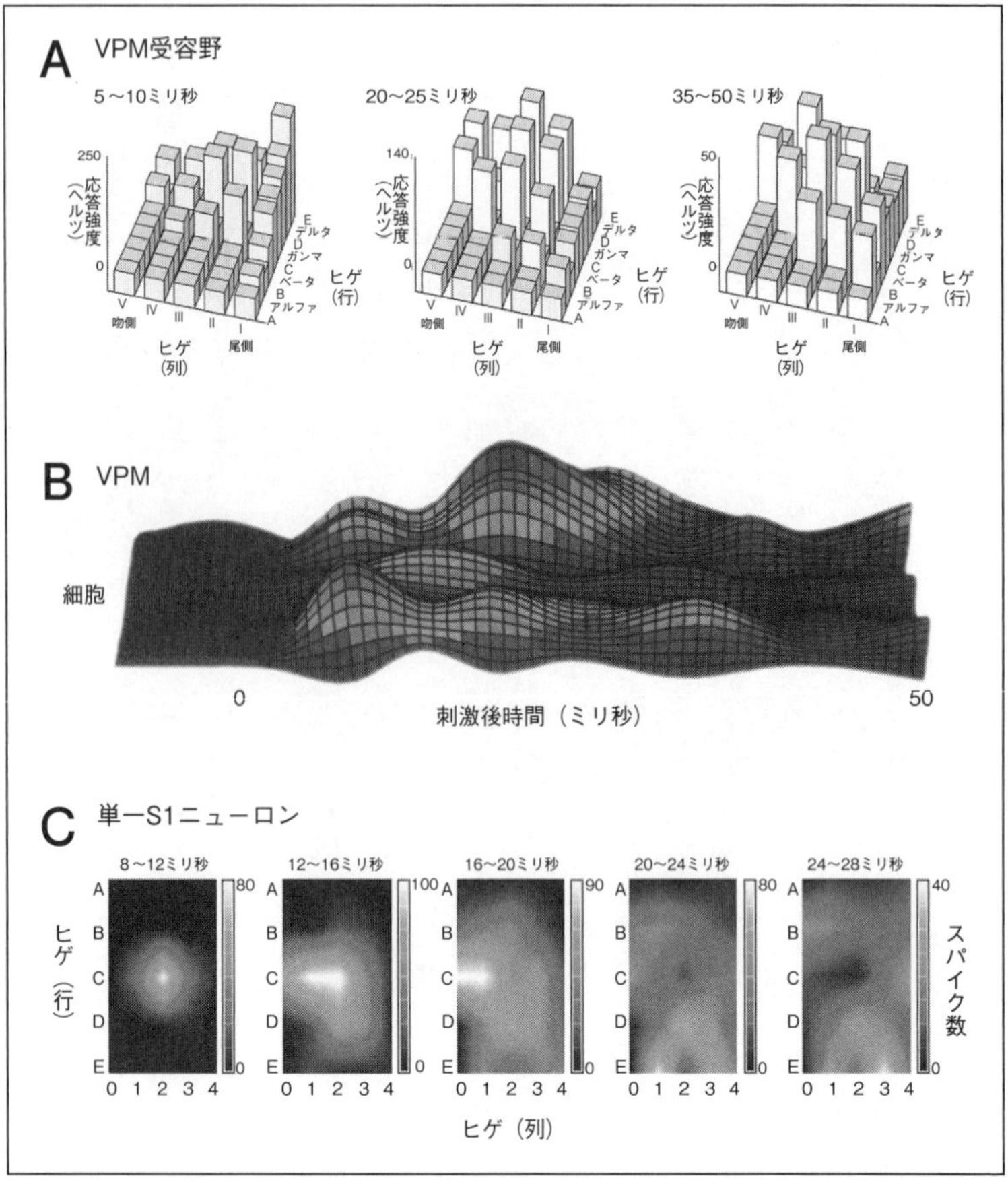
A VPM受容野
5～10ミリ秒
20～25ミリ秒
35～50ミリ秒
250
140
50
0
応答強度（ヘルツ）
E デルタ
D ガンマ
C ベータ
B アルファ
A
ヒゲ（行）
V IV III II I
吻側
尾側
ヒゲ（列）
B VPM
細胞
0
50
刺激後時間（ミリ秒）
C 単一S1ニューロン
8～12ミリ秒
12～16ミリ秒
16～20ミリ秒
20～24ミリ秒
24～28ミリ秒
A B C D E
ヒゲ（行）
0 1 2 3 4
80
100
90
40
スパイク数
ヒゲ（列）

図 5.7　時空ＲＦと地図。（A）は単一ＶＰＭニューロンの時空受容野（ＲＦ）。各３次元グラフは特定の刺激後時間帯（5～10 ミリ秒、20～25 ミリ秒、35～50 ミリ秒）内における単一ＶＰＭニューロンの空間領域（ＲＦ）を示す。各３次元グラフのＸ軸とＹ軸は、ラットの顔面上のヒゲの行列位置を表わす。Ｚ軸は、ある特定のヒゲが機械的に曲げられたときのＶＰＭニューロンの発火応答強度を表わしている。5～10 ミリ秒の期間では、ＶＰＭニューロンはヒゲＥ１の刺激によって最大の発火応答を示すが、他のヒゲに対する応答はやや弱い。しかしヒゲ刺激から 35～50 ミリ秒の期間になると、ヒゲＥ４の刺激によって同じニューロンが最大応答を起こす。したがってこのＶＰＭニューロンがもつＲＦの空間的中心は刺激後時間の関数として変化する。（B）同時に記録されたＶＰＭニューロン集団の触覚刺激応答を示す時空ヒストグラム。Ｘ軸は刺激後時間を表わし、0 はヒゲ刺激の開始時点を示す。Ｙ軸は同時に記録されたＶＰＭニューロンの数を表わす。Ｚ軸のグレースケールは、これらのＶＰＭニューロンの発火強度を時間の関数として表わしたもの。（C）ラットの第１次体性感覚野（Ｓ１）にある単一ニューロンの時空ＲＦ。各３次元グラフのＸ軸はヒゲ（列）を、Ｙ軸はヒゲ（行）を、Ｚ軸（グレースケール）は単一皮質ニューロンの応答強度を表わす。各３次元グラフは特定の刺激後時間帯を示す（8～12、12～16、16～20、20～24、24～28 ミリ秒）。ＶＰＭニューロンの場合と同じく、ＲＦの空間領域は刺激後時間の関数として変化することに注意（M.A.L. Nicolelis, L. A. Baccalá, R.C.S. Lin, and J. K. Chapin, "Sensorimotor Encoding by Synchronous Neural Ensemble Activity at Multiple Levels of the Somatosensory System." *Science* 268〔1995〕: 1353–58 より。M.A.L. Nicolelis, A. A. Ghazanfar, B. Faggin, S. Votaw, and L.M.O. Oliveira, "Reconstructing the Engram: Simultaneous, Multisite, Many Single Neuron Recordings." *Neuron* 18〔1997〕: 529–37 より Elsevier の許可を得て掲載。M.A.L. Nicolelis, and J. K. Chapin, "The Spatiotemporal Structure of Somatosensory Responses of Many-Neuron Ensembles in the Rat Ventral Posterior Medial Nucleus of the Thalamus." *Journal of Neuroscience* 14〔1994〕: 3511–32 より許可を得て掲載。A. A. Ghazanfar and M.A.L. Nicolelis, "Spatiotemporal Properties of Layer V Neurons in the Rat Primary Somatosensory Cortex." *Cerebral Cortex* 9〔1999〕: 348–61 より Oxford Journals の許可を得て掲載）。

的刺激に関する情報を受け取ることができるもっとも速い時点――で、ニューロンはすでに強く反応しているのがわかった。これほど短いレイテンシーでも、ニューロンの受容野《RF》は膨大な空間領域に広がっていたことになるのだが、この領域は周辺のヒゲのたわみに誘起されたやや微弱な応答によって形成されているものだ。図5・7Aを例に挙げれば、受容野《RF》の空間領域はウィスカーパッド（訳注　ラットの顔面でヒゲが生えている部分）のもっとも尾側で、上下の唇が交わる湾曲部近く（主要なヒゲE1）まで達していた。

視床VPM核ニューロンは異なるヒゲをたわませてから異なる刺激後時点で反応を示したため、これらのニューロンの受容野《RF》の全体的な空間領域は刺激が加えられた時点に強く依存して変化するのもまた明白だった。刺激が始まってから二五から三五ミリ秒以内には、一個の視床VPM核ニューロンがもつ受容野《RF》の空間的中心はヒゲE1（ラットの口の尾側）からヒゲE4（口の吻側）（図5・7Aの右のグラフ参照）へたしかに移動していた。さらに周辺の受容野《RF》も再分布していた。ヒゲC1、C2、D1、D2、E2から始まっていた受容野《RF》は、ヒゲC3、D3、D4、E3に移動していた。これらのヒゲの受容野《RF》は広いのみならず、それらの空間領域がラットの顔の上を時間とともに気まぐれに移動した。

ラットの脳の奥深くでは時間と空間がきわめて密接に融合しており、刺激後どのくらい時間が経過したかを厳密に指定しない限り、ある視床VPM核ニューロンの受容野《RF》の空間領域がどのあたりにあるかを考えることすら意味をなさないのだ。さらに単一VPMニューロンはそれぞれにヒゲ刺激の試行ごとに同数の活動電位を発生するわけでもないことから、各三次元グラフのZ軸は絶対単位系の発火強度ではなく、ある時点においてあるヒゲに対する刺激に呼応して各ニューロンが発火する確率の推定値を示すにすぎない（図5・7Cに示すS1ニューロンの受容野《RF》の別の例を参照）。

私はこの現象を神経生理学の不確定性原理と呼ぶ。これが、相対論的な脳がそれ自身の視点から思考を生み出す際の一〇項目の原理の一つである。

神経生理学の不確定性原理

時間を特定しなければ、特定のニューロンの受容野が占める空間領域を規定することはできない。換言すれば、ニューロン発火の空間・時間領域が密接に結合してニューロンの時空連続体を形成しているのである。

この時空の融合は、時間軸上の各時点においてもニューロンの求心性信号の異なる組み合わせがニューロンに収斂すれば起きるというのが私の主張である。

私たちが発見した時間的・空間的受容野《RF》は、当時の主流であったラベルドライン信仰に真っ向から挑戦を突きつけた。さらにVPM体性局在地図が末梢から上行する並列フィードフォワード神経路によって規定されるという概念に確証を与えるどころの話ではなく、私たちのデータはそうした触覚地図が主要な三つの神経系（興奮性三叉神経視床フィードフォワード神経路、興奮性皮質視床フィードバック投射、網様核《RT》ニューロンの強力な抑制性入力）の非同期相互作用の結果であることを示唆していた。これらの三つの主要な作用は、視床VPM核ニューロンの樹状突起の異なる位置に異なる時点において収斂し、動的な時空地図を描く（図5・7B参照）。
この非同期収斂の原理が、相対論的な脳を規定する一〇項目の神経生理学的原理の二番めである。

非同期収斂の原理

個々のニューロンの受容野と脳領域内の「地図」は、他の無数のニューロンによる多数の上行性、局所性、下行性の影響力の非同期時空収斂によって規定される。受容野と地図は、単一の時空連続体の空間・時間領域を適切に融合することによってのみ規定される。

不確定性原理と組み合わせれば、非同期収斂は受容野と体性局在地図にかかわる既成の概念を覆《くつがえ》すものである。既成の概念では、時間は何の役割も果たしていないからだ。むしろ私は、受容野と地図は、潜在的な確率論的ニューロン発火パターンの動的で流動的な時間的・空間的再分布にほかならないと主張したい。

私たち二人は、自分たちが行なった実験がもう一点、重大な事実を示唆していることにすぐさま気づいた。すなわち、動的な視床VPM核地図は、触覚応答をすみやかに（ウィスカーパッドが発した触覚情報の上行性の流れを変えるようななんらかの操作があれば即座に）再組織化し地図を塗り替える能力を視床VPM核ニューロンに与える可能性を秘めているはずだということである。この予測はラットの顔の小領域を麻酔し、この末梢ブロッキングが視床VPM核ニューロンの受容野《RF》に与える影響を計測すればただちに検証することができる。そこで私たちはただちにラットを使ってさらに実験を行なった。

　すると、どうだろう。顔の皮膚の一部を局所麻酔薬のリコダインで麻酔した二秒後、視床ＶＰＭ核ニューロンの時間的・空間的受容野《ＲＦ》の機能的再組織化が広範囲にわたって起きたのである。その結果、視床ＶＰＭ核内のヒゲ地図全体が新たな平衡点に自己再組織化し、しかもこの過程はほとんど瞬時に起きた。もう一度、多数の個々のニューロン活動を視床ＶＰＭ核全体にわたって同時に記録することで、私たちはラットの顔の体性局在地図が末梢の新しい状態を反映するよう優雅に変化する様子を、微細ワイヤの先端を用いてごく詳細にいたるまで記録した。

　一部のシステム神経生理学者にとって、一九九三年に《ネイチャー》誌に発表されたこれらの結果のほうが当初の研究よりさらに衝撃的だったであろう。一九九〇年代初期の時点では、皮質レベルですでに広く認められていた成体の可塑的再組織化が、視床ＶＰＭ核のような皮質下構造でも起きると考える人は皆無に等しかった。しかし二年後、私たちは三叉神経系全体にわたって脳機能が動的に分散していることを突き止めた。またしても新たな手法を用いて、私は微細ワイヤアレイをいくつかラットの脳に埋め込み、一セッションで最大四八個の単一ニューロンの信号を記録することに成功した。ニューロンはラットの三叉神経系を構成する、三叉神経節、脳幹の二つの三叉神経核、視床ＶＰＭ核、第一次体性感覚野《Ｓ１》領域といった主要な構造の全体に分散していた（図５・５右の例参照）。自由に行動中の動物を対象に、ある神経回路全体のニューロンサンプルが視覚化され測定されたのは、システム神経生理学の歴史においてはじめての出来事だった。そう、読んで字のごとく、自由に行動中の動物、今回は目覚めていて、ヒゲを動かしている動物が対象だったのである。

いよいよ覚醒動物を記録するときだった。一本のヒゲの振れによって電気的活動の複雑な時空波動が生起され、同時記録されている各神経構造内のチトクロムオキシダーゼを多く含む多数のニューロンクラスターへ広がることを実証すべきときがやって来たのだ。この効果は視床VPM核とS1でもっとも顕著に認められたものの、脳幹の三叉神経核の一つにも見られた。これが意味するのは、ラットの三叉神経系中継部の大半（三叉神経系の三叉神経節と主感覚核は例外）で、個々のニューロンが顔の多数のヒゲの刺激に反応したということである。ついに私たちは、神経交響楽を奏でる分散表象、すなわち集団ニューラルコーディングを自分たちの目と耳で確かめたのだった。

これほどラベルドラインモデルから逸脱するものもないだろう。分散した神経表象は、一つの刺激属性（たとえば、祖母の顔）に応答して発火する、高度に特化したニューロン（あの悪名高きおばあさん細胞のように）ではなく、広範囲の刺激に応答して、それぞれにわずかな情報を伝達するニューロンによって形成されているのだ。したがって、どのニューロンの個々の瞬間的な発火活動もそれだけで複数の刺激を峻別したり、なんらかの行動を維持したりはできない。しかし広範囲の刺激に応答するニューロンの大集団が協調してはたらけば、正確な計算が可能になる。たとえば一九八〇年代に、当時ジョンズ・ホプキンス大学に所属していたギリシャ系アメリカ人の神経生理学者アポストロス・ゲオルゴプーロスは、アカゲザルの第一次運動野の個々のニューロンが腕の運動方向に広範囲に応答すると報告した。ゲオルゴプーロスはさらに、これらの各皮質ニューロンはさまざまな運動が起こる前に、異なる強度と異なる持続時間で発火することも実証している。これにより、一個のニューロンの活動からサルの腕がどの方向に動くかを予測するのは不可能になった。しかし彼が数百個のニューロンの活動を組み合わせると、たった一度の試行で動きの正確な方向を予測し、正確な腕の軌跡を発生することができたのだ。触覚刺激を表象するラットの三叉神経系も同様の分散構造をもつように思われた。多数のヒゲに対応する広い受容野《RF》をもつ単一ニューロンの大集団の活動を組み合わせることで、私たちはラットの直近の環境に関する正確で意味のある情報を抽出できた。しかも、これをラットの脳がはたらいている最中に行なったのだ。

しかし、実はこの分散構造にはまだ、広範囲の刺激に応答するニューロンの大集団以外に重要なものがあった。

私の新しい多点記録手法によれば、自由に行動しているラットの三叉神経系の大半からニューロン活動をサンプルできる。そこである日、私はちょっとした好奇心に駆られた。完全に覚醒しているラットがヒゲになんの機械的刺激も受けておらず、ただ記録室にいるだけの状態のとき、三叉神経系がどのようにはたらいているのか見たいと考えたのだ。それは原理的には較正《こうせい》実験であり、その日あとで完全に拘束されているラットを対象に行なう予定になっている難しい刺激実験に備えて記録装備を試験するため行なわれた。

記録セッションに入って数分後、私は耳に入ってくるニューロン信号が、普段較正に使われている受動的な脳の信号とはまるで違うことに気づいた。そのラットの脳はたしかになんらかの作業に従事していた。ラットが部屋のなかをうろつくのを止め、慎重な面持ちでうずくまったとき、きわめてリ

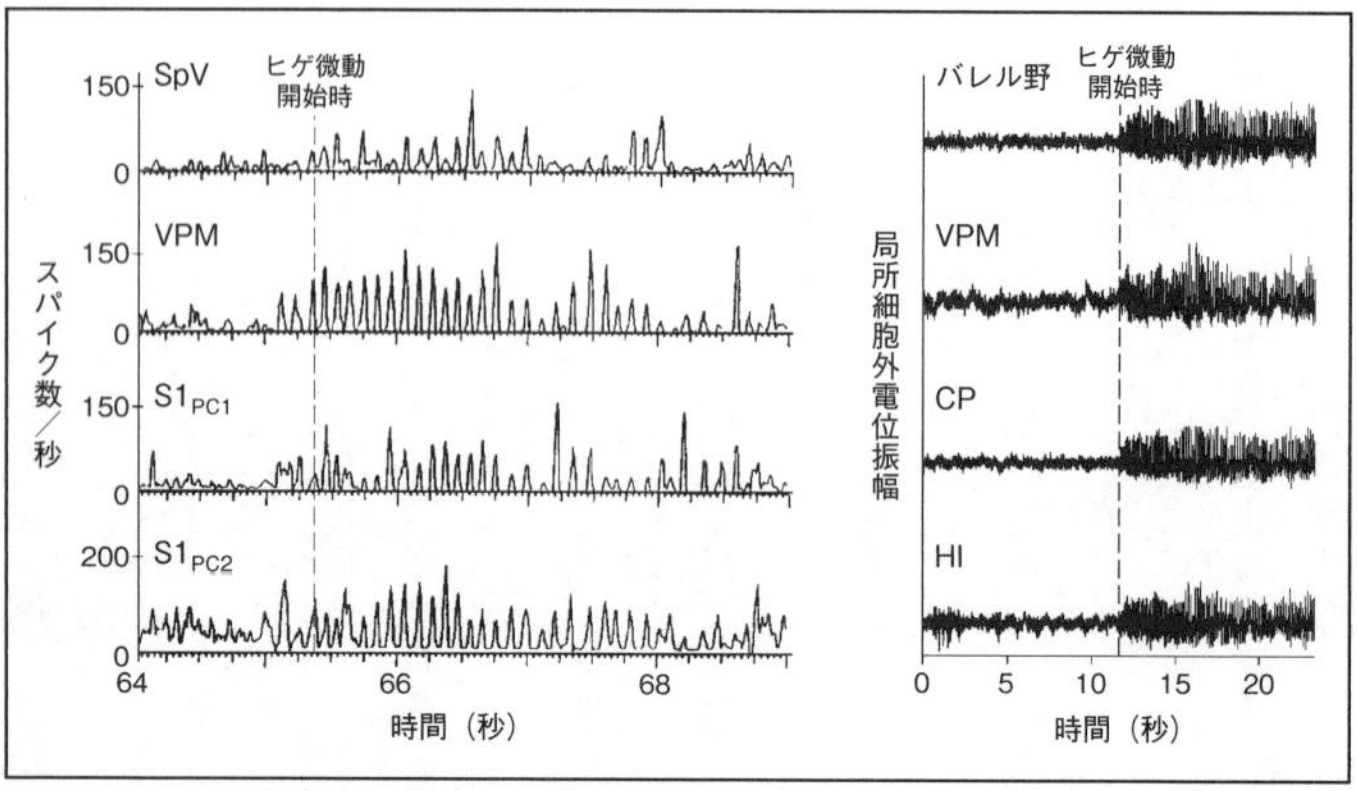

図5.8　ラットの三叉神経体性感覚系で観察される7～14ヘルツの周期的ミュー波の例。左図に示す同時に得られた異なるトレースは、ヒゲが微動する前に、ミュー波がＳ１領域からＶＰＭに広がり、さらに脳幹内の三叉神経脊髄路核（ＳＰＶ）の脊髄複合体に至ることを示す。右図は、バレル野（ラットＳ１ヒゲ領域）、ＶＰＭ、大脳基底核（ＣＰ）、そして海馬（ＨＩ）において、ミュー波とヒゲの微動が同様の関係にあることを示す（M.A.L. Nicolelis, L. A. Baccala, R.C.S. Lin, and J. K. Chapin, “Sensorimotor Encoding by Synchronous Neural Ensemble Activity at Multiple Levels of the Somatosensory System.” *Science* 268〔1995〕: 1353-58より）。

ズミカルな音が研究室のスピーカーから流れてきた。ラットの注意深い不動の状態に十分留意しつつ、私はニューロン信号アンプを他の皮質、視床、脳幹ニューロンに切り替えた。すると三叉神経系全体に分散するニューロンの大半が同一周波数で発火していた。実際、三叉神経節と脳幹の三叉神経核の一つのニューロンを除けば、三叉神経体性感覚系の皮質ならびに皮質下構造の大半は同じパターンで周期的に発火していた。

　数秒後、私がニューロンのはたらきに耳を澄ませているのにいささかも気づいていないラットは、そっと――そして一斉に――顔の両側に生えている長いヒゲを動かした。動きの各サイクルのあいだ、ヒゲはすばやく前に動き、数十ミリ秒後に元の位置に戻った。そこで新たなヒゲ運動のサイクルがまた始まる。こうしたヒゲの動きはきわめて小さく、このことはこのヒゲの小さな動きが、ラットがあちらこちら移動する際に障害物などを見つけるために行なう大きな動きとは別物であることを示唆している。しかし、このヒゲの小幅な動きがもついちばん目立った特徴はその周波数であった。毎秒一〇サイクルというその周波数は、それに先立つ脳の振動活動と同じだったのだ。

この離散的で小振幅のヒゲ運動（私はこれをヒゲ微動と呼ぶ）が始まると、三叉神経系全体の周期的なニューロン発火に若干の変化が生じた。ラットがじっと静止している限り、脳の振動もヒゲ微動も止むことなく続いた（図5・8参照）。ところがいったんラットが記録室を探検してやろうという気になると、ヒゲの動きの振幅は四から六ヘルツの帯域まで大きく増加した。この帯域は、ヒゲ微動時の周波数のほぼ半分に当たる（訳注　周波数が大きいほど振幅は小さい）。

この「較正データ」を二時間ほど収集してから、私はニューロン記録の精査に数週間を費やした。興味深いことに、周波数強度が七から一二ヘルツの帯域内の周期的ニューロン発火はかならず第一次体性感覚野《S1》領域のどこかから始まっていた。一〇から二〇ミリ秒かけてS1領域のほぼ全域に広がると、周期的な発火の同期波動は視床VPM核でも始まり、視床皮質《TC》ニューロンの大半がほぼ瞬時に周期的な発火に参加する。同様の振動は別の視床核と脳幹内の三叉神経核の一つでも認められた（図5・8参照）。ラットがヒゲ微動の動きをする前ですら、三叉神経系の大半は皮質の七から一二ヘルツの帯域内の発火波動の影響下にあるようだった。発火の流れは三叉神経系の上行性フィードフォワード路と反対方向であった。

一九九五年にこれらの発見を発表した《サイエンス》誌の論文で、シェーピンと私は、ラットの三叉神経系全域にかけて触覚情報の動的分散時空表象が存在すると主張した。私たちはさらに、この大規模な周期的ニューロン発火は、ラットの脳が発した、内的な基準となる時間信号を表わしており、ラットの脳はこれを用いて空間的に分散した多数の神経構造の活動を一つの回路に同期・一体化しているようだとも示唆した。この時間信号は、ラットが次に周辺を能動的に探索する前にリズミカルなヒゲの運動によって収集される触覚情報を受け取り、これをより良好に判断するための注意深い状態を確立するのに役立っているのかもしれない。

これが生きている脳自身の視点の典型的な表出と私のはじめての出会いだった。スピーカーから流れてくるニューロン発火の魅力的で変化し続けるリズミカルなシンフォニーに耳を傾けることで、私はことによるとただの偶然から脳研究の知られざる領域に足を踏み入れたのかもしれなかった。

私はこの新しい世界に飛び込み、その境界をどれほど押し広げられるか試してみたいという思いに駆られた。

以上が、ハーネマン大学のポスドクフェローとして私が行なった最後の実験である。ネズミがどうやってネコの魔手から逃れるのか見当もつかないまま、一九九四年秋、私はデューク大学に新設されたばかりの神経生物学部の研究室創設に携《たずさ》わった。私がデューク大学に移って間もなく、若きパキスタン系アメリカ人院生のアシフ・ガザンファルが私の研究グループに参加した。彼は哲学と生物学のダブルメジャーでモスコーのアイダホ大学を卒業したばかりだった。ブラジル人とパキスタン人を中心とした私たちの新設研究室は、学部内で「得体の知れぬ研究室」との異名を与えられることになった。

それからの二年間、ガザンファルと私はハーネマン大学での私の研究から生まれたアイデアを検証しようと猛烈に研究に打ち込んだ。たとえば、現在プリンストン大学准教授の職にあるガザンファルは、ラットの第一次体性感覚野《S1》領域の単一ニューロンも多数のヒゲに広く対応する動的受容野《RF》をもつこと、この受容野《RF》の空間次元は刺激後時間の関数として変化することを確認した（図５・７C参照）。さらに彼は、多数のヒゲに対応する広い受容野《RF》をもつニューロン集団は、一回の試行で一本のヒゲに対する刺激の位置を正確に予測できることを定量的な意味合いにおいて実証した。これは多数のヒゲに刺激を与えているあいだに得られた多数の皮質ニューロンの活動を、人工神経網《アーティフィシャル・ニューラル・ネットワーク》（ANN）として知られるパターン認識計算アルゴリズムに与えることによって行なわれた。これらの実験でガザンファルは、皮質ニューロン集団によって得られた時空発火パターンを使って一本のヒゲに対する刺激の位置を正確に分類するよう人工神経網《ANN》を学習させた。人工神経網《ANN》がこの「訓練セット」の分類に高い精度を示すようになったのち、このアルゴリズムが遭遇したことのない新しい試行のデータベースを導入した。単一ニューロンの集団の活動が人工神経網《ANN》に入力されると、刺激（どのヒゲが振れたか）を判定することはできた。しかし独立した単一ニューロンの活動を入力しても、人工神経網《ANN》は正常に動作しなかった。

そのころまでには、私たちの電気生理学上の発見を強力に裏づける多数の実験的手法により他の研究室がデータを収集しつつあった。たとえば、カリフォルニア大学アーバイン校のイスラエル人神経生理学者ロナルド・フロスティヒは、内因性光学画像と呼ばれる脳画像法を用いて、一本のヒゲに対する刺激によってラットのＳ１領域に生起される活動の広がりを測った。彼は微小な刺激によってＳ１の大半に複雑な時空応答が誘起されることを示した。さらにマサチューセッツ工科大学（ＭＩＴ）のクリストファー・ムーア、サーシャ・ネルソン、ムリガンカ・スールによるＳ１ニューロンの生体細胞内記録と、これとは別にブラウン大学のバリー・コナーズによる同様の研究により、単一皮質ニューロンはそれがどの皮質層にあるかにはかかわりなく多数のヒゲからの求心性情報を受け取ることが明らかになった。各ニューロンは、多数のヒゲに対する刺激によって発生したシナプス電流に曝《さら》されるのだ。私たちの研究結果と同じく、これらのニューロンの受容野《RF》は多数のヒゲに対応していた。

　ガザンファルはさらに、視床ＶＰＭ核と第一次体性感覚野《S1》ニューロンが多数のヒゲに与えられた機械的刺激をいちどきに統合できること、Ｓ１ニューロンの活動を遮断すると、視床ＶＰＭ核ニューロンが多数のヒゲに対して示す触覚応答に決定的な影響が与えられることを解明した。数カ月後、当時わが研究室のポスドクフェローだったデイヴィッド・クルパが、いわゆる皮質視床路を遮断した場合、数本の顔のヒゲを麻酔すると、視床ＶＰＭ核ニューロンは可塑的再組織化能力に支障を来すことを示した。こうした発見によってＳ１領域からの視床ＶＰＭ核へのフィードバック体性感覚投射が、視床を介する触覚情報の流れの調整にときおり主要な役割を果たしていることが明確に立証され、非同期収斂説に信憑性が与えられた。こうしたさまざまな結果にもとづいて、私たちはＳ１とＶＰＭニューロン双方が多数のヒゲに対して示すきわめて動的な触覚応答は、異なる時点で各ニューロンに収斂する多数の上行性、下行性、局所性、変調性求心系による非同期収斂によって定まると主張した。

非同期収斂原理から得られる予測の多くは徹底的な検証を必要としていた。たとえば、現在ピッツバーグ大学に所属するエリカ・ファンセローは、一九九〇年代末にまだ院生でわが研究室にいたとき、自由に行動できるラットのＳ１とＶＰＭニューロンが、異なる行動条件下で同様の触覚刺激に対してどう応答するかを計測する良好な方法を案出した。眼窩下神経（ＩＯＮ）は、顔のヒゲにつながる三叉神経の分枝であるが、ファンセローはこの周りに小型の「帯状」電極を埋め込んだ。その上で眼窩《Ｉ》下《Ｏ》神経《Ｎ》に正確な電気パルス列を与え、単一ニューロンの集団に誘起された応答を同時に記録した。この装置を用いて、ラットが日常行なう典型的あるいは習慣的行動によってこれらのニューロン応答に起きる変化を計測した。

ラットがヒゲを動かしていると、Ｓ１とＶＰＭニューロンは触覚刺激に対して静かにしているときとは異なる反応を見せた。興奮性応答に続いて深く長い抑制が起きる典型的なサイクルではなく、ラットのＳ１とＶＰＭニューロンは一個の神経電気パルスに対してより継続的な応答を示し、興奮後の抑制は認められなかった。このことはヒゲの動きの如何《いかん》にかかわらず変わらなかった。そこでファンセローは一個のパルスではなく、パルスを二個含むパルス列を神経に与えてみた。彼女が発見したことは驚異的だった。ラットが覚醒してじっと静止しており、ヒゲを動かしていないときには、Ｓ１とＶＰＭニューロンは最初のパルスにしか反応できず、二個めのパルスはニューロンの興奮後抑制によってマスクされた。ところが、ラットが能動的にヒゲを動かしているときには、Ｓ１とＶＰＭニューロンはどちらのパルスにも反応し、パルス間隔がわずか二五ミリ秒でも反応した。明らかになったのはこういうことである。つまり、ヒゲを動かすことによって、連続して与えられる一連の触覚刺激を皮質および視床は忠実に表象できるが、それはラットがただ覚醒してじっとしているときには起きえないことなのだ。

ファンセローが得た結果は、触覚応答が動物の行動状態によって変化することを明瞭に示していた。むろん、彼女の研究対象のラットは有意義な触覚タスクをしていたわけではない。そこで疑問が生じる。ラットが有意義で難しいタスクをするためにヒゲを使わなければならないとき、たとえば、しょっちゅう変わる穴の直径をヒゲで判断しなければならないようなとき、その体性感覚系はどのような振る舞いを見せるのだろうか。どこの家のネコでも知っていようが、これこそラットがもっとも得意とする技なのだ。

この問題に挑むべく、デイヴィッド・クルパが適切な実験タスクを準備していたころ、私たちの研究チームの一員であり、現在はジョンズ・ホプキンス大学助教授のマーシャル・シュラーは、皮質第Ⅳ層のバレル外に位置する第一次体性感覚野《S1》ニューロンの大多数が、ラットの顔の両側に生えているヒゲに対する刺激に反応することを発見した。こうした左右対称の応答は、軽度に麻酔した動物で最初に観察されていた。数年後、デューク大学にあるわが研究室のポスドクフェローで、現在はウェルズリーカレッジ助教授のマイケル・ウィーストが、覚醒ラットを対象にシュラーの実験を再現した。彼はシュラーの発見を再確認した。ラットは顔の両側に生えているヒゲが発生する触覚情報を統合して穴の直径を判断するのだ。

そのころまでにはクルパが、ラットのイシーが後日高い習熟度を見せることになるタスクのためのラット訓練法を編み出していた。この手法によって、S1と視床後内側腹側核《VPM》の触覚応答変化が、ラットが受動的に多数のヒゲに刺激を与えられた結果であるのか、あるいは褒美をもらえる触覚判断をするためにラットが能動的にヒゲを動かした結果であるのかを確認することができるようになった。ラットが能動的に開口部に触れるときヒゲに異なる刺激が与えられる可能性を排除するため、クルパはすばらしい装置を創出した。この装置では、二本の棒でできた開口部が、覚醒しているが拘束されているラットの顔に向かって動くようになっている。この状態なら、ラットのヒゲは棒の端をこするけれども、そのこすり方はラットが小部屋に駆け込んだ勢いで棒に触れたときとほとんど変わらない。唯一の違いは、能動的なタスクでは、ラットは自らの意志でヒゲを使って穴の直径を判断し、褒美の水をもらうための行動を取らねばならないことだ。

実験によると、多重ヒゲ・スティミュレーターまたは装置全体のラットの顔に対する動きによって多数のヒゲに受動的に刺激を与えられた場合、Ｓ１と視床ＶＰＭ核ニューロンはいずれも持続時間の短い一過性の興奮性応答を呈した。純粋に抑制性の応答はごく稀にしか認められなかった。しかしラットが褒美を期待して能動的に開口部の直径を判断しようと試みたときには、Ｓ１と視床ＶＰＭ核ニューロンの大多数が長く激しい興奮性応答を示した（図５・９参照）。さらにＳ１ニューロンは、その大多数が長く純粋な抑制性応答をも示した。これは麻酔ラットでも、覚醒拘束ラットでも見られなかった現象である。

異なる皮質層から得られた応答データを解析したところ、クルパは第Ⅱ層から第Ⅲ層および第Ⅴ層から第Ⅵ層におけるニューロン発火は、ラットのヒゲが棒に触れるかなり前という試行初期にしばしば増減することを発見した。信じがたいことに、ニューロンの発火頻度はニューロン発火が第Ⅳ層で

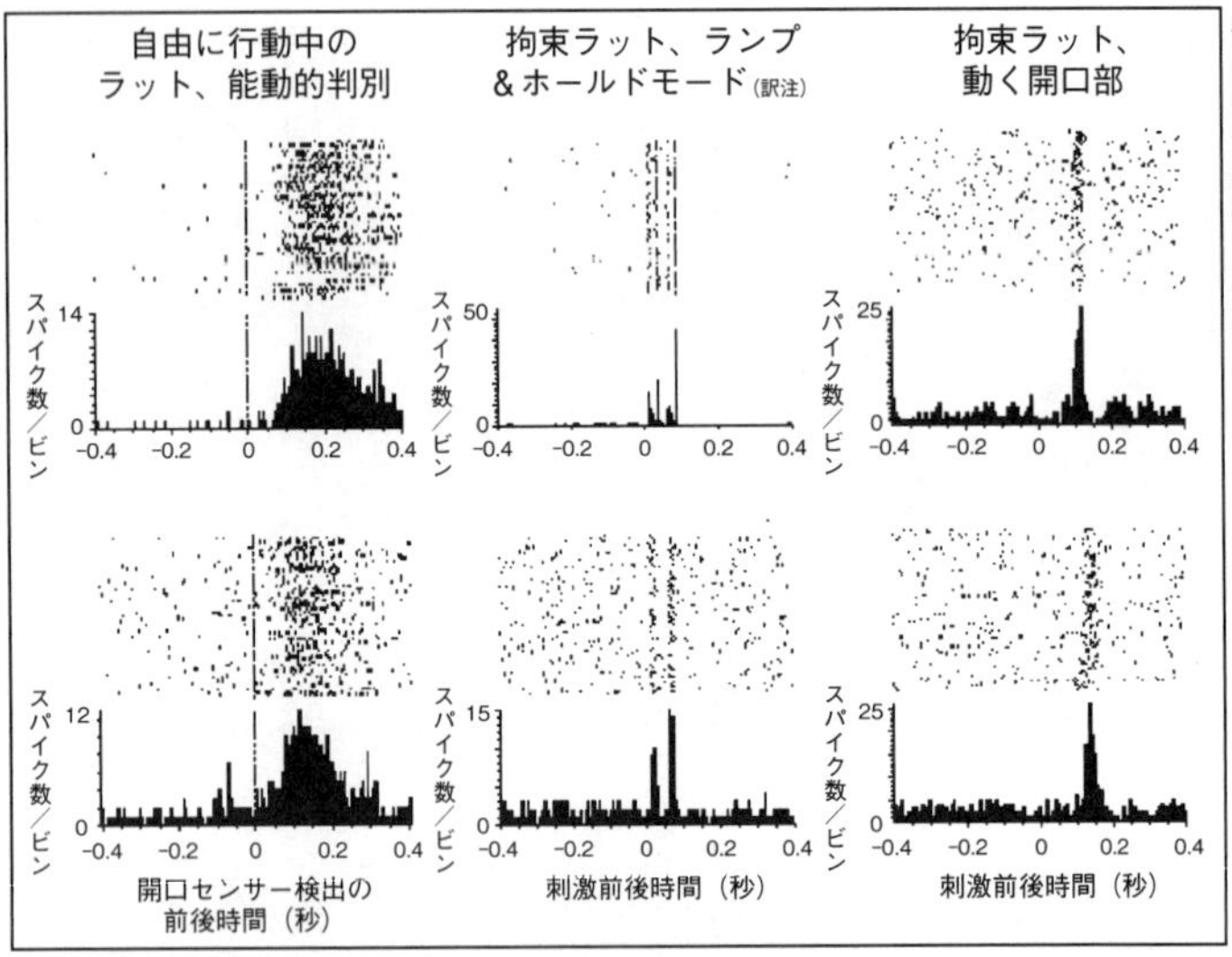

（訳注　ランプ＆ホールドモードでは、刺激条件として傾斜区間と保持区間が設定される）

図5.9　刺激前後時間ヒストグラムは3種の異なる行動条件下——自由に行動中のラットの能動的触覚判別（左）、覚醒拘束状態（中央）、拘束ラットの受動的触覚判別（右）——における、ラットの第1次体性感覚野の単一皮質ニューロンの発火応答パターンを示す。ニューロンの反応パターンが、ラットの行動文脈によってまったく異なることに注意。各ヒストグラムのX軸は刺激前後時間を表わし、0はヒゲ機械的刺激の開始時点を示す。Y軸はニューロンの電気発火応答を1秒ごとのスパイク数で表わす（D. J. Krupa, M. C. Wiest, M. Laubach, and M.A.L. Nicolelis, “Layer Specific Somatosensory Cortical Activation During Active Tactile Discrimination.” *Science* 304〔1989-1992, 2004〕より）。

認められる以前に変化し始めた。ちなみに、第Ⅳ層は末梢からＳ１まで触覚情報を伝達する上行性視床皮質線維のおもな投射先である。種々の生理学的測定を用いてクルパは、ラットがタスクを行なっているあいだは、別個の皮質層におけるニューロンが異なる発火応答をすることを示した。この知見は高名な神経生理学者ヴァーノン・マウントキャッスルの主張に対する挑戦だった。マウントキャッスルによれば、Ｓ１領域では縦方向の円柱内のニューロンは同一の触覚刺激に対して同様の発火応答を示す。しかし、少なくともラットの体性感覚野においては、ラットがヒゲを使って触覚パズルを解こうとするときの思考の単位はニューロン円柱ではなく、Ｓ１領域の三次元空間全体に分散したニューロン集団なのである。

決定的な証拠を得るため、クルパはこの行動タスクの実行中に、個々のニューロンの集団が示した時空発火パターンを人工神経網《ANN》に入力してみた。その結果、持続時間の長い興奮性か抑制性の触覚応答を示した最大五〇個までの第一次体性感覚野《S1》ニューロンの活動の組み合わせによって、ラットが開口部の直径の大小を一度の試行で正しく判断するか否かを高い精度で予測できると判明した。

同じ開口部判断タスクを用いて、ジャナイナ・パントーヤ、マイケル・ウィースト、エリック・トムソンは、ラットの訓練中にラット自身の期待感によって、第Ⅱ層から第Ⅲ層および第Ⅴ層から第Ⅵ層の一部にニューロン発火が誘起されることを示した。ラットがヒゲで棒に触れるのを止めたあとも、Ｓ１ニューロンと、こちらはやや程度は低いとはいえ、視床ＶＰＭ核ニューロンとは、同一の触覚刺激に対応する発火パターンを数百ミリ秒にわたって示した。実際、この活動はラットが褒美にありつくまで持続する。Ｓ１ニューロン集団の時空活動は、ラットが褒美を期待しているか否か、したがってラットが開口部の直径を無事判断できそうか否かに関する精度の高い予測情報を発生する。

ラットのヒゲをいじってはその脳に耳を傾けること一〇年、デューク大学の私の研究チームは、はしっこいジェリー（ネズミ）が、どのようにしていつも不運なトム（ネコ）から逃れるのか、その理由に近づきつつあった。ところが、実験によって得られたあらゆる証拠にもかかわらず、感覚情報処理のラベルドライン－フィードフォワードモデルを信奉するおもな学者はほとんど誰一人、考えを改めようとはしなかった。脳は受動的な情報解読器ではなく、精緻で膨大な有機的時空格子を規定する多数のフィードバック性、局所性、変調性、フィードフォワード性の神経路によって構成されており、現実世界の動的な分散モデル構築者であるという考えになびくことはなかったのである。私たちにとって、ラットの体性感覚系は脳機能の新たなパラダイムの典型例だった。このパラダイムでは、変化し適応することを片時も止めない能動的な脳は、それ自身の視点と周辺環境に対する自身の期待感を表わす準備がつねに整っており、それは周りの世界に関する実際の情報が一連の感覚路を介して中枢構造に届く以前でも変わらない。しかし「ラットのバレル野」を専門とし、互いをよく知る少数の研究者以外で、私たちのデータが神経生理学の聖典に対する重大な挑戦であると考える人は皆無に等しかった。

自分たちの考え方を証明するため、私たちはクリント・イーストウッドが一九八二年のスリラー映画『ファイヤーフォックス』でしたことをそっくりそのまま真似た。彼はそのヘルメットを頭にかぶると、ロシア語で考え、指一本動かさずに飛行機を操縦し、ソ連邦の機密をうまうまと盗みおおせた。フィラデルフィア名物、フィリー・チーズステーキ・サンドイッチの夕食をともにしながら、ジョン

・シェーピンと私は、自分たちも脳を機械につなぎ、頭で考えるだけで機械を操ろうと決意した。学問の世界でよく言われるように、科学者が自分のアイデアを認めてもらうには査読で高い評価を受けるのがいちばん手っ取り早い。その点、私たち二人は間髪を置かずその夜のうちにいい評価をもらった。近くの席で私たちの話にじっと耳を傾けていたトラックドライバーが、すっと親指を立てて言ったものだ。「悪くないね、そのアイデア！」

第6章　オーロラの脳を自由にする

研究室のお気に入りの椅子に気持ち良さそうに座り、フルーツジュースをときおり啜る彼女はすっかり落ち着いて見える。この数週間というもの最高の成績を残していた。そして周りの誰もがそのことに気づくよう仕向けてもいた。

不安感にも劣等感にも縁がない。いつもの夜と変わらず、その夜も自信に満ちていた。稀に見るやり手の彼女は、科学界に永遠に自分の名を刻もうとしていた。

私たちは脇に追いやられながらもそれに甘んじていた。なんといっても、私たちはオーロラの堂々たる風格を愛《め》でていたのだ。

彼女は失望や困難、ときにはあからさまな不公平を克服してきたし、そのことをべつに隠しもしなかった。これまでの先駆者同様、冒険と発見を求めて実験に耐えた。今夜、彼女はその科学人生の頂点に立とうとしていた。

事実、じつに奇妙なことに、オーロラは私たちの一員となっていた。私たちの脳理解の限界を押し拡げる研究に重要な役目を果たす共同研究者だったのだ。ほんの数カ月前には不可能と思われたことを立証するために集まってきたチームのメンバーだった。そして往々にして残酷な学術研究の世界の人のなかにも、彼女が目覚ましい仕事をしたことを否定できる人はいないだろう。

誰一人として。

これまでなにもめぼしい成果を上げていない中年のオーロラは、ここで一から始めなくてはならなかった。困難で七面倒臭く、ときに単調な研究室の仕事をこなして科学の才を証明してきた。ただ飯はない。大きなチャンスもない。可愛いからといって特別扱いはしてもらえないのだ。

ちなみに、彼女は可愛かった。

そして人の気を引くのがうまかったことも付け加えておこう。

ずいぶんと遠回りしたが、オーロラは研究室の人気者になった。実のところ、異性の仲間の多くは彼女のＶＩＰ待遇に少なからず嫉妬していた。けれども、オーロラにしたところでこれまでの人生がいつも楽だったわけではない。当初の訓練が終了したときには、自分の仕事で誇れるものはほとんどなにもなかった。満足のいく科学論文も、発表できる優良なデータも持ち合わせていなかった。被引用回数は控え目に言っても人様に誇れる数字ではなかった。助成金受領歴はゼロに等しい。それは珍しいことではない。しかし彼女を失意と落胆のどん底に突き落としたのは、ワシントンＤＣ郊外の有名な連邦研究所に正規所員としての採用を拒否されたことだった。その高名な研究所の用語では彼女はただの「不適格」にすぎなかった。彼らの報告書によれば、彼女は救い難いほど頑固で、野心が強く、独善的すぎるという。

正直なところ、彼女の指導には手こずった。実績のある科学者でも、なにかタスクをさせようとすると、オーロラが自分にふさわしい仕事のレベルをきわめて高く見積もっていることにただちに気づかされるのだった。はっきりした理由はわからなかったものの、上級科学者が提案したさまざまな科学プロジェクトは、彼女にほぼ例外なく不適の烙印を押された。示されたアイデアに賛同できなければ、彼女はその仕事はしない。

　オーロラが少しナルシスト気味なのが問題だった。彼女はもうさんざん待ったのだ。物覚えが悪く、仲間から落ちこぼれ、失敗から立ち直るのに辛酸をなめた。彼女がまだ苦しみの最中にあるとき、仲間の多く（異性であることを申し添えておこう）が「成績優秀者」として賞賛を浴びた。彼らはオーロラを蔑《さげす》んでいるようだった。オーロラは使いものになるまいと陰口をたたく者すらいた。

　とても目《め》端《はし》のきく彼女だったが、それがけっして権威に媚びない態度となって現われた。表情にも心情にもひとかけらの後ろめたさも見せず意地悪をすることもあった。ときには研究員が絶望して、どうか協力してくれと懇願することすらあった。赤子のように泣きわめいた人もいたが、すべては無駄だった。彼女は憐れみをかけず、そのために科学の道をあきらめた人すらいる。これがオーロラ伝説だった。

　しかし彼女の忍耐力と生きざまは最後には報われ、当初の苦い思い出ゆえにいまの成功の予感がことさらに心地よかった。あの何ものをも射抜くような、どちらかと言えば勝ち誇ったような黒い瞳で椅子の上からあたりを見渡しながら、彼女は何事かつぶやき、新鮮なオレンジジュースを飲み、ときには短い昼寝をする。しかし誰にもなににも頓着はしない。弱虫や時代遅れの行動神経科学者は歯牙にもかけない自由な魂なのだ。

オーロラはことさらに行動にこだわる。研究室に入ると、彼女の身体は大量の純粋なアドレナリンを放出する。つねに試験やゲームに取り組み、しかも超高速でやってのけたいのだ。おそろしく複雑なタスクや単調な繰り返しだけの眼球タスクなどは願い下げだった。独創性と興奮と危険と激烈さがないまぜになったような実験が好みだった。のちにわかるように、オーロラのような「不適格」でも、いま一度機会と良好な訓練環境に恵まれれば、科学に対して際立った貢献をなすことは可能なのだ。


ある日、別の有名な連邦研究所で働く親友と電話で話していたとき、私は新しいプロジェクトで相棒になってくれるサルを探していると軽い気持ちで話した。

彼はオーロラをそちらに寄こすよとすぐに熱心に言ってくれた。

いい奴だなと私は思った。

ところが、その友人は彼の研究室でオーロラがどれほどの成績を上げたのかについてはほとんどひと言も触れなかった。

はじめて彼女に会ったときの印象が、幸先《さいさき》のいいものでも愉快でもなかったのは事実だ。彼女ははなはだ高慢な態度に終始した。私たちのあいだに仲間意識が芽生えることはなかった。実のところ、最初の出会いのあと、彼女はそこそこの仕事はするだろうが、彼女に自分のやり方を押しつけるのは得策ではないと私は考えた。彼女の無遠慮な眼差しが意味したものは、私たちは仲間、ことによると友人になれるかもしれない、ただし彼女の自由にさせるなら、ということだった。

私はまさにそのとおりにした。

研究室に来てからの数カ月、彼女はポスドクフェローや技術者、院生、掃除係とですら仲良くなるのを拒否した。わけのわからない心理テストや行動訓練の最新テクニックなどをやらせようとすると、彼女はそれが誰であれ嘲るような素振りを見せた。これまでに培《つちか》ってきた信条を捨て去るつもりなどさらさらなかったのだ。ただし、褒美が魅力的で、甘い——とても甘い——場合は別だった。あとでわかったのだが、オーロラはフルーツジュースに目がなかった。なかでも、ブラジル産のオレンジジュースを入れたピッチャーを隣に置くと、なんでもかまわずやり通した。

そこで、想像もしなかったことが起きた。晴天の霹靂《へきれき》のように、二〇〇一年秋のある夜、オーロラは私たちが話に耳を傾け協力するに値すると決めた。院生たちに曖昧な笑みを見せるほどだった。

それでもまだ気難しかったのは事実だ。もう有名になっていた癇癪玉を破裂させていたあるとき、共同研究者を引っ掻こうとした。幸いなことに、その試みは失敗に終わった。私たちのなかには衝撃を受けた人もいたが、正直なところ、オーロラの癇に障るようなことをしでかしたら、とりわけそれが食事中だったら覚悟したほうがいいと私たちの大半は心得ていた。

あるとき厳重に諭《さと》していたにもかかわらず、彼女が少しもこちらに注意を払っていないことがあった。私はそういう態度は二度と許されないと彼女に言って聞かせた。同じことは二度と起こらなかった。少なくとも、私たちの目の前では。もうおわかりのように、オーロラはずる賢くもある。

それでも、数カ月後には、オーロラはどんなタスクでもいちばんの成績を残した。来る日も来る日も、彼女は夜になるとデューク大学の研究室のささやかな実験棟で私たちチームの一員として働いた。

研究プログラムを完成させたいという私の気持ちは、ブラジルから届いた予期せぬ知らせにいやが上にも高まった。セザール・ティモ゠イアリア博士が、恐ろしい神経性疾患の筋萎縮性側索硬化症（ALS）を宣告されたのだ。四年後、博士はこの病気でこの世を去ることになる。

私たちの大半にとって、身体を自由に動かせないこと、一つまた一つと筋肉が動かなくなることがどれほど恐ろしいかは想像もできない。その容赦のない破壊の過程は、私たちの身体のなかでももっとも強靭な筋肉である呼吸筋の麻痺で完結する。こうしたALS患者の末路は、みなに愛されたヤンキースの強打者ルー・ゲーリッグの病気の進行ぶりで大衆に知られている。

人生の皮肉とでも言おうか、ティモ゠イアリア博士はALSの新しい診断法の開発で科学者としての一歩を踏み出した。一九五〇年代末に、ニューヨーク市のポスドクフェローとして、彼はALS患者では末梢神経の伝達速度に継続的な減少が見られることを観察したはじめての神経生理学者となった。このことが意味するのは、病気が進行するにつれ、電気信号が神経を伝って筋肉を動かすのにより長い時間がかかるということだった。四〇年後、すでにサンパウロ大学医学部の名誉生理学教授となっていたティモ゠イアリア博士は、若き科学者のころに自ら開発した手法の最新版によって診断が確定したと静かに私に告げた。

晩年をとおして、ティモ゠イアリア博士は私たちがデューク大学で行なっていた実験に大いなる興味を寄せてくれていた。しかし彼が興味を示したおもな理由は、私たちの研究によって自分が恩恵を被《こうむ》るかもしれないということではなかった。ひときわ経験豊かで優秀な神経生理学者だった彼は、私たちの研究成果の翻訳が自分の治療には間に合わないことを承知していた。むしろ将来の患者に対する恩恵や、これらの実験が神経科学に与える影響を考えていたのだ。

アカゲザルのオーロラに出会う二年前、ジョン・シェーピンと私は、単一の脳細胞ではなくニューロン集団が中枢神経系の真の機能単位であると実証するため、リアルタイム基準《プラットフォーム》を構築すると決めた。私たちが過去に行なった研究はほぼラットの体性感覚系にかかわるものだったため、神経生理学者仲間の何人かは公然と疑問を投げかけた。私たちが提起する分散コーディングと呼ばれるニューラルコーディングは、動物が意味のある行動を維持しているとき、たとえば、動き回ったり、周辺環境の物体を探索したりしている場合にも当てはまるかという問いだ。当然ながら訓練中のラットは科学者に話をしてくれるわけではないから、顔に生えた一本のヒゲが曲がり、電気的活動の時空波動が皮質内を広がるとき、被験動物のラットがどういう触覚体験をしているのか知る術《すべ》はない。事実、三叉神経路の皮質および皮質下中継部に私たちが認めた単一ニューロンの受容野（ＲＦ）と体性局在地図双方の時空の複雑性は、実際のラットの行動にとってさほど意味がないと論じる懐疑派もいた。知覚の観点から見れば、ラットの脳は、きわめて少数の皮質ニューロンのうちもっとも強力な触覚応答によってヒゲ刺激が伝える触覚メッセージを判断することで、こうした望ましくない複雑性をすべて無視しているというのである。「応答の閾値処理」として知られるこの過程では、脳は任意の高活動閾値を設定して、一定のニューロン応答のみ知覚経験と判断できるように計らう。ラットの三叉神経系では、脳がこの閾値を適切に設定し、あるニューロンの主要なヒゲ刺激によって発生する高強度–

短レイテンシー応答のみを峻別して外界の触覚像を構築する。したがって、体性感覚系が触覚情報を解釈する際に、ニューロン受容野《RF》や地図の動的「周辺」成分の低強度－長レイテンシー応答は手際良くフィルターで除去される。

　以上が、私たちの知見が突きつけた頭痛の種《たね》を、手を汚すことなく手っ取り早く片づけてしまう名案だった。

　けれども、私たちの「悩ましい」データを処理するエレガントな解決法を見つけたにもかかわらず、同輩たちは脳がどうやってこの閾値を決定するのか、そしてニューロンネットワークがいわゆる有益な活動電位と除去すべき活動電位との違いをどうやって知るのかについては曖昧なままだった。私たちは、なぜそうした豊穣で複雑なニューロン力学が、皮質から（そして私たちの学説から）すみやかに排除すべき悪者として問題視されるのかと問い返した。ラットの体性感覚系で応答の閾値処理が起きていると唱えることで、同輩たちは事実上、時間次元――四番めの次元――を触覚応答と体性局在地図から排除しているのだ。それはあたかも動的な哺乳類脳が彼らの触覚モデルにとってあまりにも不都合であるかのようだった。彼らによれば、触覚知覚に関与するのは静的な空間的関係のみなのだ。彼らのモデルでは、ものに触れた感覚は皮膚の上皮のみから生じるものであり、そこから並列フィードフォワード路がほぼ相互に分離したまま延び、幾重にも重なった複数の歪んだトポグラフィック地図を介して皮質の第Ⅳ層から第一次体性感覚野《S1》領域に達し、そこでニューロンどうしの電気的な相互作用の貴重なパターンを生み出して、末梢触覚刺激の空間的特性を再現する。この種の神経科学者は一九五〇年代にヴァーノン・マウントキャッスルが確立した原理をいまだに後生大事に守っている。

すなわち、時間的な混沌ではなく空間的な秩序から触覚が生まれるというのである。浮き出し文字「A」を指でなぞれば、皮質ニューロンが文字「A」の空間的構成を頭のなかで正確に再構築するというのだ。この考えにしたがうなら、脳による外界の表象に時間はなんの役割も果たしていないことになる。

これとはまさに反対の見方が現実に近いことを証明するため、シェーピンと私は、広範囲に広がる神経回路の一部を成すニューロン集団が、活動の動的時空パターンを用いて十分な情報をコードすることで、身体の運動が維持されることを立証せねばならなかった。となれば、自由に行動できる動物に特定の運動タスクをさせ、そのあいだに記録された個々の細胞の生理学的特性をただ観察し定量化するのではもはや十分ではなかった。ほとんどすべての皮質生理学者がこうした研究法にしたがっているにもかかわらず、そしてこのなかに運動野における集団コーディングを擁護する人びとも含まれているにもかかわらず、私たちの実験戦略は新たにつくり直さねばならなかった。同輩たちを説得するには、私たちは運動皮質生理学にまったく新しい実験パラダイムを導入する必要があった。かくして私たちは、ブレイン・マシン・インターフェース（ＢＭＩ）のアイデアに到達したのである（図6・1参照）。

当初私たちは、恒久的、多点、多重電極記録を用いて、一匹の被験動物のできる限りたくさんの皮質ニューロンの活動を同時にサンプリングしようと考えた。長期埋植型電極を使用することで、単一ニューロン活動の処理可能な信号を実験動物からその種によって数週間から数カ月にわたって収集することができた。良好に制御された行動タスクで動物が明確で定量化が容易な手や足の動きをするあ

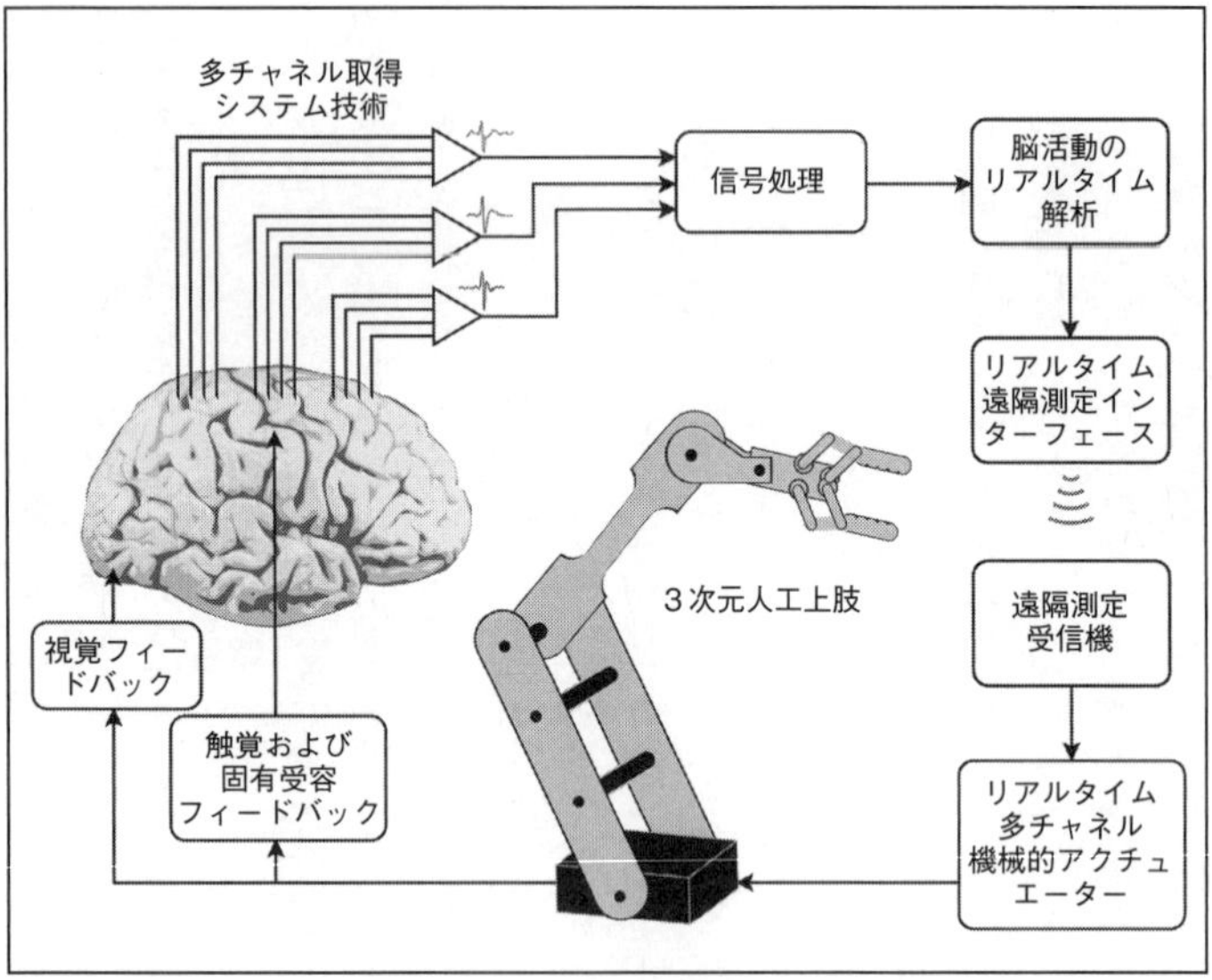

図6.1　ブレイン・マシン・インターフェースの登場。系統図はブレイン・マシン・インターフェースの一般的構成を示す。多重電極アレイとマイクロチップを用いて大規模な脳活動を記録する。次に、生の脳活動を信号処理によってデジタル指令に変換し、その指令によって脳の随意運動意図をロボットアームで再現する。ロボットアクチュエーターからの視覚、触覚、固有受容フィードバック信号が被験体の脳にフィードバックされる（M.A.L. Nicolelis and M. A. Lebedev, "Principles of Neural Ensemble Physiology Underlying the Operation of Brain-Machine Interfaces." *Nature Reviews Neuroscience* 10〔2009〕: 530–40 より）。

いだ、私たちは前頭葉と頭頂葉の複数の皮質部位内で空間的に分散したニューロン集団を記録すればそれでよかった。

さらに、これらの各ニューロンの生理学的特性をただ計測するのではなく、私たちはまったく異なるアプローチを取った。各実験では、観察下にある皮質ニューロンが発生する個々の活動電位を増幅してフィルターにかけたあと、得られたニューロン信号を多チャネル記録システムからマイクロコンピュータに転送した。その上でこの連続データストリームを、物理的にできる限りリアルタイムで一連の簡易数理アルゴリズムにかけた。これらのアルゴリズムはニューロン活動の時空パターンを最適に組み合わせるようにデザインされており、私たちはニューロン集団全体の活動から、被験動物の脳が特定のタスクのために四肢の運動を生じさせるのに通常使う運動制御プログラムを抽出することができた。サルの第一次運動野だけで数千万個のニューロンがあるが、私たちの装置では一つの皮質部位から一度におよそ一〇〇個のニューロンをサンプルするのが精一杯だった。すなわち私たちのブ《B》レイン・マ《M》シン・イ《I》ンターフェースは、運動皮質内にあるニューロン集合全体の約〇・〇〇〇〇一パーセントのニューロンによって駆動されていることになる。

動物がＢＭＩを思いどおりに操れるようにするには、神経活動をデジタル制御信号に迅速に変換する必要があるが、それには二〇〇から三〇〇ミリ秒ほどの時間しか許されない。この狭い時間窓はただの偶然ではない。私たちは、動物の典型的な反応時間以内という厳密な条件のもとで人工機械に四肢運動を再現させたかった。そしてラットやサルでは、脳が運動計画を発生して四肢の動きに変えるのにほぼその程度の時間がかかるのである。興味深いことに、後日判明したところによると、ＢＭＩ

の操作時間が二〇〇から三〇〇ミリ秒を超えると、被験動物はただちに協力するのを止め、たいてい実験を放り出してしまう。簡易数理モデルが四肢の運動発生に必要なおもな運動パラメータにかかわる十分な情報を出力し続けるならば、正常なＢＭＩならこれらのデジタル脳信号をロボット装置――一例を挙げれば義手――に効率良く転送し、ロボット装置はその金属とプラスチックと配線の隅々までもが機械にとって究極の夢を見られるだろうと私たちは予測していた。卒然として、さながら奇蹟のごとく、その機械は生きてものを感じ、意思をもつ肉体と化し、新たにその主《あるじ》となった動物の脳の意思どおりに動くであろう、と。

しかし私たちのＢＭＩはただ四肢の運動を可能にするだけではない。義肢はつねに感覚信号を脳に送り返して、その忠実な運動を生物学的な主に報告するのだ。義肢からラットやサルの脳へ正確な触覚的な感触をフィードバックする当時の技術上の限界に配慮し、私たちは脳に対するフィードバックを視覚情報のみに限定し、ロボットアームまたはその動きの結果を動物の視界に収めた。こうして動物の脳信号の指令を受けてロボットアームが動くたび、被験動物はＢＭＩが順調に作動しているか否かを視覚情報によって直接確認できる。

私たちが直面する困難は途方もなく大きかった。第一に、恒久的な埋込電極は十分な数のニューロンの活動を検出せねばならない。第一次運動野（Ｍ１）の末梢ニューロン全部を記録するのは不可能なので、私たちは比較的少数のニューロンサンプルに依存しながら、単一ニューロンではなくニューラルアンサンブルが脳の機能単位であることを実証するほかなかった。第二に、被験動物がＢＭＩ操作学習用の運動タスクを習得するまで、ニューラル記録は長く維持されねばならなかった。第三に、生きている生物の脳活動から複数の運動指令をリアルタイムで抽出できるほどロバストでありながら、私たちの予算でまかなえるほど低価格のデル社製ワークステーションでも実行できるほどの効率を有する計算アルゴリズムを書いた人は、これまで誰一人いなかった。最後に、自分の生物学的四肢で行なうよう訓練されたタスクを人工義肢がするのを目にしたとき、動物がどのような反応を見せるか誰にも想像もつかなかった。

助成金審査員のひどく否定的な反応にもかかわらず、米国国立衛生研究所（ＮＩＨ）はジョン・シェーピンと私の奇抜なブ《B》レイン・マ《M》シン・イ《I》ンターフェース実験プロジェクトに助成金を与えた。この小規模な研究契約で得た資金を元手に、私たちは一九九七年までに最初の実験を終え、数匹のラットによるＢＭＩの操作実績を計測した。私たちのＢＭＩは最初から完璧な閉ループ制御装置を含んでいた。脳由来の信号を用いて基本的に人工物である装置の一次元運動を制御する一方で、ラットにはその視界に情報を示すことで装置の性能を継続して確認させたのである。

数週間のあいだに、シェーピンと私は六匹のラットを訓練したが、これは神経生理学者がもてる最大限の忍耐力を要する緩慢な過程だった。まず、ラットは毛むくじゃらの尻ではなく、一方の前肢でバーを押すことを学習せねばならなかった。というのも、この種の行動が必要になったとき、大半の齧歯《げっし》類《るい》は少々意外なことに、通常は尻を使うことを好むのである。こうしてラットがバーを押すための前肢運動ができるようになると、今度はそれを長時間にわたって――一回の記録セッションにつき数分間――繰り返すことを学ばせねばならない。これが可能になってようやく、十分な量のデータをコンピュータからＢＭＩに送ることができるのだ。

　この実験装備では、ラットは小さなコップのついた金属レバーに電気接続されたバーを押す。ラットの前肢がそっとバーを押せば、レバーが動いて水がしたたる管《くだ》の下までコップが移動する。コップをその位置に一秒ほど止めたままにすると、フィラデルフィアのひんやりした水道水がコップに入る。そこでラットがバーにかけた前肢の力をゆっくりと外せば、レバーがコップを口元まで運んでくれて水を飲める。この単純な運動タスクを習得した段階で、ラットの第一次運動野《M1》領域に微細ワイヤアレイを埋め込み、ブレイン・マシン・インターフェース《BMI》に送るためのニューロン活動を記録する準備が整う。次なる目的はラットに水を飲む手順全体を繰り返させることにあるが、今回はレバーがラットの前肢ではなくＢＭＩによって制御される。レバーを動かして新鮮な水を飲むには、ラットは脳を使ってレバーを動かさねばならないのだ。

　神経生理学の「トワイライトゾーン」とでも呼ぶべき段階に入ったのはこのときだった。そこには大きな疑問が待っている。ラットは水を飲むのに、ヒゲを動かすのではなく頭で考えるという概念を理解できるだろうか。

　手術後二週間の快復期を経て、シェーピンのラットは実験装備に戻され、ＢＭＩのはじめての実験のために数日かけて準備が行なわれた。たいへん喜ばしいことに、それぞれのラットの埋込電極を慎重に調べると、バーを押すタスクでは最大で四六個の第一次運動野《M1》ニューロンが活発に発火していた。ラットが前肢を動かしてバーを押すあいだ、これらのニューロンが同時に行なう活動を観察すると、私たちはニューロンの大半が「運動前活動」――身体が動く二〇〇から三〇〇ミリ秒前に第一次運動《M》

野《1》領域が行なう準備――をすることに気づいた。これは、ＢＭＩを動かすために必要となる高品質な脳活動記録が得られることを意味していた。

ラットが前肢にバーを押す指令を出したとき、シェーピンは第一次運動野《M1》ニューロンの微細ワイヤアレイサンプルが発生する活動電位を記録した。積分器に並列抵抗器アレイを組み込んで、個々のニューロンの寄与分に適宜《てきぎ》重みづけしたが、コンピュータの処理能力は限られていたので、記録セッションごとにこの計算を手動で行なわねばならなかった。これらの重みづけした寄与分の和を求めて単一の連続したアナログ「運動制御信号」を発生し、これによってラットの随意前肢運動を予測する脳由来信号を得た。この運動信号をレバーコントローラに入力して金属レバーを動かすと、ラットの脳が意図した随意運動をリアルタイムに再現することができた。

ラットが水を運んでくれるレバーを動かすのに前肢でも脳でも使える徴候が見え始めてから数日後、シェーピンは毛むくじゃらの友人たちに究極のトリックを仕掛けた。バーとレバーを分離したのだ。つまり、ラットがバーを押してもレバーはもう動かない。不満を覚えたラットは何度もバーを押すが、試みは無駄に終わる。レバーは動いてくれない。だが、思いもよらないことが起きたのはそのときだった。

シェーピンがラットの脳活動を直接レバーに入力できるＢＭＩの電源を入れたとき、ラットは苦境に落ちた私たちが誰でもそうするように突然差してきた希望の光に反応した。つまりラットは一生懸命レバーを動かそうとしたけれども、今度は前肢でバーを押さえたわけではなかった。ただそのことを頭で考えたのである。

最初こうした動きは慎重で、褒美の水はラットの口までは届かなかった。しかし何度か成功を収め、だんだんこの現実とも思えぬ給水システムから水を飲めるようになると、ラットは脳活動のみによってレバーを完全に動かせることに気づいていった。どのラットもなにが起きているのか理解してはいなかったものの、元のバー－レバー・システムを制御するのに前肢を使った際に似たニューロン発火活動の時空パターンを発生していた。いったんＢＭＩ装置と数分にわたって相互作用すると、たいていのラットはバーを前肢で押すのをすっかり止めた。試行錯誤によって、ラットはただバーを見つめて（私たちの想像によると）それを押す前肢の動きを頭に思い描けば、理由はわからないにしても好きなだけ水がもらえると悟ったようだ。むろん、タスクに成功したこれら四匹のラットは、私たち――なかでもジョン・シェーピン――がラットたちの「水を飲む」という行動を解釈し、その行動を実際に促すのにどれほど苦労したかは知る由もない。ラットたちにわかったのは、そこにいる仲間のなかで自分たちが研究室の実験装備に入るたびに好きなだけ水をもらえる最初のラットになったということだった。

アカゲザルのオーロラが科学の世界で成功を収めたのは、ベルという名のヨザルのおかげだった。ベルはオーロラに先立つこと三年前に、脳でものを動かす時代に霊長類を導き入れた功労者だった。ベルはオーロラと同じくビデオゲームに目がなかった。彼女は右手にジョイスティックを握りながら、目の前の簡単な表示パネルに明かりが水平に並ぶのを見るゲームを数カ月で習得した。訓練中、画面上に明かりが急についたときにジョイスティックを明かりの方向に向けて右か左に動かすと、電磁弁が開いて口にフルーツジュースが入るということをすぐに理解した。たくさんいたヨザルのなかでも、ベルはいちばんのゲームおたくだった。彼女もジュースが好物だったようだ。

ゲームをするとき、ベルは頭に帽子のようなものをかぶり、それは手術用の接着剤の薄い層で彼女の頭に接着されていた。接着剤は頭蓋骨損傷を治療するための材料だった。帽子の内側にはプラスチック製コネクタが四個収められており、それぞれにテフロン被膜金属微細ワイヤの矩形アレイから信号を受け取っていた。これらのアレイはベルの前頭葉と頭頂葉の異なる領域に二ミリメートルの深さまで埋め込まれていた。アレイを埋め込まれた皮質領域は、霊長類が点滅する明かりなどの視覚キューを、ジョイスティックを標的まで動かす手の運動に変換する、視覚‐運動計画にかかわっていることが知られている。アレイはベルの第一次運動野《M1》領域と別の運動野領域に二個ずつ埋め込まれていた。電極からの出力信号を総合すると、ビデオゲーム‐ジュースタスクに応じて、ベルの脳が思い描く複雑な運動を生起するのに手足の筋肉が必要とする詳細な運動プログラムの小規模なサンプルが得られた。ベルがこの運動を頭に思い浮かべ、抽象的思考からニューロンの発火によって行動が生み出されるたび、電極アレイはベルの皮質を駆け巡る稲妻を垣間見《かいまみ》るのだ。

明確な記録を得るため、微細ワイヤの尖っていない金属の先端は、ベルの繊細な皮質ニューロンを囲む塩分の入った液体が満たされた細胞間隙に挿入されている。こうして絶妙な位置に挿入されたむき出しのセンサーは、ベルのニューロンが発する短い電気のつぶやきに注意深く耳を傾ける。さながら崇敬を集め秘密を打ち明けられる聴罪者のごとくに。

ベルの脳内では、埋め込まれた微細ワイヤの隣にある一個の皮質ニューロンが活動電位を発生するたびに、微弱な電流が細胞間隙を流れて微細ワイヤの先端で検出される。埋め込まれた微細ワイヤからの電荷は、微細ワイヤアレイの上にあるコネクタにつながれたマイクロチップに送られる。私たちが「ニューロチップ」と呼ぶこのマイクロチップは、ベルのニューロンから発生される微小な電気信号を増幅してフィルターにかけるための電子デバイスを含む。

こうしたニューロチップそれぞれから延びる細い配線束が、ベルの帽子を経て、彼女がビデオゲームをしている防音部屋に隣接する電子ボックスに達している。この電子ボックスはマスターマイクロコンピュータにつながれ、そこでベルの思考はデジタル信号ストリームに変換される。ベルの脳が発した随意運動の意図に応じて、このデジタル信号が二本のロボットアームの運動を制御するのだ。

しかし脳活動の生データをデジタル運動信号に変換するにはどうすればいいのだろうか。初期には研究者の多くがこの障害の克服がなにより難しいと考えたが、解決策は思ったより簡単であるとわかった。当時デューク大学のわが研究室でポスドクフェローだった、ゲーテボリ出身のスウェーデン人神経生理学者ヨハン・ヴェスベリが私のオフィスに入ってきて、静かな口調だが自信に満ちてこう言った日のことを私は鮮明に覚えている。私たちのBMI用のリアルタイム計算アルゴリズム実現に目《め》処《ど》がついたというのだ。私たちが毎日収集しているニューロンデータの処理をしているときに閃いたのだという。こうした彼の大胆な洞察力がBMIへの道を拓《ひら》くのに寄与したことは疑うべくもない。慎重に検討してみると、多変量線形回帰として統計学者に知られ、エンジニアにはウィーナーフィルターとして知られる比較的簡単なアルゴリズムを用いて、同時に記録された皮質ニューロンの電気的活動の線形和を求めれば、ベルの手の位置を驚くほど正確に予測できることにヴェスベリは気づいた。

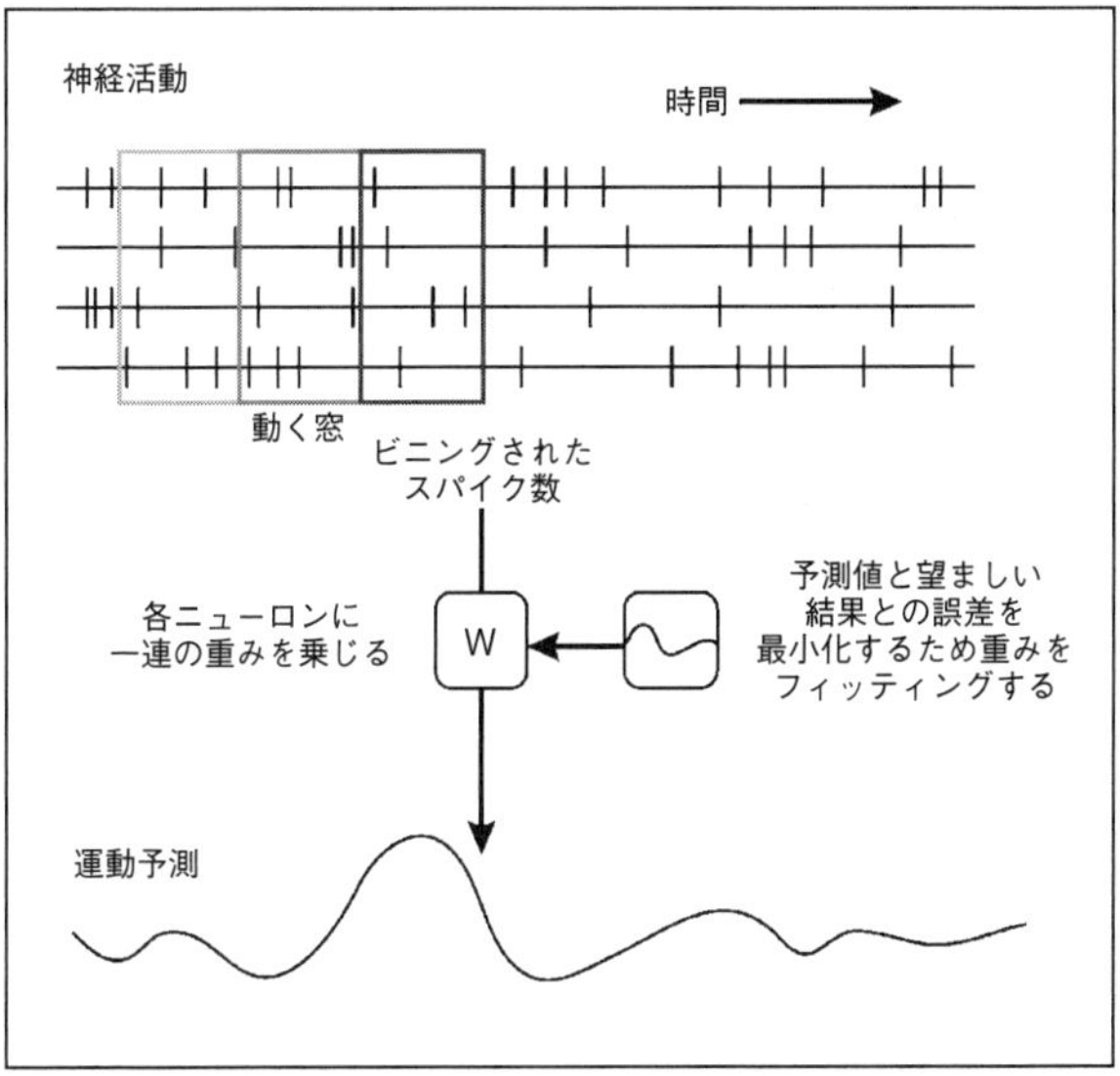

図6.2　生のニューロンの電気的活動をデジタル指令に変換する一般的アルゴリズム。デジタル指令は、脳活動のみにもとづいて、運動学的パラメータを予測し人工ツールを制御するのに用いられる（詳細は本文を参照）（イラストはデューク大学のネイサン・フィッツシモンズ博士）。

このアルゴリズムは、各皮質ニューロンの電気的活動の寄与分に最適な重みを与えられる。こうして重みづけした寄与分の和を求め、連続運動出力信号を発生すれば、ベルの手首の軌跡をロボット装置によって再構築できるのだ（図6・2参照）。ジョン・シェーピンの手動計算から見れば大きな飛躍だった。

ヴェスベリはまず、予測対象となっている腕の自由運動にかかわる良好な推定値を、サルの脳活動のみから求める手法を見出さねばならなかった。私たちはヨザル――か細い腕をもつ小型の霊長類――を実験に使っており、このために正確な運動測定に使える技術は大きな制約を受けていた。彼はヨザルの腕の大きさに見合ったシェイプテープという装置を使うことでこの障害を克服した。シェイプテープとは平たく可撓性《かとうせい》に優れた細いビニールのテープで、光ファイバーセンサーを内蔵している。このテープをヨザルの前腕と手首に巻けば、内蔵センサーがヨザルの腕の動きを検出することができた。ヨザルがある動きをするたびに、腕に巻かれた可撓性テープはある程度動きに合わせて曲がる。テープのたわみ具合を継続して記録することで、ヴェスベリはベルが運動タスクをしているときの手首の軌跡を復元できた。

こうして最初の問題を解決したヴェスベリは、次に皮質ニューロン集団の動的活動を統合するのに最適な計算法の検討に移った。彼は霊長類の脳が筋肉を動かすのにどのような計算をしているかを知ることから始めた。身体のどこかの筋肉が動く数百ミリ秒前に、随意運動指令を伝える信号の処理に取りかかる必要があるというのが彼の直観だった。脳が運動計画を発すると、大きな皮質錐体ニューロンが長く太い軸索を介して脊髄内のニューロンの大集団に指令を送る。この軸索は厚い髄鞘《ずいしょう》に覆われており、すみやかに電気的活動を伝達する。脊髄ニューロンは皮質からの電気的情報を受け取り、最終的な実行運動計画となる信号を発する。

生物が随意運動に高い効率を有する戦略を用いることに感銘を受け、ヴェスベリは生物と同じように思考を行動に変換するアルゴリズムを構築した。ベルが腕を動かしたときの空間内の手首の連続軌跡を予測するため、彼は私たちが記録していた一〇〇個の皮質ニューロンそれぞれが発生する電気的活動を運動開始一秒前まで遡《さかのぼ》って解析した。次にこの一秒間を一〇〇ミリ秒ごとに一〇個の連続区分に分け、「タイムビン（time bin）」とも呼ばれるこれらの区分ごとに各皮質ニューロンが発生した活動電位を数えた。ここまですんだところで、各ニューロンにつき一〇区分のデータをまとめた一時的データベースができあがった。各区分には、ベルが腕を動かし始める前のある瞬間にニューロンが発生したスパイク数が保存されている。つまりヴェスベリは、ベルが数分間腕を動かすあいだ、各運動開始時におけるベルの手首の位置を、ニューロンデータベースを参照することで時を遡って記録したのだ。彼のアルゴリズムのこの部分は「データビニング」として知られる。

次にタイムビンを、時系列を示すとも考えられている二つの大きなデータにまとめた。片方のデータ列は三次元空間内においてベルの手首が描く時間依存軌跡を、他方のデータ列はベルの腕がその特定の場所に達する一秒前に発生した皮質の電気的活動の「ビニングデータ」を含んでいた。これらの二つの時系列データが、ベルの脳が発生した皮質ニューロン発火と彼女の腕の軌跡間の線形相関の測定に用いられた。

この線形相関は高い統計的有意性をもつことがわかった。時系列データが入力されると、ウィーナーフィルターは多数の最適回帰係数を出力する。各回帰係数は、あるニューロンの発火活動を記述する一〇個のビンのうちいずれか一個に対応する。これらの係数値はあるビンに保存された過去のニューロン発火とベルの手首の未来の位置予測間の関連性を直接反映している。すなわち、回帰係数が大きければ、その一〇〇ミリ秒のビンに含まれたニューロン発火はベルの手首が未来に占める位置の予測能力が高い。反対に、回帰係数が非常に小さい値でゼロに近ければ、そのビンに保存された発火活動はほとんど予測能力がないので、計算から除外できる。さらに、回帰係数が正の値なら、過去のある時点におけるニューロン発火率は未来における腕の位置変化と正の相関を有する。だが回帰係数が負の値なら、発火率は腕の位置と負の相関を有するのだ。多数の回帰係数を用いることによって、サンプルされたニューロン集団の発火とベルの腕の運動間の相関を記述する多変量線形式が得られた。私たちは皮質ニューロンサンプルの時間依存活動を時間依存運動軌跡に線形変換するようアルゴリズムを学習させた。そしてさらに長い学習セッションによって回帰係数を安定させた。回帰係数は最適な性能レベルに達したようだった。このためウィーナーフィルターは、通常は脊髄が行なうような複雑な神経生理学的タスクを一定の精度範囲内で人工的に再現することができた（図6・3参照）。

しかし、ヴェスベリはここで止めなかった。自分の新しい計算テクニックの限界を探ろうと、同一ニューロン集団《プール》からの時空パターンを自作のアルゴリズムの複数バージョンにかけて、これらのアルゴリズムが、三次元空間内で時間の関数として位置が変動する手首や肘、肩などの運動予測を同時に行なえるか否か調べた。信じ難いことに、それはうまくいった。唯一の難点は、ウィーナーフィルターが予測運動パラメータごとに異なる回帰係数群をつくり出さねばならないことだった。それでも、これはすばらしい発見だった。重みづけされた別々の線形和を用いて皮質活動パターンを混合することで、ヴェスベリは同時に多数の運動信号を発生することができたのだ。ベルの皮質になんらかの高度なマルチタスキング能力が備わっているのは明らかだった。

次なる問題は、この線形回帰分析を用いた戦略によって、サルのベルの腕のような器用で生き物らしい動きをロボットアームにさせられるか否かであった。答えを得るために、私たちはヴェスベリが最適化し安定させたタイムビン一〇〇〇個分の回帰係数をアルゴリズムにかけなければならなかった。まず件《くだん》のアルゴリズムが各ビンに訓練時に得られた回帰係数を乗じる。すべての積が得られたところ

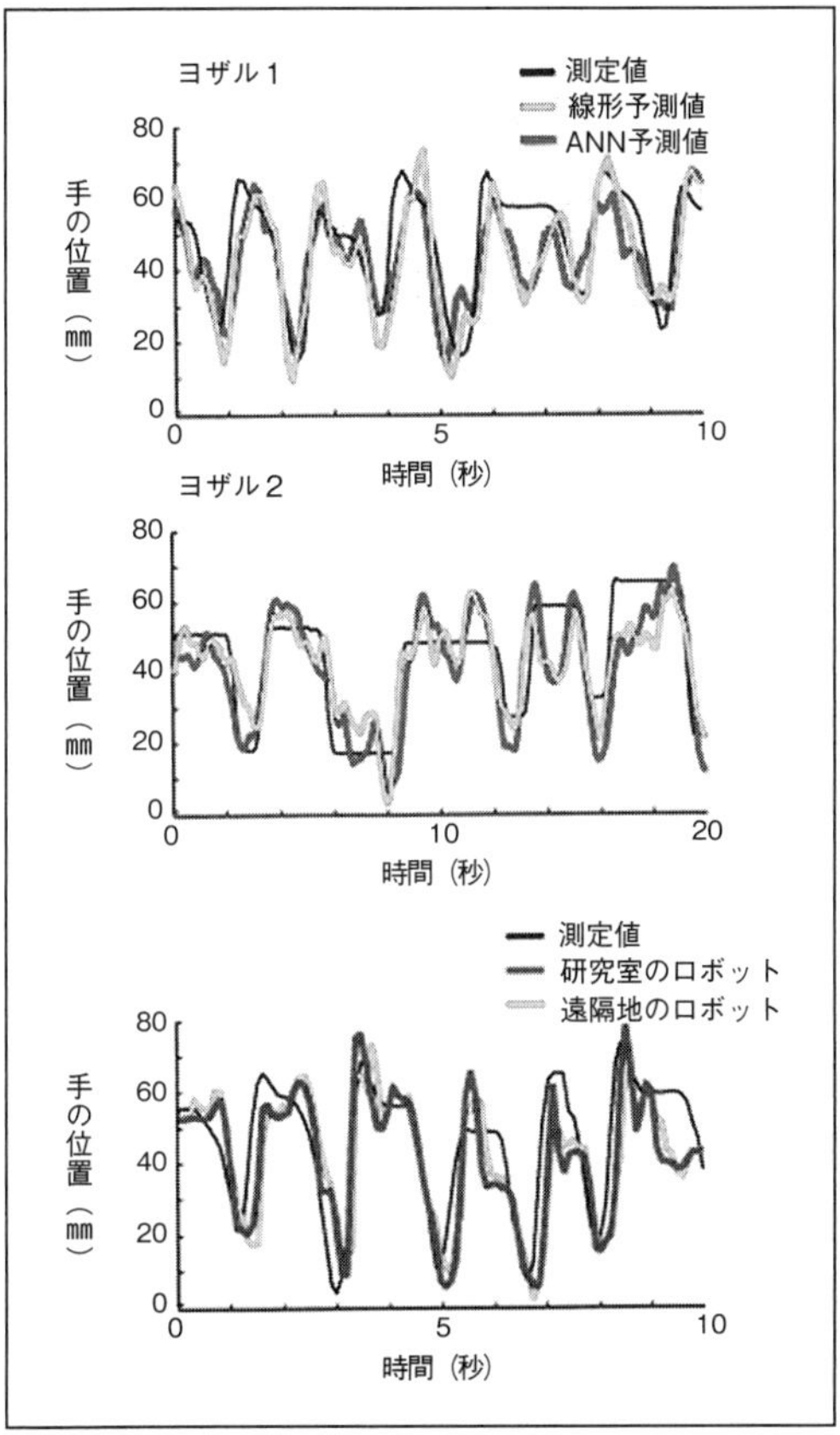

図6.3　ベルの手首はどこへ動くだろうか？　グラフはベルとカルメンの脳活動から得られたリアルタイムの予測値と、その予測値が２匹のヨザルの手が実際に動く場所をどれほど正確に再現するかを示す。下段のグラフは、デューク大学でヨザルたちのそばに置かれたロボットアームも、遠隔地のＭＩＴに置かれたロボットアームも、同じ運動学的予測値を用いて同時に制御できることを示す（J. Wessberg, C. R. Stambaugh, J. D. Kralik, P. D. Beck, J. K. Chapin, J. Kim, S. J. Biggs, M. A. Srinivasan, and M.A.L. Nicolelis, "Real-Time Prediction of Hand Trajectory by Ensembles of Cortical Neurons in Primates." *Nature* 408〔2000〕: 361-65 より）。

で、このアルゴリズムはこれらの積すべてと固定定数の和を求め、ある時点における特定の運動の予測値を発生する。この計算をその後の各時点について繰り返す。アルゴリズムがデータをすべて消化できた時点で、わが研究室のマスターコンピュータがベルの脳から得られた運動制御信号を二台のコンピュータに送る。一台のコンピュータはデューク大学のわが研究室の隣の部屋にあり、もう一台はケンブリッジのMITにあった。どちらのコンピュータもデジタル指令を多関節ロボットアームに与える役目を果たしている。ジョン・シェーピンが行なったラットの実験のときのように、私たちはベルのニューロン活動をわずか二〇〇から三〇〇ミリ秒——通常、皮質内で運動信号が発生するときと、ベルの手か足が動き始めるときを隔てる自然な時間遅延の限界——以内にロボット指令に変換しなければならなかった。

　数カ月にわたる骨の折れる作業を経て、いよいよそのときがやって来た。

　ヴェスベリが実験装備の段取りをすませ、明かりが一個また一個と目の前でランダムに灯り始めると、ベルは待ってましたとばかりにジョイスティックを前後に動かし始めた。それから私の人生でいちばん長かったように思われた三〇分のあいだ、マスターコンピュータが予備線形回帰係数群をどんどん出力し、アルゴリズムのサブルーチンが最適な係数群を得たと知らせてきたところで係数計算が終了した。この時点で係数はほぼ安定しており、ブ《B》レイン・マ《M》シン・イ《I》ンターフェースを動かす準備が整った。

　喉から心臓が飛び出そうな、手の爪を噛みたくなるような、どきどきはらはらの短い時間が流れたが、なにも変わったことは起こらなかった。ベルがゲームし、フルーツジュースがベルの口に流れ続け、部屋がこれまで経験したことのない深い沈黙に満たされた。

　ところが、なんの前触れもなく、デューク大学の繊細なロボットアームが、その金属の関節とゴムの腱を動かし始めたのだ。メインコンピュータの画面上に、二本の輝線《トレース》が同時にプロットされ始めた。赤いトレースがゲームするベルの生物学的な腕の優しい動きをたどり、デューク大学の色の濃紺のトレースはロボットアームの軌跡をプロットする。濃紺のトレースは先を行く霊長類の仲間に追いつこうと躍起になっているようだ。最初の数秒間、二本のトレースはやや離れており、BMIの予測がさほど正確ではないことを示していた。が、しばらくすると互いに寄り添い始め、やがてほぼ重なり合った。

　私は電話口に向かった。MITの同僚が私の連絡を待っているはずだった。

「動いてますか？」と私は訊いた。自分ばかりが舞い上がっていて、向こうが冷静なのが解《げ》せない。

「いや、全然です！　まるで死んでるみたいで。ちっとも動きません」

「なぜなんです？　こちらのアームは隣で動いているのに」

「こっちは動きなしです。アームは止まったままで、まったく動きません。静止したままです。ピクリともしません」

　私は気持ちを落ち着かせようと努めたが、チームのみながMITチームとの会話を耳にし、部屋のなかに緊張と不安が満ちてくるのがわかった。電話口に向き直り、問題の原因を探ろうと考えた。

「わけがわからない。動いていいはずなんだが。通信ケーブルは調べましたか？」

「はい、ぜんぶ調べました。チェックリストを三回は復唱しましたよ。なんだかアポロ13号を思い出します。『ダラム、ウィ・ハブ・ア・プロブレム！』とでも言いましょうか」（訳注　アポロ13号の船長ジム・ラヴェルが言ったとされる Houston, we have a problem! のもじり）

もう、私が最後に思いつくのは一つしかなかった。「こんなときは、こっちではまず電源が入っているかどうか調べることから始めるんですが」

ほんの一瞬、相手はもう私の話には耳を傾けていないように思えた。あまりの苛立ちに、まるで自分に向かってつぶやいているかのようだ。

「コンピュータは再初期化したし、みな……いや、待て。待ってくれ。一つ忘れたことがある。どうして気がつかなかったんだろう？」

「なにを？　なにを忘れたんですか」今度は私が苛立つ番だった。

「ロボットアームの電源を入れるのを忘れてましたよ！」

満員のサッカースタジアムでホームチームがまさかのゴラッソ――すばらしいゴール――を決めたときに似た、大勢の人が同時に大声で叫んだような声が受話器から漏れてきたとき、MITの研究室でアームがとうとう動いているのが私にもわかった。

私たちの研究のこの段階では、ヴェスベリのアルゴリズムは、脳の神経回路が行なう綿密な生理学的タスクをすべて再現することはできなかった。しかし運動制御信号を絶えまなく送り出し、私たちのヨザル、ベルのか細い腕の優雅な動きを再現できるだけで十分だった。

MITの仲間がベルの脳から運動制御信号を受け取り始めると、三番めのトレースが私たちのコンピュータ画面上に現われた。ベルの動きを追跡し、神経科学史にその足跡を残すための短いけれども冒険に満ちた旅に出たのは、今度はMITのロボットアームだった。この瞬間がもつ重大さに息も詰まる思いで、私の脳裏に浮かんだのは、ただガリレオ・ガリレイがローマ教会の異端審問所で自身を弁護した際に言ったとされる言葉のみだった。

「*Eppur si muove*」――「それでも地球は回っている」

二〇〇二年の冬までには、私たちの研究チームはプロジェクトMANE――「すべての神経生理学実験の母（the Mother of All Neurophysiological Experiments）」に取りかかる準備が整っていた。この頭字語は私の少年時代の憧れの的、一九五八年と六二年のブラジルサッカーチームのスター選手、ガリンシャことマヌエウ・フランシスコ・ドス・サントスを思い起こさせたが、これはけっして偶然ではない。彼はこの二度のワールドカップで、世界でもっとも美しく人気のあるスポーツに優秀さの新たな基準をつくったのだ。小児麻痺のために膝や脚の骨が別々の方向に湾曲していたものの、ガリンシャはこの特別な体形を利用して独特のドリブル戦術を編み出した。腰のひねりと相手を攪乱《かくらん》する身体の動きが特徴のテクニックだった。彼はチームメイトにゲームで使う身体の動きのお手本を自らして見せた。それはボールが足の延長となったかのような、見事なバレエダンスだった。ブラジル人なら誰でも知っているガリンシャの愛称がマネ（Mané）だったのだ。

MANE実験の準備、立ち上げ、実行はけっして容易ではなかった。私たちが収集したデータを実際に使うためには、新しい手順や要素を含む計算タスクや各種機器がリアルタイムで完璧に機能しなければならなかった。また、はじめての試みならなんでもそうだが、この実験がどういう結果をもたらすか、予想は難しかった。さらに当時、米国国防高等研究計画局（ＤＡＲＰＡ）担当官だった優秀な科学者アラン・ルドルフの力強く先見の明ある支援がなければ、私たちはＭＡＮＥ実験を行なうだけの資金を集められなかっただろう。

数カ月かけて巨大なハードウェアを組み立て、新しいコンピュータプログラムを書き、コンピュータのバグを取り除き、なかでもいちばんの難物のオーロラにビデオゲームをするよう仕向け、とうとう最初の通しでのテストを行なうときを迎えた。

実験を「始める《ファイアアップ》」準備をするあいだ、私たちの会話はときどきこちらを急《せ》かすオーロラの声に遮《さえぎ》られた。彼女が少しばかり我慢が足りないのも仕方がなかった。数週間にわたる猛烈な訓練の末に、いよいよだと意気込んだ実験の実行がこのところ何度かつぶれていた。珍しくその夜は、制御室の大きな実験台に据えつけられた私たちのコンピュータがクラッシュもせず、大量の入力データをものともせず呑み込んでいった。

オーロラはいつものようにお気に入りの椅子に鷹揚《おうよう》に座り、最新のジョイスティック、フラットパネル液晶モニター、フルーツジュース・ディスペンサーに囲まれていた。実験の成績次第で好きなだけジュースを飲めるようになっている。近くには、この種のものでは世界でも最大級の五一二チャネル・マルチニューロンデータ収集プロセッサ（ＭＮＡＰ）が設置され、いつでもオーロラの脳活動を記録する準備が整っていた。今回の実験では、私たちは九六チャネルしか使わない予定だった。チームの他のメンバーのホセ・カルメナとミハイル（ミーシャ）・レベデフは実験棟の周りで待機していた。カルメナはとても活動的な元電気技師で、それぞれに二台のモニターをつなげた複数のマイクロコンピュータを走らせるのが飯より好きなスペイン人だった。レベデフは物理学者から神経科学者に転身したロシア人で、さまざまな問題を解決する頼もしい能力をもつ。二人とも大のサッカーファンだ。当然だ。しかしレベデフは実験にとってとりわけ有用な人材だった。彼は以前の仕事でオーロラと仕事した経験があり、彼女がどれほど気難しいか身にしみて知っていたのだ。

制御室ではすべてが順調に運んでいた。カルメナが気でも触れたかのようにコンピュータ間を飛び回って状態を確かめるあいだ、私はたくさんのビデオカメラの映像を表示している一連のテレビモニターで、オーロラの「ボディランゲージ」をずっと観察していた。

制御室の背後には頑丈な産業ロボットアームが設置されていた。アームは七自由度をもち、未発達の手の先端には二個の指のような付属物があって、簡単な物体をつかんでしっかりと保持できるようになっている。ロボットは静止したままで、人工の肩や肘は少し伸ばされ、手は完全に開いていた。美しい機械だ。あたかも静止した関節やモーターを制御して目的をもつ協調運動を発生させ、なにか意味のあることをさせてくれと誰かに訴えかけているかのようだ。

陽気な声を上げながら、オーロラ――いや、オーロラの脳と言うべきだろうか――は、驚嘆すべきことをやってのける準備が整っていた。これまでの実験でロボットアームが動かないと、オーロラはそれは自分のせいではないと断固として表明したものだった。しかし、今夜の彼女は文句も言わずに協力している。レベデフが研究室に入り、オーロラの椅子の隣にあるケーブルやハードウェアの側を通り過ぎざまに、彼女の耳元でロシア語でなにか囁いた。彼はあのときなにを言ったのか私たちに教えてくれたことはないのだが、彼の言葉がオーロラの励みになったのは明らかだった。目の前のコンピュータ画面を一心不乱に見つめ、自分を撮影している一台のカメラに向かっておどけて見せた。彼女が楽しんでいるのは間違いない。しかし、そのもの問いたげな眼差しを見れば、すでに彼女が忍耐の限界に来ており、実験を始めたがっているのは一目瞭然だった。

レベデフがオーロラの部屋の扉を閉めると、カルメナがただちにMANE実験に「ゴー」サインを出した。この瞬間に、何十年にもわたる研究と、いつの日か健康だったときの運動機能を少しでも取り戻したいと夢見る何千万人もの重度麻痺患者の願いが激しく絡み合った。

実験の成否の大半は、マルチ《M》ニューロン《N》データ収集《A》プロセッサ《P》、コンピュータ数台、そして――なにより――オーロラ自身の頑固な脳にかかっていると私たちは十分承知していた。彼女がジョイスティックを左手でそっと握り、私たちにとってこのうえなく興味深く魅力的な、その「随意運動を行なうぞ」という思考を大好きなビデオゲームに集中させると、私たちの注意はコンピュータ画面上ですばやく点滅するマトリックスに釘づけになった。マトリックスは、私たちが記録している九六個の皮質ニューロンの集団によって生み出される電気的活動を示していた。私は制御室にスピーカーを設置し、彼女の脳のシンフォニーに耳を傾けられるようにしていた。それは激しくも美しい稲妻が静かな南国の夜空を駆け抜けるときの雷鳴に似ていた。思いがけぬ自然の奇蹟を目《ま》の当たりにしたときの驚愕にも似た深い畏怖の念に打たれ、私たちはすっかり、オーロラが寛大にも与えてくれた秘密と啓示のとりこになっていた。

オーロラの運動思考のサンプルは、彼女の脳の複数の皮質領域から同時に得られた。それまでの三〇年に多くの研究室で行なわれた実験では、前頭葉と頭頂葉のどの皮質領域がオーロラのような動物による特定の四肢の運動にかかわっているのかが同定されてきた。私たちの実験では、オーロラは腕と手を正確に動かしてジョイスティックを操作し、コンピュータ画面上のカーソルの二次元の軌跡を制御する必要があった。カーソルを動かすことによって、オーロラは標的――塗りつぶした大きな円――を捕らえる。円は各実験試行のはじめに画面上のいろいろな場所にランダムに現われる。オーロラは左腕と左手を使うこのビデオゲームにかなり習熟していた。標的を五秒以内に捕まえれば、とてもうれしい褒美が待っているからだった。大好物のフルーツジュースがもらえるのだ。ゲームで円を捕まえるたびに、オーロラの口にジュースを流す電磁弁が開き、制御室はその甲高い音に満たされた（図6・4参照）。

オーロラがゲームを始めると、私たちはオーロラの脳内の六つの皮質領域に分散するニューロン集団サンプルが発する電気信号の時空パターンを、MNAPによって記録することができた。それぞれの活動電位はたいてい約一ミリ秒にわたって発生して制御室内のコンピュータ画面上に現われ、私たちはオーロラの脳活動をリアルタイムで観察した。眼前で繰り広げられるこれらの時空パターンを熱心に追い求め、オーロラの脳が偉大な作曲家のようにニューロンシンフォニーを創造する過程を正確に解読しようと試みた。

コンピュータの画面上には、オーロラの脳回路を構成するニューロン集団によって発生された電荷の大きな波動が現われた。豊穣な電気の海、止めどない電気パルスの流れは、個々に考えるならたいした意味はなさないが、すべてを合わせれば巨大な稲妻を発生し、オーロラ一世一代の物語を紡ぎ出した。それは一つひとつの運動、感覚、夢、記憶、悲しみを、そして彼女独特のキャラクターのお

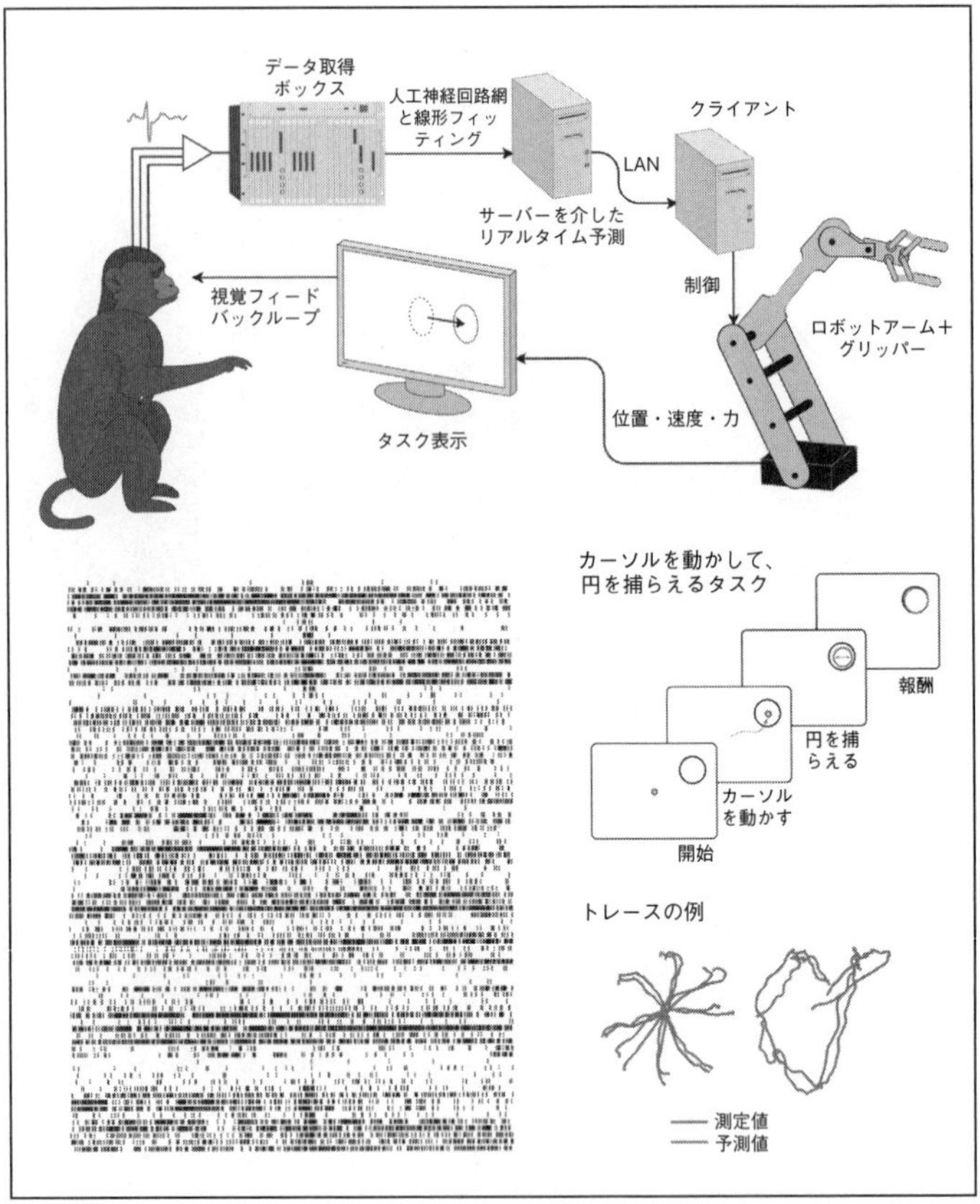

図 6.4　オーロラはジョイスティックを失い、心が解き放たれる。上段に示すのは、オーロラが脳活動だけでロボットアームの動きを制御するのに使う実験装置。下段の左は、オーロラの脳内にある 96 個の皮質ニューロンの電気的活動サンプルを示す。Y 軸上の縦の棒は、それぞれに各単一皮質ニューロンが発生した活動電位を示す。X 軸は時間（10 秒）を表わす。右はオーロラが行なったタスクのイラストと、脳活動の組み合わせによる腕の動きの予測値の例を示す（J. M. Carmena, M. A. Lebedev, R. E. Crist, J. E. O'Doherty, D. M. Santucci, D. R. Dimitrov, P. G. Patil, C. S. Henriquez, and M.A.L. Nicolelis, "Learning to Control a Brain-Machine Interface for Reaching and Grasping by Primates." *Public Library of Science* 1〔2003〕: 193–208 より）。

もとである、あの喜びはしゃぐさまをも余すことなく語る。これこそヒトの脳をも定義する本質であり、人類の一人ひとりをほかの誰とも異なり、それでいていかにも似通った存在にするものなのだ。私たちは移ろいゆく思考の一生を、誕生時の儚《はかな》く予測不能な種子から、さざ波のように自在に広がり苦悶に満ちた消滅にいたるまでの道のりを、大脳皮質の静謐な皺の山と谷に見ているのだ。

私たちはそこに数分間座り、オーロラの思考に無条件の愛着を覚えずにはいられなかった。オーロラが私たちの一員となったという究極の証しがここにあった。自分のいちばん大事な所有物である思考を共有することで、彼女は私たちに対する友情を示しているだけではなかった。無数の人びとが将来恩恵を被るように、己《おの》が身を捧げて脳内探究を許すという、このうえない利他主義の範を示したのだ。

しかしこの厳《おごそ》かな貢ぎ物を無駄にせぬためにも、私たちは仕事に取りかからなくてはならない。最初の目的は、オーロラがビデオゲームをしてフルーツジュースを褒美にもらうときに発生する運動制御信号のシンフォニーに皮質ニューロンが参加しているあいだに、できる限り多くの皮質ニューロンの活動をサンプルし記録することだった。それがすんだら、オーロラの脳が発生した電気信号を一連の簡易数理モデルにかけ、これらの信号からオーロラが左腕と左手を動かすのに必要とした運動指令を抽出する。こうした指令とはたとえば、彼女の手首、肘、肩の連続して変化する空間位置と速度、そしてジョイスティックを動かす際の握力といったものだった。これらの指令もヨザルのベルの場合と同様、彼女のニューロン活動の線形和——関連するパラメータの多さを考えるならきわめて簡単な計算と言える——のみから算出することができた。

実験開始後三〇分、最初の朗報があった。オーロラがコンピュータ画面に現われた新しい円を捕まえるために行なうカーソルの動きを、彼女の脳活動の九六個のサンプルのみからきわめて正確に、リアルタイムで予測できることがわかったのだ。換言すれば、私たちは褒美のジュースをもらうためにオーロラが行なう動作を再現できるのである。

しかし、これも次に判明したことの比ではなかった。

オーロラの脳が発生する電荷の音が制御室を満たしていたことから、私たちはやがて彼女が腕や手を動かす前にすでにニューロンの発火頻度に変化が見られることに気づいた。オーロラが実際に腕のどこかの筋肉を収縮させるかなり前——運動が起きる数百ミリ秒前——に彼女がどういう動きをしようとしているかを知ることができた。私たちが耳にしている脳の信号に、オーロラがビデオゲームをするのに必要な運動計画が十分に含まれていたのだ。

オーロラの動きがより精確になるにつれ、彼女は腕前を上げ、ビデオゲームの新しい試行のたびにほとんどすべての円を捕まえてつかむまでになった。そしてオーロラの技が上達するにつれ、私たちの数理モデルも改善した。私たちのモデルはすでに最適性能レベルに達していた。つまり、脳由来の信号を入力するだけで、オーロラが腕の筋肉を一つでも動かす前に、オーロラが行なおうとする腕や手の動きの軌跡を驚くほど正確に予測する時間依存出力を生み出せるのだ。

次に、私たちはこれらのモデル出力を制御室内のロボットアームに送った。数秒ためらったあと——どうやらロボットアームもその瞬間がもつ重みを肌で感じ取ったらしい——、アームはオーロラの左腕と左手に似た動きを始めた。オーロラの運動思考によって、彼女自身の腕だけでなく、いまやオーロラの生物学的な腕と動きをシンクロさせている、ロボットアームも直接動かされていた。彼女の腕と同じように、ロボットアームも彼女の脳の指令にやすやすと従っていた。実際、彼女の随意運動の意図とロボットアームの動きとでは、ほとんど差異が認められなかった。強いて言えば、ロボットはその女主人の命令に応えて動くのがやや早かったが。

　ロボットアームの動きがどんどんその精確さを増したため、いよいよ私たちに、オーロラの運動指令がいかに強力なものであるかを確かめる機会が訪れた。レベデフがためらいもせず実験室に入り、ジョイスティックをオーロラの手の届かない範囲にそっと移した。彼女に励ましの言葉をかけると、コンピュータ画面でゲームが進行中の部屋を後にした。ここでカルメナがカーソル運動の制御手段を、オーロラが大好きなジョイスティックから、ブレイン《B》・マシン《M》・インターフェース《I》に制御されたロボットアームの手首に移した。つまりこの時点から、コンピュータのカーソルを動かし、標的を捕らえてつかみ、ビデオゲームに勝って褒美のジュースをもらうのにオーロラに残された選択肢はただ一つしかなかった。ジョイスティックも自分の腕ももう使えない。彼女は、ＢＭＩを操ってこの複雑な運動タスクをするしかないのである。

　ベルの実験装備と同じく、このＢＭＩはただ頭で考えるだけで上肢運動をするためにつくられていた。標的を捕らえるためには、オーロラはロボットアームにさせたい運動を想像しなければならない。手ではなく思考によってカーソルを画面上の正確な位置に導き、円を捕まえるのだ。むろん円は目の前にはあっても仮想の標的だったから、オーロラは空間内でアームがボールに触れているところを想像せねばならない。

私たちはこの種の実験をするようにオーロラを訓練してはいなかった。彼女は自身の判断でBMI操作の糸口をつかまねばならない。状況は大きく変わった。最初、彼女はとまどい、驚いたようだった。ややためらったあとで何度か失敗すると、オーロラはこれまで論文を却下され面目を失ったどんな科学者よりも見事に、新たな局面に適応した。嬉々とした声を上げて、なにをすべきか理解したことを私たちに知らせると、筋肉がよくついた長い両腕を椅子の肘当てに置いた。画面に集中し、注意深い目でカーソルを捕らえて次の標的の円が現われるのを待った。制御室では、多くの科学者からそんなことはありえないと言われ続けていたことが起こり始めていた。最初の稲妻がオーロラの皮質を駆け抜けると、私たちの数理モデルがオーロラの運動の意図をリアルタイムに解読し、制御室は何百という活動電位の音と光に満たされた。オーロラが自分の思考の結末を見る前に、BMIは彼女の脳活動から抽出した運動指令をすでにロボットアームに転送していた。画面に新しい標的が現われるや否や、ロボットアームが動き始め、捕らえ難い未知の標的の姿を制御室の空虚な空間内に探した。その位置を知るのは、オーロラの目と脳のみだった。オーロラの前の画面では、コンピュータのカーソル――いまはロボットの手首の制御下にある――が、標的のど真ん中を目指して意図的な曲線を描く美しい軌跡に移った。最初の標的もそれに続くたくさんの標的も機械のアームによって捕らえられ、その自発的な脳活動のみによって生み出された動きはあたかも人の手のように優美だった。ついに、オーロラの脳はその生物学的身体の制約から解き放たれたのだ。

いまやオーロラはただ考えることによってビデオゲームをしていた。自分の腕を動かす必要はないのだ。身体から自由になり独立を果たした彼女の脳活動によって、この研究室の壁を隔てた向こう側で、彼女が意図したとおりに仕事がこなされていた。しかしなにかもっと想像を絶することが私たちの眼前で起きていた。オーロラのニューロンがロボットアームの動きを直接制御するにつれ、彼女の脳はその機械を自己の身体のニューロン像に同化させ、それが自身の延長であるかのように振る舞い始めたのだ。

オーロラがBMIを用いて達成した功績によって、ニューラルアンサンブル生理学の第三原理、分散コーディング原理が立証された。

分散コーディング原理

脳で処理される情報は、それがいかなる種類のものであろうとも広範囲に分散したニューロン集団の再編成をともなう。

オーロラがこの功績を上げてから、この原理は世界中の多くの研究室で行なわれた多くの実験によって実証された。こうした実験は脳回路が知覚、運動、認知タスクにかかわる情報をどう処理するかを測定するものであった。ひと言で言えば、オーロラの脳内で広範囲に分散したニューロン集団をサンプルすることにより、私たちは彼女のニューロンの確率論的性質を決定論的挙動へと、数学的に変換できたのである。

第5章で見たように、私は分散コーディングの特色は、時空受容野と皮質地図の動的理解にあると考えている。したがって皮質領域の機能特化は、はじめこそ発達初期における皮質形成によって決定されるとはいえ確率論的なのである。これが意味するのは、皮質領域はけっしてある特定の機能に一〇〇パーセント限定されているわけではないということだ。したがって第一次体性感覚野《S1》内に空間的に分散した神経回路は特定の触覚刺激に呼応して発火する確率がきわめて高いものの、これらの回路が異なる感覚様相の刺激に呼応して発火する確率はゼロではない。さらに一定の文脈においては、とりわけ身体的制約の変化がかかわる場合――オーロラがビデオゲームでジョイスティックを使えなくなったときなど――には、ニューロンはもともと割り当てられていた様相以外の刺激に激しく反応することがある。もともとの身体的制約の変化（失明など）、経験上の変化（ピアノをひく練習をするときなど）、タスクの要求の増加（トリプルエーからメジャーリーグに昇格したときなど）などがあれば、それがいかなるものであっても、すぐさま機能分布は変更され、諸機能が皮質全体に再配分される。この分散処理の概念は、大脳新皮質全体に当てはまる普遍的コーディング戦略であり、局所的な亜領域でも全体でも有効であると私は主張したい。

　この神経生理学的分散コーディングのおかげで、ＢＭＩが脳活動によって制御されるロボット装置に運動を生起できると明確に立証できれば、壮大な夢が現実のものとなるかもしれないと私たちは考えた。またセザール・ティモ＝イアリア博士の身体を蝕んだ筋萎縮性側策硬化症（ＡＬＳ）によるものも含め、重度の身体麻痺を抱えた何百万人という患者の運動能力を回復するための新世代の人工神経装置開発にＢＭＩが道筋をつけるであろうと私たちは主張した。「すべての神経生理学的実験の母（ＭＡＮＥ）」実験は、脳回路の作用を支配する基本的なメカニズムを調べるまったく新たな実験ツールを提供したうえに、こうした臨床手段が研究に値すると証明してのけたのである。

制御室では、オーロラがフルーツジュースを浴びるほど飲み、電磁弁が開く甲高い音が流れ続けた。その明るい顔を見れば、私たちに提示された予期せぬタスクの勝利の一瞬一瞬を彼女が楽しんでいるのは明らかだった。実際、私たちが喜びを分かちあい抱きしめあったあとで制御室の椅子に戻ったとき、オーロラがあの輝くいたずらっぽい瞳を画面から離し、一台のビデオカメラをとおして私たちを見つめ、彼女にしかできないような魅惑的なウィンクをしたのだ。あれは私の想像だったのだろうか。

明らかに、そのウィンクを見たのは私だけだったようだ。レベデフもカルメナもそんなことは絶対にありえないとすぐに言い張った。しかし、私たちがその夜達成したことはみなかつて不可能とされていたことなのだ。だから、ある日ビデオカメラの映像をよく調べたら、オーロラがほんとうにアカゲザルならではの芸当をもう一つ成し遂げていたとわかったとしても、私は驚きはしない。

第7章　自己制御

一九六〇年代なかば、脊髄腹側角にある単一α運動ニューロンの軸索によって刺激される筋繊維の随意制御にヒトが高い能力を示した、という趣旨の論文が数篇発表された。これこそバイオフィードバック研究時代の幕開けであった。これらの実験に参加した人びとは、筋肉に挿入された電極によって記録された活動を、視覚または聴覚（光の点滅かスピーカーの音）によってフィードバックされ、シェリントンの「運動単位」（訳注　一個のα運動ニューロンと、その運動ニューロンが支配する筋繊維集団のこと）の制御に高い能力を示したのだった。このようなバイオフィードバック実験によって一五分から三〇分訓練しただけで、たいていの被験者はたいそうな熟達ぶりを見せた。さらに訓練を重ねると、最初に選んだ運動単位を抑制し、別の運動単位を意のままに制御することもできた。

同じころ、当時ミシガン大学に所属していたジェイムズとマリアンヌ・オールズ博士夫妻が、軽度に麻酔をかけたラットの脳の報酬‐快楽系を刺激することによって、多数の感覚運動皮質領域内の個々のニューロンの発火率を人為的に増加できることを解明した。彼らの実験では、記録されている単一ニューロンが活動電位を発すると、ラットは摂食や交尾などにかかわる強力な快楽を誘起する脳構造に外因性電気刺激を直接受けた。観察対象とされた皮質ニューロンが発火するたびに、ラットはオーガズムに近いなんらかのバイオフィードバックを受けたことになる。夫妻はこの精巧な強化ループによって、ニューロンの発火率に著しい増加が見られることを観察した。

　こうした研究に触発され、ドイツ系アメリカ人神経生理学者のエバーハルト・フェッツは、自身の画期的な霊長類実験にバイオフィードバックを採り入れようと決意した。高名な疼痛神経生理学者であるパトリック・ウォールのもとで研究し、MIT物理学部を卒業したフェッツは、シアトルにあるワシントン大学生理学・生物物理学部と地域霊長類研究センターに身を落ち着けた。将来を嘱望された助教授となり、行動中のサルを対象に単一ニューロン記録するための新手法をも習得した。さらに、オペラント条件づけ（訳注　被験体の自発的《オペラント》行動に刺激をともなわせることで反応を強化する操作）の専門家で高名な研究心理学者のドミニク・V・フィノッキオと行なった幅広い共同研究によって、しだいに皮質ニューロンの生理学的特性を調べるには別の方法があると気づいていった。

　一九六九年、フェッツはワシントン大学ではじめて行なった実験の一つを《サイエンス》誌に発表した。実験で彼は、覚醒アカゲザルの第一次運動野（M1領域）内にある個々のニューロンを調べるのに新しい手法を用いている。科学者のなかにはフェッツのアプローチを退ける人もいたものの、三〇年後にブレイン《B》・マシン《M》・インターフェース《I》が創造される礎《いしずえ》を築いたのはこの実験であった。

　当時主流だった霊長類神経生理学者の例に漏れず、フェッツは単一ニューロンが発する細胞間隙内の電気的活動を、一個のタングステン微小電極を用いて毎日数時間ずつ観察することから始めた。そのニューロンの記録が終わると、液圧マイクロドライブを用いて微小電極をＭ１領域に数百ミクロンゆっくりと下降させた。しかしフェッツの実験手法で昔ながらの部分と言えば、そうした逐次記録のみだった。剛胆さと独創性に満ちた彼は、サルが褒美にもらう食べ物の量と、彼が記録している単一皮質ニューロンを強く発火させるサルの能力を関連づけることを思いついた。それはサルの脳活動がどれほど多くの褒美をもらえるかを決定することを意味した。このときの褒美は快楽中枢の微小刺激ほど愉悦に満ちたものではなかったかもしれないけれども、それでもなかなか魅力的なバナナ風味のペレットだった。

　フェッツの実験装置は、オペラント条件づけとバイオフィードバックを組み合わせたものだった。フェッツはサルの第一次運動野《M1》領域内の単一ニューロンを分離し、それが発する活動電位を記録した。活動電位がある閾値を超えるたび、トリガーメカニズムが電圧パルスを発生した。これらの電圧パルスは、フェッツが「活動電位積分器」と呼んだ簡単な抵抗式電圧積分器によって積分された。積分器の電圧レベルが十分高くなると、給餌器がサルの口にペレットを与える。これによってニューロンの発火率と褒美の食べ物のあいだに直接のつながりが確立された。

　被験動物のサルがバナナ味の食べ物をたやすく得られるように、フェッツは観察中の皮質ニューロンが個々の瞬間にどれほど強力に発火しているかを間接的に知らせる視覚・聴覚フィードバックをサルに与えた。何度か訓練セッションを終えると、どのサルも大きなクリック音か明るく表示されたメーターの針の動きを、それに合わせて与えられるおいしい食べ物と結びつけた。彼が衝撃的だと感じたのは、ヒト以外の霊長類もヒトと同じように個々のＭ１ニューロンの発火を意のままに制御できるということだった。

フェッツが詳しく調べてみると、サルたちは観察対象のニューロンを一〇〇から八〇〇ミリ秒にわたって発火させた。《サイエンス》誌で彼は、それは「ときおり肘の曲げや手首の回転など特定の協調運動をともなった」と述べている。しかし「ときおり」なのだ！　のちの論文でフェッツは、彼が記録した運動皮質ニューロンでは、発火率が増加してもなんら筋肉収縮につながらないことはままあったと強調している。さらに不思議なことに、こうしたニューロンは例外なく特定の筋肉が収縮した際に発火した他のニューロンに囲まれていたという。

このときなにが起きていたのかを探るため、一九七〇年代初期、フェッツとドミニク・フィノッキオは活動電位積分器の改良に着手した。改良版では、サルが座る椅子に手が加えられていた。サルは頭を動かせず、左手はギプスでやや傾いた状態に保たれる。サルが等尺性の運動（筋肉の長さや関節角度を変えずに筋力を出す）をできるように、サルの腕は肘が九〇度で曲がり、手首と手指が一八〇度完全に開いた状態にギプスによって維持される。腕にある四個の筋肉に編目状のステンレス電極対が挿入され、連続筋電計（ＥＭＧ）で記録が行なわれた。

しかしもっとも重要な相違点は活動電位積分器の動作原理そのものにあった。積分器に単一ニューロンの電気活動のみを入力する代わりに、フェッツとフィノッキオは別の入力もいくつか付け加えた。記録されている四個の筋肉それぞれが電気的活動に対応して発生する電圧パルスも入力としたのだ。この構成では、それぞれの入力――それが一個の筋肉か一個のニューロンであるかにかかわらず――の寄与分に異なる重みづけをすることができた。すなわち、積分器の最終的な電圧レベル――つまりどのような電気的活動によってサルが褒美の食べ物にありつくか――を決定するにあたり、フェッツとフィノッキオはある筋肉（またはニューロン）の寄与分を変えられたのだ。

サルがこの改良装置に慣れたところで、フェッツとフィノッキオは単一筋肉、単一ニューロン、筋肉小群、筋肉のそれぞれとニューロン活動の異なる組み合わせを、積分器に主入力として与えて結果を調べた。この視覚・聴覚フィードバックキューを与えられ続けたサルの多くは、実験開始直後から、あらゆる筋肉を同時に収縮させて高電圧を発生しようとした。彼らはゲームの新ルールを理解しており、霊長類仲間であるヒトの鼻を明かそうとしたのだ。被験動物の行動を調整するため、フェッツとフィノッキオはフィードバック機構に変更を加え、どの筋肉が収縮したかがわかるよう、異なる色の電球を使った。これによって、特定の筋肉の収縮を促し、他の筋肉の収縮が積分器の出力電圧に含まれないようにした。サルたちも、選ばれた筋肉を収縮したときしかペレットをもらえないことをすぐに理解した。

それぞれのサルが一個の筋肉に随意運動させることを学習したところで、フェッツとフィノッキオは単一M1ニューロンの活動を連続記録した。その結果、サルのM1領域内の単一ニューロンの大半は、筋電計には活動が記録されていないが、サルの反対側の腕の関節が受動的に運動したときに発火した。このことは、末梢からの感覚情報が運動皮質の大半のニューロンに影響を与えたことを意味していた。

フェッツとフィノッキオが、装置を用いて四個の筋肉それぞれの等尺性収縮を強化すると、記録した皮質ニューロンは予期せぬ特性を示していた。たとえば、単一ニューロンの多くが、複数の筋肉の収縮前か収縮中に発火率を変更できるらしかった。実際に、どの四個の筋肉の場合も、一部のニューロンは同時に活性化したが、その発火強度は同じだったり異なったりした。ラットのヒゲの動的受容野の場合と同様に、フェッツとフィノッキオは、個々の第一次運動野《M1》ニューロンが筋肉収縮の前に発火すること、ニューロン発火と筋肉収縮の相関が運動の文脈と種類によって著しく異なることを立証した。これらの発見が得られた結果、フェッツはのちになって、単一の皮質ニューロンの発火によって同時に活性化される筋肉群を指す筋肉野（muscle field）という造語を生み出した。筋肉野は、並列「ラベルドライン」が個々のＭ１ニューロンを個々の特定の筋肉につなげるという概念とは相容れなかった。

　フェッツとフィノッキオの実験装備からもっとも驚くべき結果が得られたのは、個々のニューロン発火と個々の筋肉間に観察される相関を排除しようと、活動電位積分器の重みづけを変更したときだった。両人がしたことと言えば、積分器の最終電圧において、単一皮質ニューロンの高発火率を強化する一方で筋肉活動を抑制しただけのことである。わずか数分後、サルたちはもっとも高い相関を示す筋肉を含む筋肉野に同時に電気的活動（そして収縮）をまったく起こすことなく、ニューロンの発火率のみを選択的に上げたのだ。選択的強化によって、フェッツとフィノッキオは皮質ニューロンの活動を末梢筋肉の収縮から完全に分離するようにサルを訓練したことになる。

　この証拠にまだ飽き足らず、両人はさらに筋肉の収縮を強化する一方で、単一ニューロンの発火を抑制するという逆の効果を得ようと試みた。実験に選ばれたニューロンと筋肉の対（Ｍ１ニューロンと二頭筋）は発火にきわめて高い相関を示していたし、実験時に被験動物はすでに疲労困憊しておりバナナ味のペレットに飽きてもいた。それでもフェッツとフィノッキオの報告によれば、ニューロンの発火が一〇パーセント抑制される一方で、二頭筋の活動は三〇〇パーセント上昇した。そのとき観察していたのは第一次運動野《M1》のたった一個の細胞であり、M1領域全体の動的活動を観察していたわけではなかったが、彼らは肉体から精神を分離することがほんとうに可能であるという強力な証拠を示したのだ。

この一連の実験によって、フェッツとフィノッキオはM1ニューロンの発火と筋肉活動の関係にさらに柔軟性があることをも解明した。科学において稀にしか見られない類いの不可思議な偶然によって、ドイツ人科学者のエドゥアルト・ヒッツィヒとグスタフ・フリッシュによる運動皮質発見——脳機能局在論者にとって決定的なよりどころとなった知見——からきっかり一〇〇年後、若きドイツ系アメリカ人生理学者が今度は、この同じ第一次運動野内の単一ニューロンに活動電位が発生しても、かならずしも身体末梢での筋肉収縮にはつながらず、多数の筋肉制御を動的に変えるわけでもないと主張したのだ。皮質機能はけっきょくのところ、それほど局在しているわけでも、あらかじめ定まっているわけでもない。柔軟性や微調整の余地は十分あり、それは運動皮質においても変わらないのだった。

エバーハルト・フェッツが思考の褒美にバナナ味のペレットを与える実験に磨きをかけていたころ、脳内の律動的なニューロン活動を強化するよう動物や人間を条件づけすることが可能かどうか、実験を進めている研究室が数カ所あった。フェッツとフィノッキオがサルを対象に用いたオペラント条件づけに似たさまざまな条件づけ手法や、非侵襲的な頭皮上脳波計測を用いて、何人かの神経生理学者が被験者のヒトの視覚野や感覚運動野内の脳波を記録し、脳活動に対してバイオフィードバックを与えた。要求された脳波を発生すると、被験者は心地よい音、明かりの点滅、さらには快い画像の提供などの報酬を与えられた。

この基本的アプローチにもとづくさまざまな手法によって、サンフランシスコのラングレー・ポーター神経精神医学研究所のジョー・カミヤをはじめとする研究者たちは、ヒトはある特定の運動単位の制御を学習できるだけでなく、アルファ波の出現の制御をも学習できると報告した。通常、アルファ波とは、両眼を閉じてくつろいだ状態で視覚野に発生する八から一三ヘルツの振動のことである。同様に、カリフォルニア大学ロサンゼルス校神経解剖学部のM・バリー・スターマンらは、ネコは褒美の食べ物か快楽中枢の直接刺激で強化されると、ミュー波の生成を学習できることを発見した。ミュー波とは、ネコがなにもしていないとき、あるいはなにも四肢の動きをしていないときに、感覚運動皮質で検出される七から一四ヘルツの振動のことである。

状況は混乱をきわめ、作家のエドモンド・デュワンなどは、アルファ波の制御がお手のものになり、脳波でコンピュータにモールスコードを送れるなどと主張した。

脳波を用いたフェッツも他の研究者も当時は予想もしていなかったのだが、バイオフィードバックの画期的な研究によって科学界は奇妙なかたちで分裂した。単一ニューロンとニューロン集団のどちらが思考の基本的機能単位であるかという知的論争とは異なり、この分裂はフェッツのように脳信号を得るのに頭蓋内脳波記録のような「侵襲的」手法を用いる人と、頭皮上脳波記録のような「非侵襲的」手法を用いる人を分けるものだった。脳活動のサンプリング手法にかかわるこれら二つの一般的アプローチの基本的な相違点は、今日《こんにち》、侵襲的および非侵襲的ブレイン・マシン・インターフェース（ＢＭＩ）をそれぞれ追究する人びとのあいだに、克服し難い溝となって残っている。

バイオフィードバックがいつどのようにＢＭＩの発明に寄与するのかを明確にした最初の人物は、バイオフィードバック先駆者の一人ではなく、アメリカ国立衛生研究所（ＮＩＨ）に所属するある皮質神経生理学者だった。一九八〇年に《生物医学工学紀要》に発表した論文でその人物、エドワード・シュミットはある新分野を創造する旨の科学声明を出した。その新分野は、重度麻痺患者に運動能力を取り戻させるための新世代の人工装具製作をその目的の筆頭に挙げていた。

残念なことに、シュミットの大胆な提案はたちどころに二つの大きな壁にぶつかった。一方は理論に、他方は実験にかかわるものだった。提案からわずか数年後、アポストロス・ゲオルゴプーロスらが、運動皮質の単一ニューロンの発火は、サルが腕をどの方向へ動かすかを明確に予測するほど正確ではないと明快に示した。空間内における腕の時間依存軌跡にかんする正確な予測を得るにはニューロン集団が必要とされるからだ。またシュミットの着想を臨床に置き換えるには、神経生理学者は多数の単一ニューロンの細胞間隙活動を同時に記録せねばならないにもかかわらず、一九八〇年代なかばに遠からずニューラルアンサンブル記録が可能になると考えていた人は皆無と言ってよかった。

フィラデルフィアのジョン・シェーピンのラットやデューク大学の私たちのサルが、シュミットが夢見たような機械を動かし始めたときには、シュミットによる構想からほぼ二〇年という歳月が流れていた。

一九九八年に始まった一連の科学の進展によって、オーロラがロボットアームを制御する道が踏み固められた。同年、当時いずれもエモリー大学に所属していた神経科学者フィリップ・ケネディと神経外科医ロイ・ベケイが、「閉じ込め症候群」の一種と思われる患者の症例を報告した。「閉じ込め症候群」とは、患者の身体は完全に麻痺しているものの、中枢神経系の全体または一部が機能しており、単一皮質ニューロンの活動によってコンピュータのカーソルを動かせる神経症状を指す（訳注　フランスの映画『潜水服は蝶の夢を見る』はこの症状を有する患者の実話にもとづいている）。相談を重ねた末、この患者は円錐電極と呼ばれる実験装置を皮質に埋め込むことに同意した。この電極は理論上その表面と相互作用すると考えられる神経過程の活動を記録するためのものだった。最初の報告にはさほど多くの生データは開示されておらず、動物や他の患者を対象に行なわれたその後の実験でも円錐電極の効力は裏づけられなかった。それでも、基本的な神経生理学的技術と概念を臨床に応用する時期が眼前に迫っていることは明らかだった。

実際、一年後にドイツのテュービンゲン大学心理学研究所のニルス・ビルバウマーが、閉じ込め症候群の患者が脳波によってコンピュータ支援スペリングシステムを制御できたと《ネイチャー》誌に発表すると、この分野の研究は熱を帯びた。こうした初期の「ブレイン・コンピュータ・インターフェース（ＢＣＩ）」システムを使うことによって、患者たちは手紙や電子メールを書けるようになり、なかには愛する人や外界と数年ぶりに交渉をもった人もいた。

ほどなく、ジョン・シェーピンとその学生と私とで、ラットが脳活動でロボットレバーを直接操れることを示す研究を発表した。私たちのラットは喉の渇きを癒すためにタスクを早く学習したが、BMI研究の未来が霊長類実験にあるのは明白だった。

私たちが最初にベルや仲間のヨザルたちとの実験を計画し始めたとき、ヨハン・ヴェスベリと私は、視覚キューに反応してジョイスティックを右か左に動かすのをサルに教え込むくらいが関の山だろうと高をくっていた。BMI研究初期の不安定な時期に、私たちの可愛いヨザルは言うに及ばず、どのような種類であろうとサルがたった一度の試みで上肢BMI装置をこれほどうまく操れるようになるだろうと断言する人がいたなら、この新たな分野に足を踏み入れようとする私たちやその他の一握りの神経科学者グループはいたく感動を覚えたことだろう。そんなわけで、ベルが私たちのBMI装置とのはじめての出会いで並々ならぬ能力を披露したとき、私たちはみな、彼女にはもっと難しいことができるはずだとすぐに悟った。

がぜん奮い立ったヴェスベリは、新たにベールを脱いだBMI制御ロボットアームにサルが「実際に」するような自由な腕の動きを再現できるか否か調べることにした。一見したところでは、南米ののどかな熱帯林の片隅に生まれ、現在ノースカロライナ州にある研究室の実験棟に座っている優しいヨザルにとって、なかなか敷居の高い話のように思われた。それでもヴェスベリと私は自分たちの勘を信じ、この実験でより自然で多様な腕の動きを実現することは可能だと信じた。

毎日ジュースディスペンサーのついた実験装備に連れてこられると、ベルが物珍しそうに、そして熱心にジョイスティックに触れるのを目にし、ヴェスベリはタスクには食べ物をつかむ動作がいいと分別のある判断を下した。この新しいタスクでは、サルは椅子に座って注意を研ぎ澄ませ、数秒間にわたって不透明なプレキシガラスの衝立てと向かい合う。衝立てが突然開くと、おいしそうな果物片——ベルが大好きな食べ物——が四角い皿の角に置かれている。果物を目にすると、ベルは右手をそれに向かって伸ばしてつかみ、よだれを垂らしている口まで運ばねばならず、しかも衝立てが容赦なく閉まる前にこれを終えねばならない。ここまで問題なく成し遂げれば、サルは一つのタスクを正しく終えたことになり、相応の褒美をもらう。こうしておいしい果物を飲み込むや否や、ベルは果物を食べるためのタスクをもう一度始める準備ができている。やがて腹がくちくなると、ベルはどんな賢い霊長類でもすることをする。心地よい昼寝をするのだ。

以前の実験でしたように、私たちは自分たちのＢＭＩが、ベルの脳の約一〇〇個の皮質ニューロンが発生した生の電気的活動を、ロボットアームの意味のある三次元運動に変換できると立証したかった。この三次元運動はサルが果物に手を伸ばすときの動きに肉迫しているはずだった。そして事はまさにそのとおりに運んだ。ベルが腕を果物片に伸ばしたとき、デューク大学とＭＩＴ双方のロボットアームもそれに倣《なら》った。多関節ロボットアームがベルの腕の動きを正確に真似たとき、それがいかに少数の、しかもランダムに選ばれたニューロンサンプルにもとづいているかを思い出すと、私たちは目の前で起きていることがいかに類い稀なことであるかと考えずにはいられなかった。ロボットアームの軌跡は、サルの腕の自由運動をおよそ七〇パーセントの精度で再現していたのだ。これらの結果をふまえて、私たちが考えていたよりかなり小さいニューロン集団によって精度九五パーセントを達成できた。ただし、いくつあればＯＫか、という問題は残った。

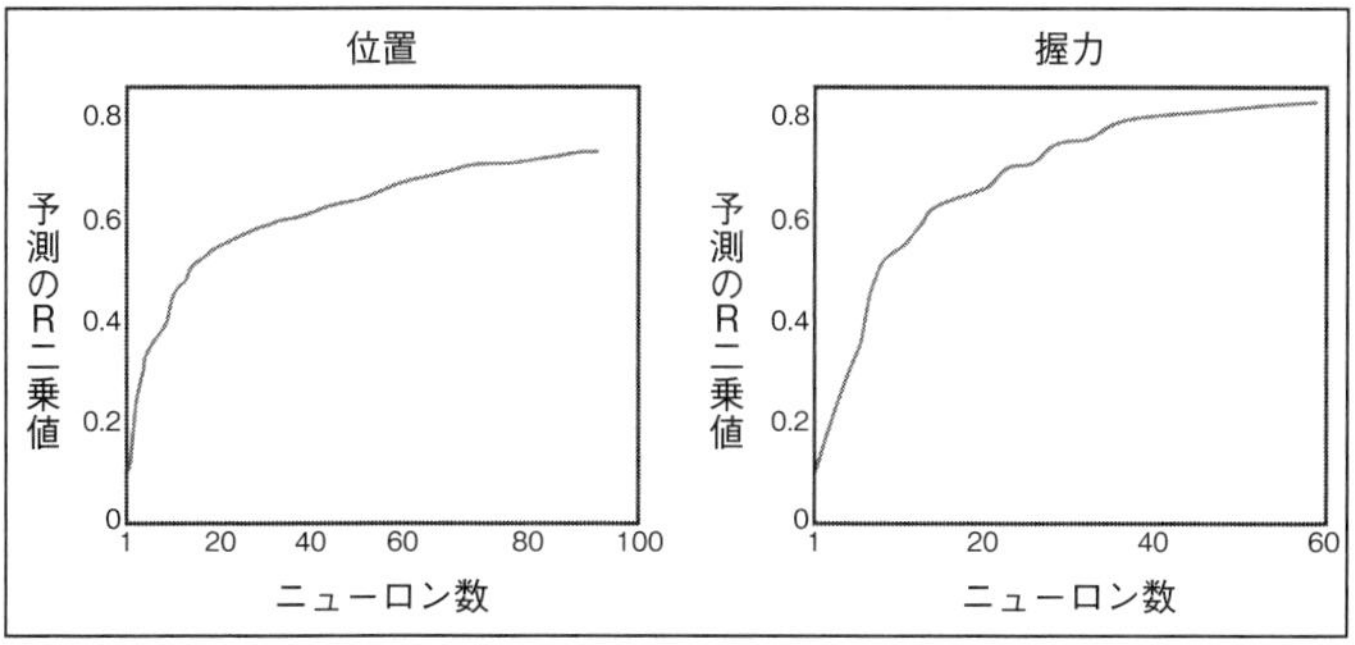

図7.1　ニューロンは何個必要か。２本のニューロン除去曲線（ＮＤＣ）は、ニューロン数（Ｘ軸）とリアルタイム予測精度の相関を、異なる２つのパラメータ（手の位置と握力）について示す。グラフ作成には、サルの第１次運動野に位置する同数のニューロンを用いた（J. M. Carmena, M. A. Lebedev, R. E. Crist, J. E. O'Doherty, D. M. Santucci, D. R. Dimitrov, P. G. Patil, C. S. Henriquez, and M. A.L. Nicolelis, "Learning to Control a Brain-Machine Interface for Reaching and Grasping by Primates." *Public Library of Science* 1〔2003〕: 193-208 より）。

さらなる実験で得られた神経生理学的データによって、いま一つの重要な知見がもたらされた。ベルともう一匹のヨザルのカルメンには複数の皮質領域に微小電極アレイが埋め込まれており、ブ《B》レイン・マ《M》シン・インターフェース《I》が発生する腕の運動のリアルタイム予測における、個々のニューロンとニューラルアンサンブルの貢献度を測定できた。この関係を定量化するため、ヴェスベリはさらなる新解析法を編み出した。これは今日ニューロン除去曲線（ＮＤＣ）として知られるものであり（図７・１参照）、ある運動パラメータ予測における特定のＢＭＩ計算アルゴリズムの精度を、同時記録された単一ニューロンの数の関数として示す。ニ《N》ューロ《D》ン除去曲線《C》を求めるにはまず、ある脳領域内で同時記録されたニューロンサンプル全体の予測能力を計測する。この「最大」能力が得られたら、元のサンプルから個々のニューロンをラン

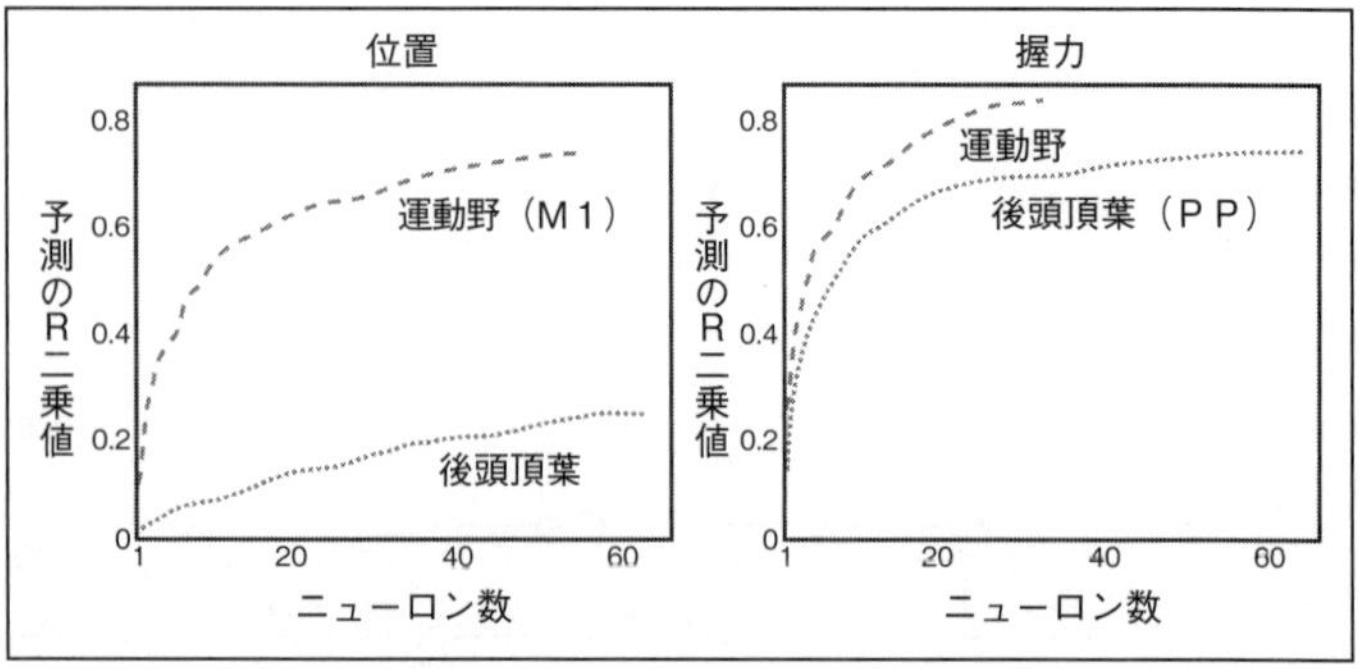

図7.2　脳全体の運動指令。NDCは、第1次運動野（M1、破線）と後頭頂葉（PP、点線）で同時に記録されたニューロン集団による予測精度を、2つのパラメータ（手の位置と握力）について比較して示す。どちらの皮質領域でも両パラメータにかかわる情報は得られるが、同一の大きさのニューロン集団で比較すると、M1のほうが手の位置に関する情報をより多く含むことに注意。しかし握力については、同一の大きさのニューロン集団で比較すると、M1とPPの予測精度はほぼ等しい（J. M. Carmena, M. A. Lebedev, R. E. Crist, J. E. O'Doherty, D. M. Santucci, D. R. Dimitrov, P. G. Patil, C. S. Henriquez, and M.A.L. Nicolelis. "Learning to Control a Brain-Machine Interface for Reaching and Grasping by Primates." *Public Library of Science* 1〔2003〕: 193-208 より）。

ダムに除去しながら同じ計算を繰り返していく。そしてこの除去手順をニューロンが最後の一個になるまで続けるのである。図7・2は、アカゲザルがBMIを操る際に、時間依存運動パラメータを二つ用いて、二つの異なる皮質領域（第一次運動野《M1》と後頭頂葉）内のニューロン集団について同時に行なった予測に対する貢献度を示している。つまりこのグラフは、手の位置と握力という二つのパラメータを、記録されたニューロン集団の大きさの関数として表わしているわけだ。

ニューロン除去曲線《NDC》の作成は、シンプルな手法ではあるが、記録されたニューロンにかかわる多くの有益な比較を可能にしてくれた。まず、異なる皮質領域に位置するニューラルアンサンブルからどれほどの精度で特定の運動パラメータまたは運動全体を予測できるかを比較できた。さらに異なる大きさのニューラルアンサンブルの予測能力と、解剖学的位置とはかかわりなく同時記録されたニューロン全部による効果との定量的測定値も得られた。また私たちは動物の腕の一次元運動や三次元運動などのさまざまな運動予測における個々のニューロンの平均寄与分を検出し、個々の皮質領域内の同等の大きさをもつニューロン集団の予測能力を相互に比較することも、今やできるようになっていた。しかしこの宇宙に完璧などというものはなく、ＮＤＣにしても、乏しい研究費で研究している科学者に対しては、大きな課題を突きつけるものではあった。算出に高性能コンピュータ（または旺盛な忍耐力）を要したのだ。当時、高速コンピュータを買い求める資金は手許になく、私たちはどんな曲線をプロッティングによって求めるにせよ、ヴェスベリのスウェーデン人ならではの忍耐力と才知に頼るほかなかった。

　コンピュータの性能は限られていたにもかかわらず、ヴェスベリはめげることなく、ベルとカルメンができるだけたくさんの果物をもらおうとして生み出したデータを余すことなく利用して史上初のニューロン除去曲線《NDC》を完成した。これらの曲線は二〇〇〇年に《ネイチャー》誌に掲載され、きわめて興味深く刺激的な二つの知見によって神経科学界の注目を集めた。第一に、異なる皮質領域のニューラルアンサンブルは腕の一次元運動予測では明らかな専門化傾向を示したにもかかわらず、私たちがニューロン活動を記録した二匹のヨザルの諸皮質領域からは同一の運動行為に関する情報が同時に得られた。第二に、個々のニューロンが各皮質領域で記録を取った元の集団からランダムに除去されていっても、ＮＤＣに示される、特定の運動予測における計算アルゴリズム全体の予測能力への影響はさほどなかった。換言すれば、ニューロンをいくつか失っても、残りのニューロン集団は元の集団にきわめて近い能力を維持するという回復力を示したのだ。

一個また一個とさらにニューロンを取り除いていっても、ニューラルアンサンブルの予測能力の落ちかたはゆるやかである。この傾向は残りのニューロンがわずか一〇個から二〇個になるまで同じだが、そこを過ぎると、ニューラルアンサンブルの予測能力は急速に下降し、残りあと何個かという時点ではきわめて低くなった。事実、ニューロンがあと一個という状況では、ＢＭＩの運動予測はまったく信頼できないものだった。

私たちのＮＤＣは元のニューロンサンプルからニューロンをランダムに、最後の一個になるまで除去して計算したものであるから、最終的に得られた結果からはおおよそ次のようなことが言えよう。すなわち、私たちの実験で記録されたどの皮質ニューロンの電気的活動も、たった一つであれば、たとえそのニューロンが第一次運動野内にあったとしても、サルが数百ミリ秒先にどのような運動をしようと思っているかを明確に予測することはできない。目的をもつ腕の運動を発生したり、人工機械でその運動を再現したりする際、私たちの二匹のヨザルの脳はニューロン集団の連携に頼っていたのだ。これが、神経生理学における単一ニューロン不十分性原理の内容である。

単一ニューロン不十分性原理

単一ニューロンがどれほど特定のパラメータに鋭敏になったとしても、それ自身の発火率のみでは皮質が司る特定の機能または挙動を維持するには不十分である。たいていの単一皮質ニューロンの貢献の内容や度合は瞬間ごとに大幅に変化するので、個々の統計的信頼度が欠如していることに鑑みれば、単一ニューロンの発火率にもとづいてブレイン・マシン・インターフェースを持続的に機能させていくのは不可能であり、したがって、思考の基本的機能単位は単一ニューロンではなくニューロン集団であると言える。

ベルとカルメンの実験は厳しくも楽しいものではあったけれども、実験の進行中には確認できない重要な点があった。自身の脳活動によって制御しているロボットの運動パフォーマンスをリアルタイムで知らせるフィードバック信号を与えたら、霊長類はどんな反応をするのだろうか。

オーロラが私たちに協力しようと考え直したころには、私たちの実験装置はこの問題に対処すべくさまざまな改良を施されていた。まず、私たちの「工作の魔術師」こと医学実習生のゲアリー・レイヒューが、ジム・メロイの助力を得て開発した高密度微小電極アレイによって、最大で五一二個の微小電極による観察が可能になった。これは同時に二〇四八個のニューロンを記録できることを意味する。こうした技術上の進歩によって、オーロラの脳が新しいタスクを学習し、ＢＭＩと相互作用し要求に応える様子を観察できるようになった。ＢＭＩ自身も改善され、研究室の別室に置かれたロボットアームの運動パフォーマンスにかかわる情報をリアルタイムにフィードバックできるようになっていた。

考えてみれば、オーロラはすでに機械からのフィードバックを受け取るように訓練されてきたと言えるのかもしれない。たとえば、ビデオゲームをするために私たちが彼女に渡したジョイスティックは力を加えるとたやすく動くため、望みの軌跡にカーソルを合わせるには、彼女は画面上の視覚情報を頼りにその粗雑な手の握りと腕の動きを調整せねばならなかった。また褒美がもらえるか否かは、モニター上にランダムに現われる標的をどれだけ早く捕らえるかにかかっていたので、彼女は標的が現われる前に間違いを犯したり無益な推量をしたりという時間とエネルギーの無駄はすべきでないとすでに心得ていた。彼女は衝動をこらえ、注意深く座っていた。

私たちがBMIを作動させ、ジョイスティックを持ち去り、未経験の新しいゲームの理解を彼女に任せた夜、彼女は最初の数分間は自分の腕や手を画面に伸ばし、標的をつかんで握ろうとするかに見えた。彼女が腕の動きを止め、以前のように褒美のジュースをもらい始めたとき、私たちは彼女がジョイスティックからBMI制御にすでに移ったと気づいた。また私たちはオーロラの腕や背中の筋肉によって発生される筋電図活動を常時監視していたため、オーロラが脳活動を体の筋肉から分離したその瞬間を記録できた。

エバーハルト・フェッツの実験のように、視覚フィードバックも褒美のジュースも、オーロラの脳と彼女の筋肉活動の分離においてどちらも強力な強化子（訳注 行動の出現頻度の増加をうながす刺激）として作用した。しかし不思議なことに、フェッツとフィノッキオは霊長類対象の実験でこうした分離を採り入れはしたものの、私たちはオーロラにそのような指示を出したわけではなかった。実際、オーロラはカーソルを標的に重ねればフルーツジュースをもらえたわけで、彼女の筋肉が止まっていようが収縮しようが関係なかった。ところが、喉から手が出るほど欲しい褒美をもらうのに腕を動かす必要がないことを見て取ると、彼女はただちに身体を動かすのを止め、課せられた仕事をするのにただ頭だけ使うよう自分で判断したのだ。ヒト以外の霊長類も、随意運動の意思を表わす脳活動を、これらの意図の実際の筋肉運動への変換から分離することを自発的に選択できるのだ。実際、私たちの筋電計記録では観察下にある腕の筋肉多数に収縮は認められなかったので、これらの筋肉に投射する脊髄内の運動ニューロンはまったく賦活されなかったらしい。オーロラは皮質が発した運動指令が脊髄に「ダウンロード」されることをほぼ完璧に防止できたようだった。

　数週間にわたって、オーロラはＢＭＩを直接脳制御モードで使用しながら行動パフォーマンスを改善していった。二度めの訓練が終わるまでには、ジョイスティックを使ってゲームしたときとほぼ同じくらい正確に試行に成功し、同じくらい頻繁にフルーツジュースを飲んだ。さらに彼女はＢＭＩを使ってカーソル軌跡を発生するのに必要な時間を短縮していき、最後にはジョイスティックを使ってゲームをしたときと同じ遅延時間にまでなった。わずか二五〇ミリ秒でオーロラの脳活動は記録され、メインコンピュータに送られて数種の数理モデルにかけられ、機械が理解できる運動デジタル指令に翻訳され、ロボットアームに送られてカーソルに軌跡を描かせ、たいていの場合は首尾よく、彼女の眼と口へ戻って勝利を味わわせた。この訓練を三〇日ほど終えたところで、オーロラはビデオゲームをするには脳のみ使えばよく、自分の腕や手は他の大切な目的に使うことすらできると気づいた。よく背中をかいたり、通りがかりの神経生理学者を捕まえたりしたものである。

　彼女がこのお気に入りのゲームに熟達すると、私たちはほかの二つの運動タスクを行なうようオーロラを訓練した。一方のタスクでは、コンピュータ画面に異なる直径をもち、一方が他方の中にある一組の同心円から成る静止視覚標的が現われる。このタスクでは、二つの円の直径差が、フルーツジュースをもらうのにオーロラが手に込めるべき握力を示す。ジョイスティックのハンドルを握る力を調整してこの謎を解いたオーロラは、さほど苦労せずに頭で考えるだけでＢＭＩに適切な握力を発生させることを学んだ。彼女は、自分の手を動かさなくてもタスクを完了できると、ここでも気づいたのだ。

実験での優等生ぶりにダメ押しをするように、オーロラはこれまでの二種の実験を組み合わせた、より込み入ったタスクをもやってのけた。最初のゲームと同じく、オーロラはコンピュータの画面上のランダムな位置に現われる標的の円までカーソルを動かさねばならなかった。しかし、カーソルが標的に近づいたころには、標的の円は二個の同心円に変わり、それを数百ミリ秒保持するのに必要な握力を示すようになる。今度の実験では、褒美のジュースをもらうには、オーロラはカーソルを標的まで動かすだけでなく、カーソルを使ってそれを正しい握力で「保持する」必要があった。これを習得するにはやや時を要したが、オーロラはやがてこの複雑な動作を、腕を動かさずに頭で考えるだけで行なうことを学習した。

オーロラの秀でた成績のおかげで、ニ《N》ューロン除《D》去曲《C》線によって解析できる神経生理学的データを大量に収集することができた。私たちは、自分たちのモデルによってリアルタイムで同時に予測された多数の異なる運動パラメータのそれぞれについてＮＤＣを計算できた。さらにオーロラがタスクを習得し、ブ《B》レイン・マ《M》シン・イ《I》ンターフェースの使用を学び、脳と筋肉活動を分離したときに、六つの皮質領域内で記録された単一ニューロンのデータをも検討した。

オーロラの実験にもとづくＮＤＣは、私たちがベルの実験で得た観察を裏づけるものだった。実際、六つの皮質領域のいずれについても、さほど深くデータを解析しなくとも、オーロラの腕の軌跡に関する予測情報が個々のニューロンではなくニューロン集団から得られたことは立証できた。私たちの実験モデルで用いられた個々の運動パラメータのリアルタイム変動の予測精度を初期基準とすると、各領域のニューロンサンプルはパラメータ予測に異なる専門化レベルを示したものの、いずれの領域のニューラルアンサンブルも少なくともなんらかの有意な情報を同時に提示してもいた。たとえば、図7・2に示すニューロン除去曲線《NDC》をご覧いただきたい。これらの曲線は、手の位置または握力の予測に必要なニューロン数を皮質領域ごとに示している。手の位置の予測に関して言えば、後頭頂葉（PP）より第一次運動野《M1》領域のほうが、より小さなニューロン集団で、しかもより高い精度で行なえた。しかし、握力のリアルタイム予測に対する同一皮質領域の貢献度を比較したところ、PP領域のニューラルアンサンブルはM1領域の同程度の大きさのニューラルアンサンブルとほぼ同一レベルの予測精度を示した。もしより多くのPPニューロンを記録できたのであれば、この領域内のより大きいニューラルアンサンブルがM1領域と同等の精度を示したことも考えられる。オーロラの腕の軌跡に関するおおまかな思考が彼女の前頭葉と頭頂葉の広範囲から発せられたばかりでなく、ある特定の運動タスクに参加している多数の皮質ニューロンの発火活動も、複数の運動パラメータの同時計算に関与していると思われるのである。

この知見によって、私はいま一つの相対論的な脳の原理、ニューロン・マルチタスキングの原理、にいたった。

ニューロン・マルチタスキングの原理

個々の皮質ニューロンとそれらの確率論的発火は、複数の機能ニューラルアンサンブルに同時に参加することができる。すなわち、単一の皮質ニューロンが発生したスパイクを、別々のニューラルアンサンブルが、複数の機能または挙動パラメータのコーディングに用いることができるのである。したがって、ある瞬間において、単一皮質ニューロンはある特定の運動または感覚パラメータにより鋭敏に同調したとしても、そのスパイクは別のニューロン小集団による異なるパラメータのコーディングにも同時に参加するかもしれない。ニューロン・マルチタスキングの原理によれば、大脳皮質は全体として交差様相《クロスモーダル》反応（訳注　対応する様相とは異なる感覚様相の刺激に対する反応）を示すことができ、個々のニューロンは複数の運動その他の高次な認知パラメータをコードできると考えられる。

オーロラの脳では、運動機能が厳密かつ精密に局在しているという徴候はいっさい認められなかった。むしろ大脳皮質の機能特化は明らかであるとはいえ相対的であり、高レベルの機能共有と共存していた。おばあさん細胞など、影も形もなかったと言っていい。いずれの皮質領域のニューロン集団も、単一ニューロンになるまで減少すると、ＢＭＩが何度試行を重ねても一定精度で発生したような、オーロラの運動の有意な予測を単独で発生することはなかった。

これらの実験から導き出されるおもな結論は明白そのものである。オーロラの脳内では、フランツ・ガルの骨相学の継承者も、単一ニューロン信奉者も、広く分散したニューロン集団によって動物の行動が生み出されるという自然の巧妙な理《ことわり》に、とうとう完膚なきまでに敗北を喫したのである。
オーロラの脳に記されているのは、単一ニューロンの独裁ではなくニューロン民主主義のスローガンだったのだ。

オーロラがジョイスティックと自分の手を使ったビデオゲームから、手などの筋肉を少しも動かさずにブ《B》レイン・マ《M》シン・イ《I》ンターフェースを操作する脳制御モードへという、デリケートな移行をやってのけたとき、個々の皮質ニューロンがどのように反応したかを調べるのが、私たちのデータ解析の次なる目的だった。このために私たちは同調曲線の解析に取り組んだ。同調曲線とは、オーロラの生物学的な腕とロボットアームの運動前、運動中、運動直後において、個々の皮質ニューロンの発火と、オーロラの腕とアームの運動速度と方向が示す相関を表わすものだ。図7・3は別々のタスク条件下で得られたデータにもとづく三つの曲線を示す。別々のタスク条件とは、ジョイスティック制御モード、ロボットアームもオーロラの腕も運動する脳制御モード、ロボットアームは運動するがオーロラの腕は運動しない脳制御モードの三つであった。

ここ四〇年にわたって発表されたおびただしい神経科学研究にもとづいて、私たちは記録したニューロンの大半が、オーロラの腕と手の運動のなんらかの特徴と相関を有する発火パターンを示すであろうと予想していた。結果はそのとおりだった。皮質ニューロンはその電気的活動をオーロラの腕と手の運動に対してさまざまに同調させた。たとえば単一ニューロンがそうした運動の開始を予想して発火することもあれば、運動中に発火率を増減させることもあった。程度の差があるとはいえ、こうし

A 手のみによる変調

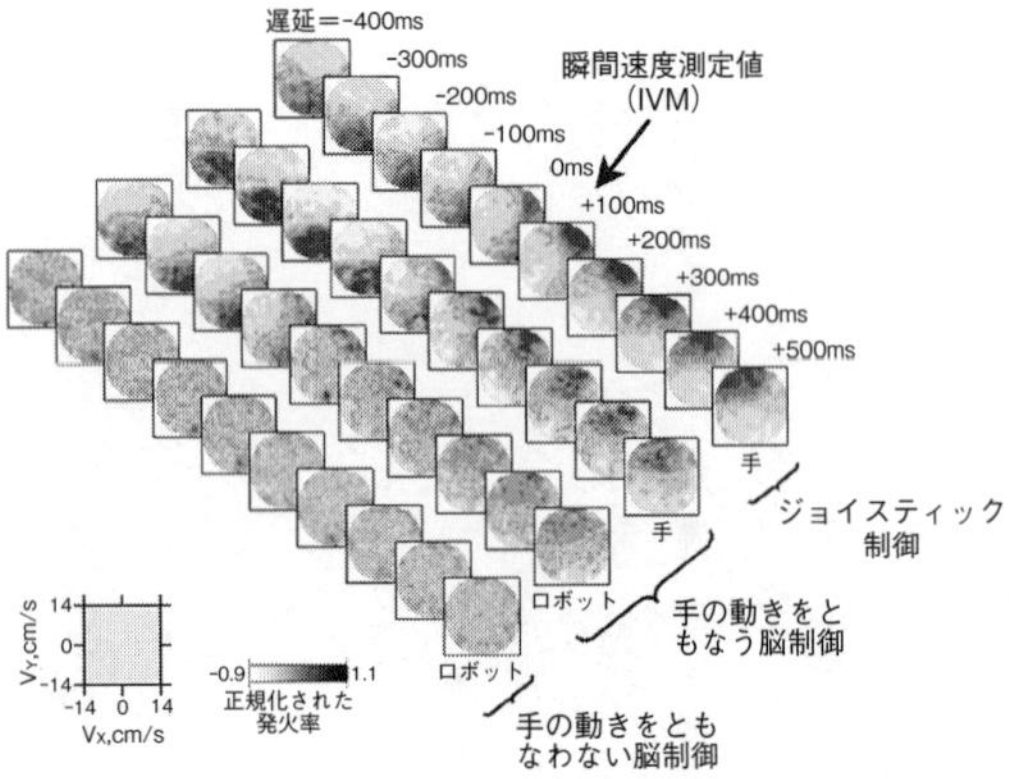

B 手およびロボットによる変調

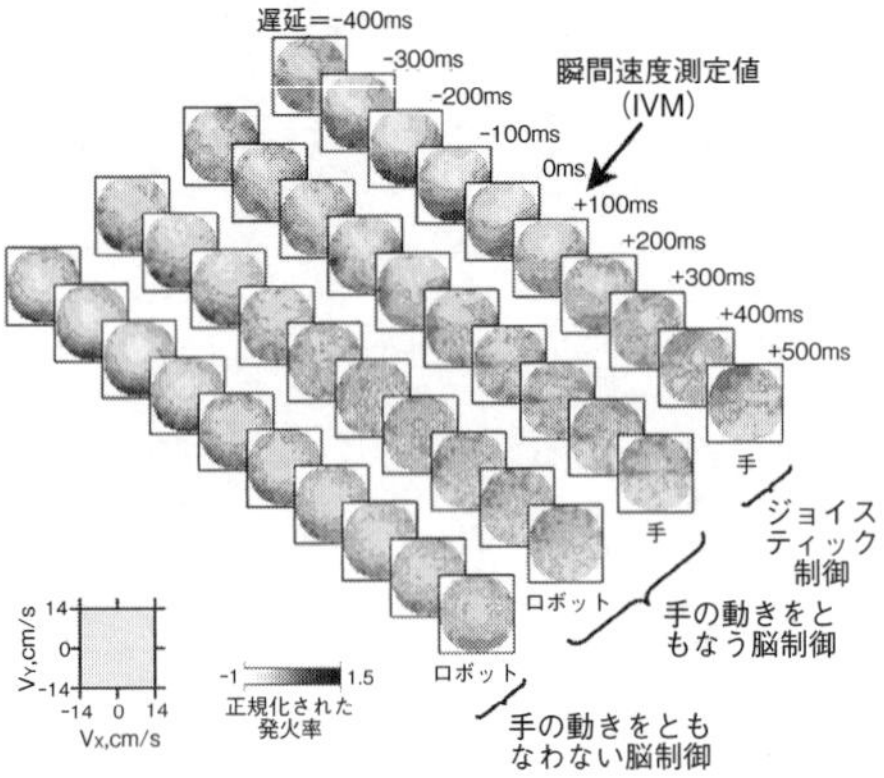

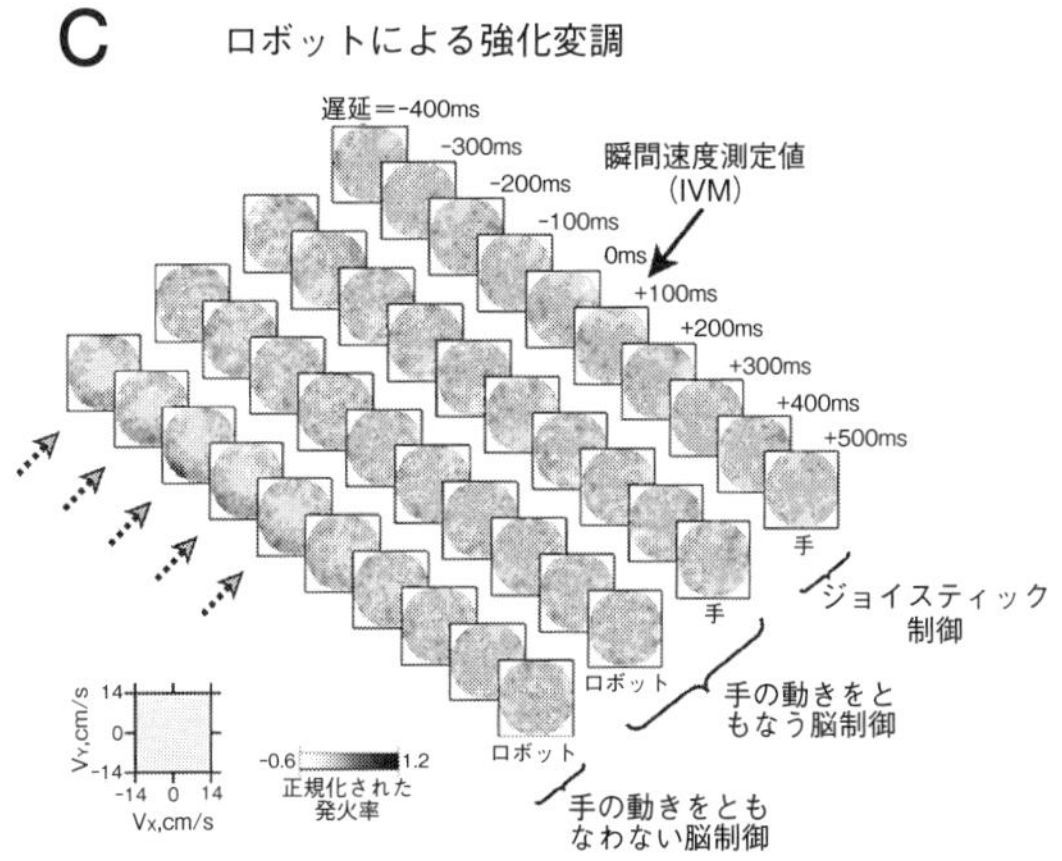

図7.3　身体と機械の動きを制御する皮質ニューロンの微同調。灰色の濃淡のついた各々の極グラフは、腕の瞬間速度測定時を起点（０ミリ秒）としたさまざまな遅延時間における１個のＭ１ニューロンの発火率を、腕双方の運動速度の関数として示す（Ａ～Ｃ各図の左下側に詳細図）。速度＝０は各円の中心に、最高速度（14cms/ 秒）は円周上に対応する。発火パターンは異なる動作モード（ジョイスティック制御、および手の動きをともなう／ともなわない脳制御）下で、異なるアクチュエーターを使用して記録した（手の動きまたはロボットの動き、Ａ～Ｃ図で手／ロボットとして示した）。各円はニューロンの好みの方向もエンコードする（Ａ～Ｃ各図左下の濃淡尺を参照）。灰色の濃淡は発火率を表わす（最小が白で、最大が濃い灰色）。（Ａ）サルがビデオゲームをするのに手を使っているが、ロボットは使っていないときにだけ、強力な速度同調および方向同調を示す隣のニューロン。（Ｂ）ジョイスティック制御と脳による制御下にサルがビデオゲームで手を使っているときか、ロボットのみ使っているときに速度同調と方向同調を示す単一Ｍ１ニューロン。（Ｃ）サルが脳活動をする準備をしているときのみ強化速度および方向（点線の矢印）を示すが、生物学的腕を動かすときは示さない隣のＭ１ニューロン（M. A. Lebedev, J. M. Carmena, J. E. O'Doherty, M. Zacksenhouse, C. S. Henriquez, J. Principe, and M.A.L. Nicolelis. "Cortical Ensemble Adaptation to Represent Velocity of an Artificial Actuator Controlled by a Brain Machine Interface." *Journal of Neuroscience* 25〔2005〕: 4681-93 より許可を得て掲載）。

た明確な発火パターンはサンプルした皮質領域のすべてにおいて確認された。

速度と方向にかんする同調曲線をさらに解析すると、興味深い特性がいくつか浮き彫りになった。第一に、私たちはオーロラが自身の腕と手を動かしたときのみ発火率を変えた皮質ニューロン集団を同定した（図７・３Ａ参照）。これらのニューロンはつねに、オーロラが腕を動かす前に明確で広範な速度および方向の同調を示した。オーロラが手を動かすにつれ、これらのニューロンの速度および方向の同調はいずれも動的に変化することがあった。またこうした動的変化は、私たちが一〇年前にラットのヒゲ実験で記録した皮質および皮質下ニューロンの時空触覚受容野の柔軟性に似通っている。第二に、いったんオーロラが自分の腕を動かすのを止めると、この皮質ニューロン群はいっせいに発火を停止した。行動スパイクは一つも発生されなかった。その結果、ロボットアームの運動は実際にはオーロラの脳の制御下にあったにもかかわらず、ニューロンはロボットアームの運動に対して速度および方向同調を示さなかった（図７・３Ａ参照）。

しかし生物学的な腕の運動のみに対する高度な同調性以外にも、オーロラの脳内の電気的活動にはパターンがいくつもあった。別のやや大きな皮質ニューロン小集団は、オーロラの腕とロボットアーム双方の運動に対して速度と方向のいずれにも同調を示し、この傾向はオーロラが筋肉を収縮せずにＢＭＩを操作しているときにも認められた（図７・３Ｂ参照）。また、オーロラが自分の腕の運動から思考によるロボットアームの直接制御に移ったときに、速度と方向の同調が変化することもあった。しかし多くの場合、いずれの条件下でも単一皮質ニューロンの速度と方向の同調は同一であるか、きわめて似通っていた。エバーハルト・フェッツがサルで観察したように、オーロラのニューロンの一部は彼女の腕が実際に運動していなくとも発火できるのは明らかだった。さらに私たちの実験によれば、オーロラが思考のみでロボットアームの運動を制御せねばならないときにも、これらの皮質ニューロンは元の同調特性を維持できた。

この観察が、オーロラの実験すべてから得られるもっとも重要な知見だったとしても不思議はなかった。ところが、やがてこの知見も霞んでしまうほどの第三の種類の皮質ニューロンが同定され、それらの生理学的振る舞いに私たちは仰天してしまった。神経生理学者としてそれまで見聞きしたものとはまるで異なり、これらの皮質ニューロンはオーロラが腕や手を動かしてもいっさい発火しなかった。つまり、オーロラが手でジョイスティックを制御したときには速度同調も方向同調もまったく示さなかったのだ。ところがオーロラが脳活動のみによってＢＭＩを操作してロボットアームを制御し始めたとたん、これらのニューロンは猛烈な勢いで発火し始め、ほどなくロボットアームの運動に対して高度な速度および方向同調を示した（図７・３Ｃ、点線矢印参照）。奇妙なことに、これらのニューロンは第一次運動野《M1》領域すら含む皮質全体から見つかり、オーロラが自分の腕を動かしたときにのみ発火したニューロンのすぐ隣に位置していた。霊長類の第一次運動野《M1》内の秩序と構造という話もこれまでだ。ある道具、この場合はロボットアームを、身体の脳内シミュレーションとして境界を超えて同化するまで、オーロラの皮質ニューロンの一部は感覚運動皮質にじっと静かに待機していたのではないか。これが私たちの基本的な解釈だ。

ＢＭＩ開発にかかわる私たちにとって、オーロラによって得られた結果はベートーベンの第九交響曲の最終楽章のようなものだった。すなわち、混じり気のない希望と歓喜である。私たちが楽観的な理由は単純そのものだ。オーロラが運動にかかわる脳内活動と筋肉収縮を分離できるのであれば、麻痺患者や、重度の脊髄損傷や末梢神経症をわずらっているが、脳の他部位に病変がない患者も、身体の完全な運動を回復するための神経人工装具の運動を脳活動によって制御できるようになる可能性はきわめて高い。

当時このことに気づいた人は少なかったものの、こうした今や古典と言える実験におけるオーロラの勇猛果敢な努力によって、ほぼ二〇〇年近くにわたって主流の神経科学の片隅に追いやられていた、いや、ときにはいささかも顧みられなかった理念や夢、失われかけた目標がまたとない出会いを果たした。トーマス・ヤングの分散コーディングの洞察、カール・ラシュレーとドナルド・ヘッブの局在等電位とセルアセンブリの概念、ジョン・リリーのできるだけ多くのニューロンの発火を観察しようという執念、エバーハルト・フェッツの先駆的なフィードバックの利用、そしてエドワード・シュミットの神経人工装具の夢を十分に踏まえた上で、霊長類の脳のみが構築できる自己モデルを再定義することは可能だとオーロラの実験は示したのである。

科学界の大競争で、私たちはゴールまであと一歩というところまで迫っているように思われた。

第8章 心の「現実世界」一周

脳と機械の融合は、人間のもう何十年にもわたる果たせぬ夢であり、せいぜいSFの世界の話に過ぎなかった。しかしベルとオーロラとの研究の発表によって、ブレイン・マシン・インターフェース（BMI）は「本物の」科学の領域に入った。《サイエンティフィック・アメリカン》誌とマサチューセッツ工科大学（MIT）の《MITテクノロジー・レビュー》誌は、いずれもBMI開発を特集した。《ネイチャー》誌は二〇〇一年の特集号で、人間社会の未来を変えるかもしれない最先端の研究や技術を紹介した。私はこの号に論文を寄稿し、私たちの閉ループ制御BMIの構成を示すブロック線図と、こうした装置を人工装具に応用するのに必要とされる方法や手段をはじめて公開した。大きな注目が集まるなか、世界中の神経科学研究室がこの分野に参入し始めていた。

当時、BMIにかかわるおもな論争と言えば、頭皮上脳波を計測する小型脳波計（EEG）のような非侵襲的な手法か、さもなくば微小電極アレイの恒久的埋植のような侵襲的な手法の、どちらが優れているかというものだった。ベルとオーロラの実験で見てきたように、後者の手法は、自発的な脳活動をロボットアームの制御に効果的に使えるBMI構築につながっている。

脳波を用いるブレイン・コンピュータ・インターフェース（BCI）の研究者は、脳波信号は脳組織に手を触れずに得られるので、臨床上のリスクと利益のバランスにおいてもっとも優れていると主張した。非侵襲的手法を擁護する人びとはかならずと言っていいほど、脳波を用いたBCIの初の臨床応用によって「閉じ込め症候群」（二一四ページ参照）の患者が外界と交渉をもつのに成功したニルス・ビルバウマーの研究を持ち出す。この研究から数年後、ベルリン工科大学のコンピュータ科学者で私の親友のクラウス・ミュラーが率いるグループをはじめ数グループが、ビルバウマーのBCIの考え方をさらに発展させ、健常者が脳波を用いて簡単なビデオゲームをするアプリケーションを開発した。さらに最近では、脳波BCIによって重症麻痺患者が車椅子を運転できるようにもなっている。

このように、いたって有益な応用があるにもかかわらず、脳波BCIには限界もある。脳波計は何万個もの皮質ニューロンのシナプス活動と発火活動を平均するため、BCIに入力される信号は、手足の自然な運動を再現するために人工装具に必要とされる空間分解能が十分ではないのだ。脳波信号に含まれる個々のニューロンの情報は本来ごくわずかであり、これらの信号にもとづいたBCIはわずか二ビットの情報しか処理できない。侵襲的手法と非侵襲的手法の両陣営とも、それぞれの最良の部分を持ち寄ればBMIが構築できると最近気づき、この論争にもようやく決着がついた。また幹細胞など他の画期的治療法をBMIと組み合わせれば、脊髄損傷患者もいつの日か身体の運動能力を完全に取り戻せるかもしれない。

二〇〇二年末にデューク大学のわが研究室が、あくまで準備的なものではあるがヒト術中データを得たことで、ＢＭＩの臨床応用に道が開けた。私たちはできる限り現実的になると心に誓い、デューク大学医学部の神経外科医デニス・ターナーと、彼のもとで研究中の実習生ドラガン・ディミトロフとパラグ・パティルの協力を仰いだ。私たちの技術開発主任ゲアリー・レイヒューは、この神経外科チームとともに、重症パーキンソン病患者の一般的手術において、市販の微小電極を用いてＢＭＩ応用を試みた。パーキンソン病は一種の神経変性疾患であり、滑らかな随意運動を発生するのに運動系が必要とする重要な神経伝達物質、ドーパミンを多く産出するニューロンが時とともに死んでいくことから起きる。手術では深部脳スティミュレーターが脳内に埋め込まれる。心臓ペースメーカーほどの大きさをしたこの電極は、震え、こわばり、歩行障害その他のパーキンソン病の諸症状の原因となる異常な神経信号を遮断する。この深部脳刺激（ＤＢＳ）はドーパミン作動性ニューロンの変性を食い止めるわけではないので、パーキンソン病を根治する治療法とはなりえないが、ドーパミンの代替薬ではもはや良好な結果が得られない患者にとってはもっとも効果的な治療となる。

ターナーと彼のチームは、通常、パーキンソン病患者が意識のある状態で頭蓋骨と髄膜を開いて脳を露出させる。こんなことが可能なのは、脳組織は痛覚受容器または侵害受容器をもたず、直接触れても患者は痛みを感じないからだ（ということは、脳はつねに自身を宿す身体の痛みを伝える一方で、己《おのれ》の悲しみを覚えることはないことになる）。次にターナーは、電極を埋め込んで電気刺激を連続して与えれば、患者のもっとも重い運動障害が改善される脳内のきわめて小さな埋込位置を同定する。

手術でもっとも困難なのは、スティミュレーターを患者の脳の正しい位置に埋め込む作業だ。手術中、電極からの刺激の効果について患者に尋ねながら、ターナーは脳に探針を刺し、その場所のニューロンの電気的活動を絶えず観察しながら埋込位置を探っていく。普通この過程は、古典的な単一微小電極法で行なわれる。電極の先端をゆっくり皮質に刺入しながら一個のニューロン（あるいは複数ニューロンの場合もある）の活動を逐次記録するのだ。最初の刺入で良好な位置が見つからなかった場合には、いったん電極を抜き、また別の場所に刺入する。たいていの場合、震えその他のパーキンソン病に特異な症状が鎮まったと患者が感じるまでには、何度か刺入しなければならない。

レイヒューは神経手術用の市販の探針を利用して多点同時記録を行なうことで、ターナーたちの作業改善に手を貸した。おかげで脳内の各深度で探針を止めては一カ所ずつ記録する代わりに、ターナーは三二カ所を同時に観察することができた。レイヒューは三二本の微細ワイヤを束ねて一本の記録探針とし、導入管を用いて脳内に刺入できるようにしたのだ。この微細ワイヤ束によって電極埋込に要する時間はただちに短縮された。実際、神経外科医はたいてい一度の刺入で埋込位置を特定できた。

レイヒューの微細ワイヤというイノベーションの臨床上の利点が明らかになると、私たちはデューク倫理委員会に——もちろん、忘れてはならない一人一人の患者本人にも——、脳深部スティミュレーターを埋め込む際に、オーロラが使用したＢＭＩの簡易バージョンを試す許可を得た。手術自体は早く終わるようになっていたので、自分たちの装置の効果を確かめるために時間を少々もらった。手術の前日、患者たちはきわめて簡単なビデオゲームの訓練を受けた。ゲームでは、患者はどちらかの手でゴムボールを握る。ボールに異なる力をかけることで、患者はコンピュータのカーソルを画面上の線に沿って行き来させられる。目的はカーソルを使って線上のどこかに現われる四角の標的を打つことだ。どの患者も、このタスクを習得するのにものの数分もかからなかった。

手術に入ると、三二本の微細ワイヤの探針を脳内にゆっくり刺し入れながら脳の活動を記録するあいだ、患者たちは約五分間同じゲームをするよう依頼された。オーロラの実験とは異なり、これらの術中記録では最大で五〇個のニューロンを同時に記録できた。重症パーキンソン患者は深部脳刺激によって短時間で疲労するので、データ収集はＢＭＩが患者の脳活動のみによってカーソルの軌跡を予測できるか否かの実証に必要な量に留めた。けっきょく、各患者のデータをわずか一〇分記録しただけだった。うち五分間はＢＭＩの訓練に、残りの五分間はその検証に費やされた。

これほど短い記録時間とはいえ、結果は明白だった。オーロラと彼女のサルの仲間が道を開いてくれたＢＭＩアルゴリズムは、ヒトの脳活動データでもよく動作した。ヨハン・ヴェスベリの数理モデルはヒトの簡単な手の運動も予測できた。より重要なのは、ＢＭＩに入力するニューロン数が五〇個から三〇個ないし二〇個に減ると、手の運動予測の精度が急激に落ちて用をなさなくなったことだ。私たちの研究で記録したのが第一次運動野《M1》領域ではなく、皮質下運動構造（視床や視床下核）であるのは事実だった。しかしＭ１領域のきわめて小規模なニューロンサンプルの振る舞いが、これらの構造内のニューロンサンプルと大きく異なるという徴候があったわけでもない。

オーロラの実験を成功裏に終え、ブレイン《B》・マシン《M》・インターフェース《I》が身体によって課せられる物理的制約から脳を解放できるということの意味を問うべきときがやって来た。答えの一つがＢＭＩ実験の臨床応用だった。

しかし、より安全に自信をもって臨床研究に進む前に、デューク大学の研究室チームはさらなる動物実験を行なう必要があった。二〇〇六年秋までに、私たちは未知の領域に足を踏み入れかけていたのである。この本のイラストも手がけてくれた院生のネイサン・フィッツシモンズの際立った研究により、私たちが脳活動記録に用いたのと同じ微細ワイヤアレイを使って直接皮質微小刺激を行なえば、ベルのようなヨザルの脳にも直接フィードバック情報を与えられる可能性があるとわかった。けれども、そういう結果が得られるという確信を得るには、まず閉ループＢＭＩの稼働中にアカゲザルで実験せねばならない。こうしたハードルの高い実験には徹底的な行動訓練と一連の対照研究が欠かせないため、私たちはベルとオーロラとの研究から得た基本的な観察にもとづく別のプロジェクトに取り組むことにした。

ＢＭＩを使用すれば、それは同時に、霊長類の運動行為発生にかかわる三種の物理的パラメーター——空間、力、時間——のスケールを通常のものから大幅に変えることも意味すると、私たちはオーロラから学んでいた。自分の身体から遠く離れたロボットアームの動きを直接制御することによって、オーロラは自分の随意運動の意図が及ぶ空間的範囲を劇的に広げた。ロボットは通常自分の腕より強い力を発生するので、オーロラが運動思考から得る力のスケールも上がっている。また上肢ＢＭＩを直接制御することによって、オーロラは自身の腕が通常行なう神経生物学的過程より少し速くロボットアームに運動を発生させている。つまり、時間のスケールをも上げたことになる。

私の研究室でミーティングを開くときには、たいていダラムで行きつけのレストラン〈ジョージズ・ガレージ〉から盛りのいいギリシャ風レバノン料理を取り寄せるのだが、二〇〇七年はじめころまでにはそうしたミーティングの話題はおもに二つの問題に絞られた。最初の問いは、ＢＭＩが上肢以外の運動に適用できるか否かにあった。換言すれば、BMIは将来あらゆる種類の運動行為を回復する基盤《プラットフォーム》となりうるのかという問いだった。二番めの問いは、被験者がBMIを操作するとき、空間、力、時間はどれほどスケールアップできるのか、だった。

科学の世界ではよくあることだが、私たちが探し求めていた答えは、普通のシステム神経生理学研究室にありがちな、慎重に管理された環境で見つかったわけではなかった。今回、神の啓示は白熱したサッカーゲームの最中に訪れた。私が贔屓《ひいき》にするSEパルメイラスが、サンパウロのエスタディオ・パレストラ・イタリアで戦っていた（辛勝した）ゲームだった。あのスタジアムには、生後まもなくから歴史的なゲームも並みのゲームも熱心に観戦に通ったものだ。その土曜の午後、パルメイラスの選手が次々と絶好の得点の機会を逸するのを悔しい思いで眺めていると、絶望した観衆が思いつくなかでも最悪の罵声を何度も選手に浴びせた。*pernas de pau*——文字通りに訳せば「木の脚」という意味だ。突然、私たちのBMI研究が向かうべき道が見えた。パルメイラスの勝利祝いもそこそこにホテルの部屋に戻った私の頭にあったのは、アカゲザルにBMIを操作させ、サルの皮質ニューロン活動を遠隔地にあるロボットに駆動信号として与えたとき、ロボットが二足歩行するだろうかという問いだけだった。

二〇〇六年から二〇〇七年にかけて私がスイス連邦工科大学ローザンヌ校で長期休暇の大半を過ごしていたあいだ、わが研究室のポスドクフェローの一人、アンドリュー・テイトは、ラットにトレッドミルの上を歩かせる訓練を黙々と行なっていた。歩行運動中に皮質および皮質下構造が発生するニューロンの電気的活動のパターンを同時に計測するためだった。伝統的には、歩行運動の神経メカニズムに興味を抱く神経生理学者は、リズミカルに発火する皮質下ニューロン集団——いわゆる中枢パターン発生器（ＣＰＧ）——の研究に焦点を合わせてきた。四足歩行周期の生成にもかかわりのあるリズミカルな発火パターンを示す、こうしたニューロン集団研究の大半はネコを対象に行なわれ、おかげで脊髄および脳幹内の中枢パターン発生器発見にいたっている。脳と脊髄のあいだを切断してもネコが四足歩行できる——脊髄と脳のあいだを切断したネコを動いているトレッドミルに載せると、ネコはちゃんと歩ける——のは、脊髄に中枢パターン発生器があるかららしい。霊長類が進化するにつれ、この中枢パターン発生器の大半は脳へ移動した。脊髄に傷害や病変が起きると、そこから下の筋肉が回復不能な麻痺に陥るのはこのためだ。身体のほかの部分をつり下げて、脚で体重を支えなくてもいいようにしてやっても、ヒトはそうした損傷があるとトレッドミルの速度についていけない。

実験動物の皮質下中枢パターン発生器に焦点を合わせる伝統と、自由に動き回る動物の恒久的皮質記録の困難さが相俟《あいま》って、ヒト以外の霊長類の歩行周期の制御に運動皮質が果たす役割は科学の難題として棚上げされてきた。ところが驚いたことに、アンドリュー・テイトのラットを対象とする実験で、ラットが動くトレッドミル上を普通の速さで歩いたとき、第一次運動野《M1》と第一次体性感覚野《S1》両領域内の皮質ニューロンが発火率を調節したのだ。

この発見に後押しされ、私たちは歩行運動の発生にＢＭＩが使えるか否かを試すために、まったく新しい装置を製作するリスクを背負うとともに資金も投入するという決断をした。しかしまず、アカゲザルがトレッドミル上を二足歩行できると示すのが先決だった。それがすんだところで、サルが歩

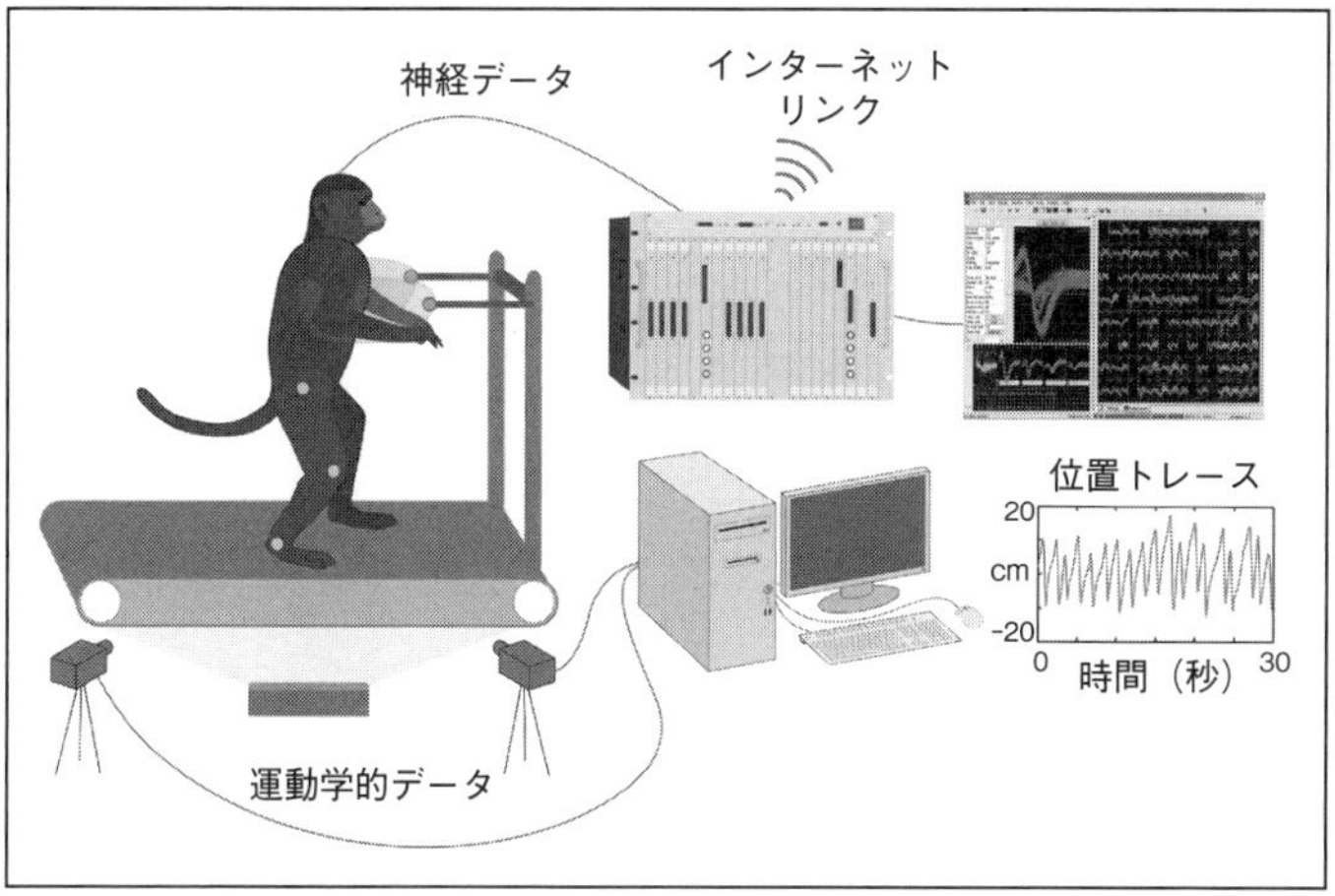

図 8.1　歩行用ブレイン・マシン・インターフェース構築に使用された実験装備（N. Fitzsimmons, M. A. Lebedev, I. Peikon, and M.A.L. Nicolelis, "Extracting Kinematic Parameters for Monkey Bipedal Walking from Cortical Neuronal Ensemble Activity." *Frontiers in Integrative Neuroscience* 3〔2009〕: 1-19 より）。

いている最中に数百個の皮質ニューロンが同時に発生する電気活動を記録できることも実証せねばならない。私たちが知る限り、アカゲザルがトレッドミルの上を歩けると主張する文献はなく、自由に歩くサルの皮質活動を長期にわたって記録した例もなかった。

幸いなことに、私たちが直面する問題の答えは、これ以上はないという意外なところから得られた。私の長年の共同研究者でデューク大学霊長類研究室室長に任命されたばかりのミーシャ・レベデフが、二〇世紀初期のロシアのサーカスではアカゲザルに「台の上を二足歩行するよう」訓練したという資料を探し出してきたのだ。これだ！　秘訣はサルの上半身を支え、サルが安心して後ろ足のみで立って歩けるようにしてやることだった。

私たちはこの不可能にも思える仕事を、チームの技術担当ゲアリー・レイヒューに託した。すでに私たちの途方もない要求にも慣れっこになっていたレイヒューは、さほど手間取ることなく「サル歩行」装置を考えついた。油圧式トレッドミルには、サルの上半身を支えるプレキシガラスの支持部が付け加えられ、サルはトレッドミルに設定された方向、速度、傾斜で楽に歩くことができた(図8・1参照)。電気モーターの代わりに油圧メカニズムを使うことで、ニューロン記録の妨げとなる主要な電気雑音源を排除した。トレッドミルは防音部屋に設置され、毎日の歩行中にサルが注意散漫にならないようにした。

レイヒューはさらに、記録機器の一部をサルの頭上に保持する巧妙な支持装置も設計した。この工夫によって、埋込微細ワイヤアレイとプリアンプをつなぐ多数のケーブルが歩くサルによって絡まることがなくなった。サルがBMI経由で制御している装置のフィードバックを見られるように、トレッドミル前方に映像投影システムも設置した。トレッドミル上を歩きながら前方をまっすぐ見ているサル——プレキシガラスの支持部があることを考えればこうなる可能性がいちばん高い——は、BMIによって制御されている遠隔地のロボット装置の運動を目にすることになる。

新しい装置が用意できると、私たちはただちにそれを試験するサルを選んだ。前任者のオーロラ同様、イドヤは研究所のアカゲザル仲間との出会いでその「辣腕ぶり」をすでに証明ずみだった。レイヒューのサル歩行器にいささかなりとも似たものなどお目にかかったこともないはずだったが、ずらりと並んだ機器におびえるふうもなく、毎日訓練をこなすと数週間で上手に二足歩行するようになった。訓練終了までには、イドヤは歩く方向を前後に変えること、歩行器の速度が変わった場合に歩く速度を加減することも覚えた。数歩正しく歩くたびに褒美の果物をもらえる限り、彼女は一日一時間だろうが何時間だろうが歩くのを厭わなかった。

　この時点で、私たちはイドヤの脳内の数カ所に微細ワイヤアレイを埋め込んだ。手術後数日すると、彼女はまた歩き始めた。ジョギングにはまった霊長類なら誰でもそうするように。唯一の違いは、いまや電極から何百個というすばらしいニューロンからの記録が得られていることであり、その記録はイドヤが無心に歩いているときに発火率が調節されていることを明確に示していた。これらの初期の記録によれば、第一次体性感覚野《S1》と第一次運動野《M1》両領域内の単一ニューロンはそれぞれの歩行周期が始まる前に発火しがちだった。集団に組み入れられ、私たちの上肢ＢＭＩの多変量線形モデルに入力されると、これらの皮質ニューラルアンサンブルの活動はイドヤが踏み出す一歩のきわめて正確なリアルタイム予測を与えた。ここまでやって来て、霊長類の生《なま》の脳活動から真の歩行パターンを生み出す試みを阻む次なる手ごわいボトルネックが、またしても私たちの前に立ちはだかった。いったい、この霊長類脳から得た脳由来制御信号をリアルタイムで利用できる人工歩行器があるだろうか。これは難問だった。私たちの実験の意義を世に問うためには、何らかのヒト型ロボットで成果を実証せねばならなかった。

　偶然にも、私は数年前にこの目的にぴったりのヒト型ロボットに会っていた。そのロボットは、日本の京都府にある国際電気通信基礎技術研究所（ＡＴＲ）のヒューマノイドロボット研究所を設立したゴードン・チェンの研究室にいた。二〇〇五年、まだ製作中のコンピューテーショナル・ブレイン・

モデル－1（CB－1）を見に研究所を訪問した折り、私はチェンとATRの川人《かわと》光男《みつお》所長にも会っていた。

CB－1はチェンが設計し、アメリカのサルコス社が製作したもので、油圧駆動式とはいえ、その二本の手と二本の脚をもつ姿はなかなかどうして人間そっくりだった。ロボットは主として、歩行などのヒトの運動行為をなるべくそれに近いかたちで再現するための研究目的でつくられた。同型の前世代のロボットを使って川人は、ロボットの手足に特定の目的を果たすための高度な協調運動をさせることにすでに成功していた。すばらしい勝利と言えよう。それらのロボットは卓球をしたり、日本の盆踊りの仕草をいくつか再現したりするようプログラムされていた。私は、歩行中のサルの脳と合体させるにふさわしいロボット学者とロボットを見つけたと確信した。ある日チェンに電話を入れて提案した。最近助成金に応募したときには、審査委員会の失笑を買うのを恐れておくびにも出さなかった提案だった。

「ところで」と私はなにげなく切り出した。「僕のところにいるアカゲザルのイドヤがトレッドミルの上を歩くようになりましてね。イドヤの皮質から記録した集団的ニューロン活動から歩行周期が予測できると判明しました。つまりですね、イドヤの脳活動によって理論的には、あなたのCB－1をリアルタイムで駆動するBMIを構築したというわけです。実現すれば、あなたのCB－1は霊長類の脳の制御によって歩いた最初のヒト型ロボットになるでしょう」

そこまでは楽なものだった。

「けれども、イドヤの脚が脳の指令に反応するのと同じ速さで、彼女の脳データを日本に送る算段をせねばなりません。それにロボットの脚からイドヤにフィードバック映像信号を送って、イドヤがなにが起きているのかいつでも把握できるようにする手だても考えねば。ご存知のように、アメリカから日本への脳信号送信と、日本からアメリカへの視覚フィードバック送信は、サルの反応時間と同じ遅延時間内に完了せねばなりませんからね」

これが厄介だった。オーロラの実験でわかっていたように、許される時間枠はたったの数百ミリ秒なのである。それより長くなって機械と脳の同期が外れると、ＢＭＩは動作しなくなる。

「いいですね。やりましょう。とてもいい考えです。だいじょうぶですよ。ダラムと京都間を二五〇ミリ秒以内で信号を往復させてみせます」

「ほんとうですか？」

「もちろんです。明日から取りかかりましょう」。だから私はチェンが好きなのだ。彼にはいつでも不可能に思えることでも挑戦する気概がある。

私が翌朝目覚めてデューク大学のチームに朗報を知らせるころには、チェンはすでに二五〇ミリ秒という目標達成を阻むネット大渋滞を避ける方法を探り始めていた。それから数カ月というもの、彼は自身の研究計画に加えて毎晩この課題に取り組んだ。

海を越えた私たちヒト－ロボットチームの前に立ちはだかる障害は、データ送信速度だけではなかった。たとえば優秀な工学部生のイアン・ペイコンは、三次元空間内におけるイドヤの脚部関節の位置を連続して計測するまったく新しいシステムを、ほぼ独力で設計・構築した。ペイコンの運動学的記録システムでは、トレッドミルの上にある天井に複数のビデオカメラを設置し、イドヤの右体側の臀部、膝、足首に塗った蛍光塗料からの反射光をそれぞれのカメラに収めた。このシステムによって、イドヤがトレッドミルを歩くときの脚部関節の位置、速度、加速度に関する正確な情報の連続ストリームが得られた。ここで私たちはチェンの開発プロジェクトのリストに、この運動学的データを予測した脳由来データを利用するロボティック・インターフェースを付け加えるよう依頼した。

次に、ペイコンの運動学的データと、イドヤの皮質ニューロン二〇〇個の電気的活動の同時記録結果を、ベルとオーロラの実験で使用したのと同じ計算アルゴリズムにかけた。イドヤがトレッドミルを一定速度で歩くときの脳活動を解析すると、運動学的な視点からまったく同一に見える一歩の前に、ニューラルアンサンブルが異なる精細な時空パターンで発火していた。測定値の時間分解能はわずか二ミリ秒であった。この少数ニューロンの活動を約一〇〇ミリ秒間隔で積分すると、皮質活動パターンの変動性は大きく減少した。これはBMIに二五〇ミリ秒間隔が使えることを意味していた。

それだけではない。さらに本質的なことを言えば、ある瞬間に一つの問題を解決するには何十億個というニューロンが利用可能であることから、脳にはなんらかの運動行為を行なうごとに異なる組み合わせのニューロンを起用する贅沢が許される、ということが言えるのである。それどころか、私たちが一生を通じて同じ運動行為を何度繰り返そうとも、この随意運動の意図を伝える精細な時空ニューロンパターンは、二度と同じものを繰り返さないのだ。カール・ラシュレーとドナルド・ヘッブが以前唱えた見解に似たこの知見は、アメリカ人ノーベル賞受賞者ジェラルド・エーデルマンの造語、神経縮退の原理に捉えられている。エーデルマンはこの戦略を暗号コードに見られる縮退または冗長性になぞらえたのである。

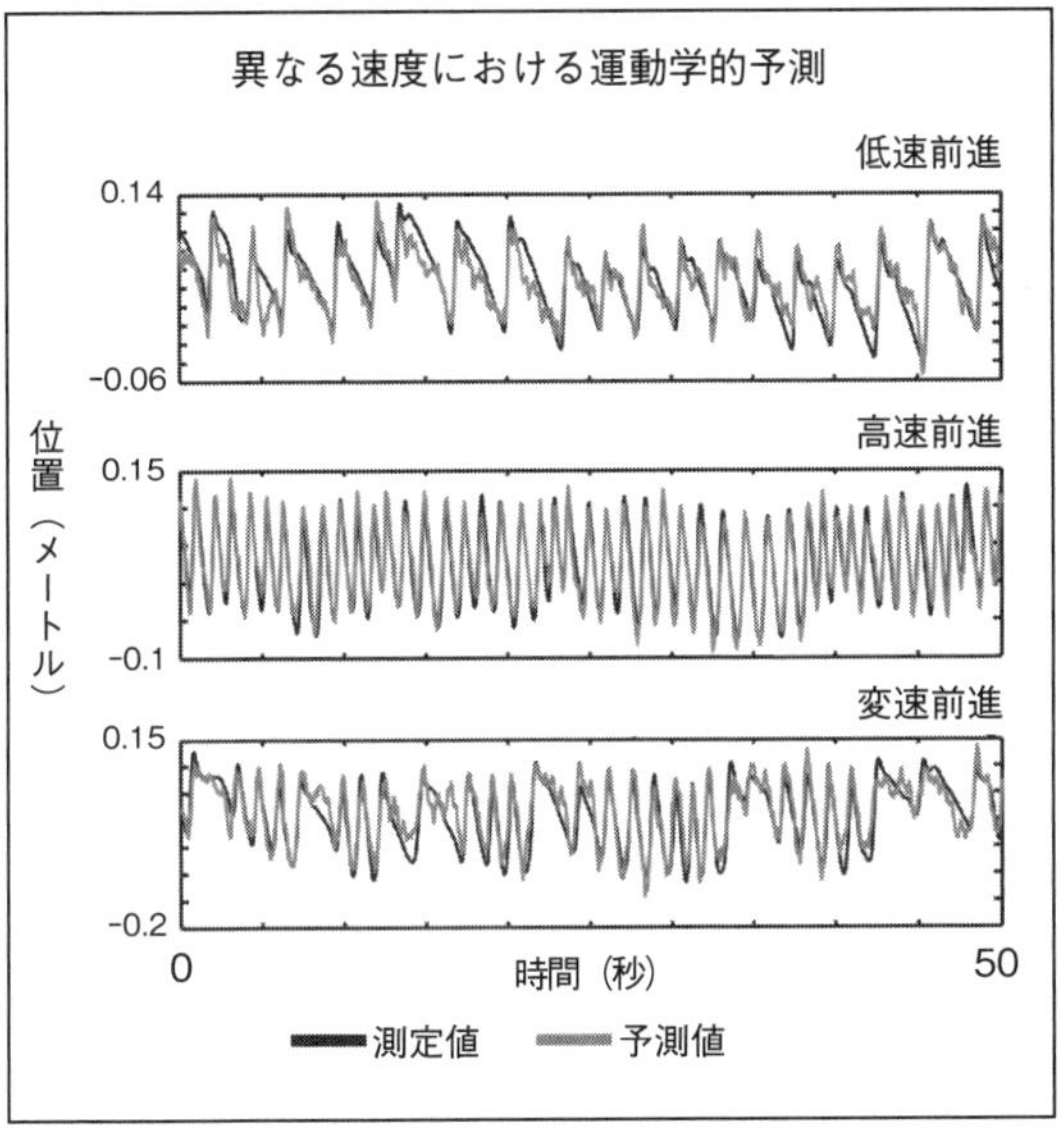

図8.2　異なる二足歩行モード：低速前進（上）、高速前進（中）、変速前進（下）における集団的な生の脳活動から得られた運動学的予測。黒のトレースはイドヤの脚の実際の位置を、灰色のトレースは彼女の脳活動のみから得られた運動学的パラメータのリアルタイム予測値を示す（N. Fitzsimmons, M. A. Lebedev, I. Peikon, and M.A.L. Nicolelis, “Extracting Kinematic Parameters for Monkey Bipedal Walking from Cortical Neuronal Ensemble Activity.” *Frontiers in Integrative Neuroscience* 3〔2009〕: 1-19 より）。

神経縮退の原理
ある特定の脳活動の結果——それが脳が生み出す運動行為であれ、知覚経験であれ、あるいは歌を歌ったり方程式を解いたりするような複雑な行動であれ——は、おびただしい数の異なるニューロン活動時空パターンによって発生することができる。

遺伝子コードでは、伝令RNA分子の三つの塩基配列はコドンとして知られ、リボソーム内で特定のアミノ酸と結合してポリペプチド鎖をつくる。リボソームとは蛋白質を合成する細胞質内顆粒のことである。どのコドンがどのアミノ酸に対応するかははっきりしているので、遺伝子コードに多義性はない。しかし脳内では、生み出したい合目的的行動をコードするのに複数のニューロン解決がある。

この洞察に基づき、二〇〇七年の夏までには、イドヤがトレッドミル上を一定の速度と変動する速度で歩いたときの脳活動を二一個の並列線形数理モデルに入力すれば、CB－1をサルのように歩かせるための運動指令の連続ストリームを発生できることを私たちは発見していた（図8・2参照）。その夏のうちに、チェンが二五〇ミリ秒という難関に挑戦する準備が整ったと知らせてきた。彼は私たちの研究室間に特殊なインターネット接続を確立した。このすばらしい技術のおかげで私たちは、デューク大学とATR双方の特殊なファイアウォールを回避し、両者をつなぐデータ経路上のサーバーやハブを出し抜き、双方向のデータ通信効率を同時に記録することができた。

ここまで準備が整えば、普通なら実験を行なってデータを取得し、専門誌に論文を掲載して、二年ほど時を置いてから広く世間に自分の発見を発表するところだろう。しかし、イドヤとCB－1の精神的な絆には、その場の雰囲気をそのまま伝えるようなやり方がふさわしかった。そこで私たちは査読プロセスを若干はしょり、ダラムと京都に《ニューヨークタイムズ》紙を招いて実験に臨んだ。実験結果を広く伝える利点は、実験が失敗したり、伝統的な研究者仲間の怒りを買ったりするリスクをはるかに凌いでいた。CB－1がイドヤの脳による制御で歩くことを示せば、重症神経障害患者がふたたび歩けるようなBMI構築も、おそらく一〇年以内に科学の力で可能になるという考えの裏づけになる。

二〇〇八年の例年より寒い一月の朝、私たちは自分たちのあいだで「リトル・ムーンウォーク」と呼んでいた実験に着手した。次の大きな一歩を踏み出そうとする霊長類のイドヤが、慣れ親しんだ「歩くサル」装備のある部屋に連れてこられた。これまでの歩行セッションと違って、研究室に集まった面々がいつになく深刻な面持ちであるのにイドヤは気づいたかもしれない。たいていの主要な科学イベントと同じように、デュークチームはカウントダウンに入るためのチェックリストに向かった。チームの院生たちがイドヤの脳と京都の研究室間でデータをやりとりする多数のコンピュータを何度も調べ、人びとがレーズンとチェリオ（訳注　ゼネラルミルズ社のシリアル）――イドヤは褒美にこれを好む――を十分に準備したかと口々に私に尋ねる。これを見れば部屋に満ちた懸念のほどもわかろうというものだった。

写真家が一瞬も逃すまいと撮影するなか、イドヤがそっとトレッドミルに降ろされた。歩行を始める前に、数カ月前に彼女の脳に埋め込まれた微細ワイヤアレイを保持するプラスチックコネクタが、天井から吊るされたプリアンプにつながれた。スクリーンにCB‐1の人さながらの脚の鮮明なカラー画像が映し出された。画像は数倍に拡大されており、イドヤの視野はほぼこの画像で占められている。

明かりが落とされると、蛍光塗料がイドヤの尻、膝、足首で緑色に光った。周りの状況がイドヤに歩けとささやいた。大好きなゲームの時間であり、うまくいけばレーズンとチェリオをいっぱいもら

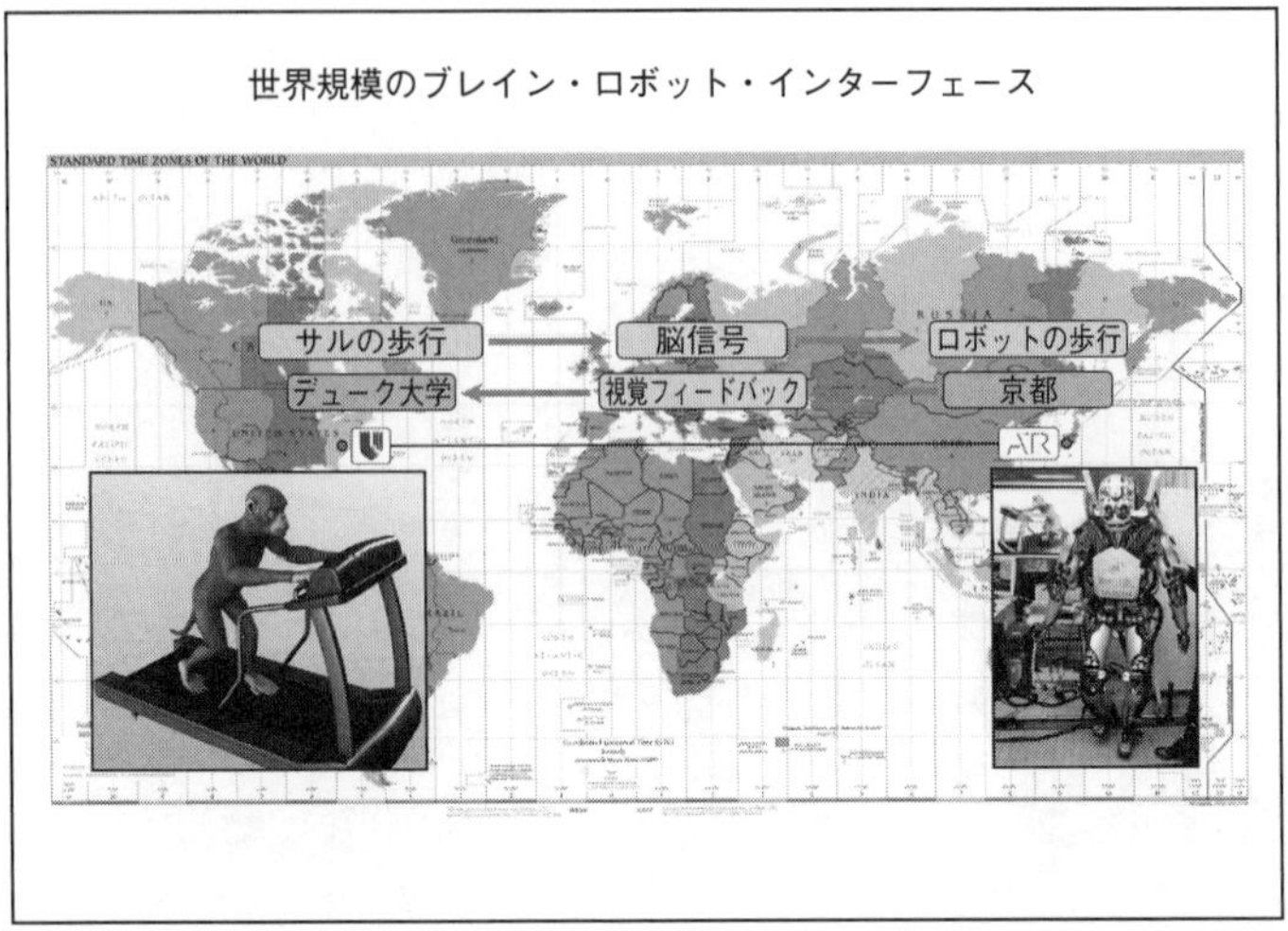

図 8.3　地球の反対側にいるイドヤとＣＢ－１の歩行。アメリカ東海岸（ノースカロライナ州ダラム）にいるサルがその脳活動を使って、日本の京都府にいるヒト型ロボット（ＣＢ－１）の脚の運動を制御するとともに、ロボットの歩行の視覚フィードバックをダラムで受け取った実験の概略図（ミゲル・ニコレリス博士提供）。

えそうだと彼女は悟った。そう知るや否や、彼女はもう一ミリ秒も無駄にせず、トレッドミルの優しい一定の速度に合わせて歩き始めた。

　天井の方々に配置されているビデオカメラがただちに蛍光マーカーの反射光を捕らえ、動くイドヤの脚の三次元空間内の位置を計算するようプログラムされたコンピュータに映像信号を送った。やがて、イドヤの何百個という皮質ニューロンが生み出す自発的な脳活動の何千という小さな火花から連続並列ストリームが得られ、制御室内に設置された大型コンピュータモニターの一つがすぐに起動した。私たちが運動思考を見守るなか、コンピュータはイドヤの脳活動と彼女の脚の運動から得られた運動学的パラメータを適合化する線形数理モデルを呑み込んでいった。京都では、ゴードン・チェンがすでにＣＢ－１を日本製の立派なトレッドミルに載せていた。最初の実験では、ＣＢ－１は背中を支えられて空中を歩行する予定になっている。さながらデューク大学の永遠のライバルであるノースカロライナ大学のバスケットボール選手として活躍し、のちに北米プロバスケットリーグ（ＮＢＡ）のスター選手となったノースカロライナ州民（訳注　マイケル・ジョーダンを指す）のロボット版簡易シミュレーションだ（図８・３参照）。

いつものように、線形回帰係数が収束して安定するまで数理モデルを数分にわたって訓練した。最適な線形回帰係数群が得られ、別のコンピュータの画面から判断すると、イドヤの脳活動はすでに自分の歩行運動をうまく予測できるようになっている。赤と白の二本のトレースが互いにどんどん近づき、ほぼ重なり合った。いよいよ、脳の予測を京都に送る時だった。

京都のチェンがＢＭＩ信号をＣＢ－１に流す制御システムを起動するのに数秒かかった。周りにいる人間たちの緊張をよそに、イドヤはしっかりと歩み続けた。突然、壁面に映し出された映像があたかも人のような歩みを見せた。六キログラムと一メートルに満たない小柄なアカゲザルが自分の頭の電気的活動を使い、地球の反対側で九〇キログラム、一五〇センチメートルほどあるヒト型ロボットにはじめて霊長類らしい歩みをさせているのだ。「ロボットにとっては小さな一歩だが、霊長類にとっては偉大な一歩だ」（訳注　一九六九年に人類ではじめて月に降り立ったニール・アームストロングの有名な言葉のもじり）と言わずにはいられない。

オーロラはこの小さな従妹《いとこ》を誇りに思うだろう。なにしろ、たった数歩でイドヤはブ《B》レイン・マ《M》シン・インターフェース《I》の空間と力のスケールを、理論上は可能でも実際には当時まだ達成されていないレベルまで引き上げたのだ。

　だが、実験はそれで終わりではなかった。チェンがすかさず電話で伝えてきたように、ダラムから京都へ脳由来信号を送り、京都からダラムへ映像信号を送り返す総遅延時間を測定せねばならない。

「二三〇ミリ秒です」と彼は言った。「二五〇ミリ秒以内でやってみせるって言ったでしょう!」。何カ月も骨の折れる仕事に打ち込んだチェンは、満足感を隠せなかった。私たちのチームのフィッツシモンズ、レベデフ、ペイコンその他のメンバーと一緒に、彼は霊長類の脳とロボットの両脚のあいだに直接の双方向機能リンクを確立し、イドヤの脳で生み出された電気的活動によって脚の筋肉が収縮するより数十ミリ秒速く仕事を完了したのである。これだけ祝う理由がそろっていたにもかかわらず、私たちはまだもう一つリスクを冒そうとしていた。

「私の合図でトレッドミルを止めてくれ。よし、止めろ」

トレッドミルが止まると、イドヤはいつもの静かな姿勢に戻った。ダラムの面々はみな京都のCB-1を映す画面に見入った。イドヤも目の前の映像を見ながら興味津々らしかった。

たぶん、彼女はなにかを証明したかったのだ。衆目が集まるなか、ほんの少し前に二足歩行できるようになったばかりのCB-1はリズムよく空中を歩き続けた。CB-1は歩きに歩いた。イドヤの脳から指令が送り続けられる限り。

　ダラムではなにも起きていなかった。少なくとも運動という意味では。イドヤをはじめ私たちはみな静かに身じろぎもせず、眼前に映るロボットの歩みに感嘆を覚えていた。その繊細な一歩一歩は、自由の喜びにあふれた霊長類の脳から数百ミリ秒早く届く命の授かり物によって生み出されているのだった。

第9章　身体が飛行機だった男

数百万年前、最初の原人がアフリカ大陸東部や北部の谷を歩き始めたころから、私たちヒト属の祖先の一部で、脳が一連の形態学的、生理学的変遷を遂げ、動物界には見られなかった心的過程と行動が創発した。この複雑な脳の再構築にはさまざまな変化が寄与したが、なかでも際立っていたのは、前頭葉と頭頂葉が図抜けて大きく発達し、これらの脳部位どうし、またそれらと種々の皮質下構造をつなぐ並列双方向神経路が多数形成されたことであった。こうした前頭頂皮質回路の並外れた進化によって、前例のない神経生理学的適応が新しい知覚、運動、認知行動能力につながり、私たちが一般に人間らしさと見なす独特の特徴が生み出された。

この脳構造の進化上の「量子飛躍」が起きるあいだに、言葉を発し理解する能力が生まれた。言語とそれがその後の人間の進化に果たした役割については、多数の学者による論文や書籍があるので、ここでは言語と同時に起きた二つの他の創発的適応について書くことに留めよう。これらの適応が霊長類の脳の認知ツールキットに含まれたことは、ヒトの進化にとって必須ではないにしても言語同様に決定的であった。最初の適応は、人類とその祖先がこの地上でいちばん道具づくりが巧みだったことである。実際、タンザニアのオルドヴァイ渓谷で初期の原人の遺体化石が発見されたとき、周辺でたくさんの人工物が見つかっている。発掘に携わった偉大な古生物学者のルイス・リーキーは、この原人をホモ・ハビリス――「器用な人」という意味――と命名したほどだ。道具をつくる精神的能力はいまだにヒトのもつもっとも驚嘆すべき進化上の謎とされている。

前頭頂皮質回路の発達によって生まれた二番めの行動上の適応は、おそらくはより画期的であったにもかかわらず、不思議なことに神経科学界ではさほど注目を浴びていない。地上でいちばん道具づくりのうまい人類は、この特徴のおかげで自ら生み出した人工物を切れ目なく自己感覚に組み入れる能力を獲得した。脳は自己の身体の綿密で詳細なシミュレーションモデルを形成し、人工物をその真の延長としたのである。このことは幻肢や幽体離脱より信じ難いように思われるかもしれないが、道具の同化現象を裏づける一連の精神物理学的、画像技術的、神経生理学的な実験証拠は、ヒトおよびヒト以外の霊長類においてシミュレートされている。この章では、息を呑むような神経生理学的証拠を見ていきたい。しかしその前にまず、人類が人工物と築いてきた深いかかわりを示す話をしよう。この六〇〇万年というもの、ヒトの脳が生み出した道具は、まず頭の中でただの夢として誕生し、やがて具体的な機械的および電子的人工物、そしてより最近では、計算および仮想人工物に姿を変え、ヒトという集団としての私たちに手の届く範囲を想像の及ぶ限界まで拡張し、なかでも生命の基本要素を与えてくれる大空を私たちの肉体が征服するのを可能にした。

二〇世紀に入ったばかりの数カ月、ある外国人科学者が最新の発明を披露すると宣言していたものの、ほとんどパリ市民の注目を浴びることはなかった。なんといっても、当時パリは科学で最先端を行く土地柄であり、世界的に著名な物理学者や数学者、技術者、発明家がひしめいていた。ちょうど一二年前に、グスタフ・エッフェルが人の手になるものとしては世界一高い塔を建設し、フランスの科学技術力と優秀さを世界に知らしめたばかりだった。しかし、一九〇一年一〇月一九日土曜日の風の強い午後、この魅力的な街のこぎれいな並木道や手入れの行き届いた庭園をぶらついていた人びとに、歴史は忘れえない光景を用意していた。

その寒い秋の日、小柄とはいえ完璧な装いのブラジル人男性アルベルト・サントス＝デュモンが、当時でも現代でも科学界ではありえないことをやってのけ、発見という行為の普通の手順に公然と挑んだ。彼は自身が手がけたなかでもっとも大胆な実験を、白昼堂々と公衆が見守るなかで行なったのだ。そうすれば、子どものころからの夢をかなえる最新の試みの成否について、パリ市民全員が証人になってくれる。彼はこの四年の大半という時間と、自分の財産の一部とはいえ大金をこのためにつぎ込んでいた。これまでに何度か死にかけたこともあった。幸運にも、サントス＝デュモンは世界でももっとも裕福なコーヒー農園主の息子であり相続人でもあった。命はともかく、金は問題ではなかったのだ。作業部屋を離れ、当時の人間をとりこにした問題に対する画期的なアプローチの利点を、懐疑的な仲間や投資家に説いて回る必要はなかった。

当時人びとが憑かれた願望とは、飛行だった。

そのころ開通したばかりのポンアレクサンドル三世橋をぼんやり渡っていた人が目にした驚愕的な

光景は、ブーローニュの森の方角からエッフェル塔に近づいてくる奇妙な飛行物体だった。パリ市民はその場に立ち尽くし、その物体に見入った。それから何世代にもわたって、畏怖心に打たれたこれらの人びとは、自分はあの場所に居合わせたと自慢げに話したものだ。あのブラジルのコーヒー農園主は一羽の自由な鳥のように大空を羽ばたき、折からの風にも負けず思うさま飛んだ、と。その午後、アルベルト・サントス＝デュモンは自ら発明・製作に携わった飛行船でエッフェル塔の周りを回って離陸場所に戻り、自由飛行の時代の扉をたった一人の手で開けたのだ。

六号機という月並みな名前からわかるように、サントス＝デュモンが実演に用いた飛行船は、若きサントス＝デュモン本人と協力者アルベール・シャパン率いるパリの機械工チームによる六番めの試作機だった。シリーズのなかでいちばん進化した六号機は、航空学のイノベーションをふんだんに採り入れていた。

サントス＝デュモン以前に大地を離れ大空に舞い上がったのは、熱い空気やヘリウム、水素などを満たした気球だけだった。気球は操縦することができず、風の吹くままに空を漂い、上昇や下降にはバラストを落としたり気体を逃がしたりするしか方法がなかった。つまり、気球では進路も着地点も制御できなかった。自然のなすがままだったのだ。

サントス＝デュモンは、自由な飛行が可能になれば人の暮らしが様変わりすることを明らかに認識していた。彼にとってこの課題の征服は人として断ち難い苦闘であり、己《おのれ》の命を賭《と》すに値した。それは人間を「大地という牢獄」から解き放ち、宇宙の果てまで自由に探索する手段を与えることだったのである。父親の農場で機械を設計し、改良し、調整することを独力で学んだ彼は、憧れの一九世紀の作家ジュール・ヴェルヌがいつか人間を月に連れていってくれると夢見た飛行船をつくりたかった。

何機か試作を重ねたあと、サントス＝デュモンは形状、設計、材料、操縦技術、計測機器に種々の技術改良を加えた一人用の飛行船を発明した。これらの飛行船での実験を始めた当初から、彼はフランスに登場したばかりの自動車で国内を走り回ったように、自由に乗りこなせて操縦できる機械をつくろうと目論んでいた。天才的なひらめきによって、彼は飛行船にガソリン車のエンジンと長いプロペラを利用することを思いついた。飛行に必要な動力を得るために、サントス＝デュモンは機械工に二基の自動車エンジンを搭載するよう依頼したが、友人のアルベール・シャパンはその設計に懸念を抱いた。幸いにも、サントス＝デュモンは排気管を下向きに曲げるという良識をも持ち合わせていたため、エンジンが発生する熱い排煙や火花は、引火性の水素が満ちた気嚢から遠ざけられていた。

小型の自動車エンジンで飛行船を飛ばすため、彼は船体の重量を減らす新たな方法を見つけねばならなかった。身長約一六〇センチメートルで痩身の彼は、自分がつくりたいと願う小型軽量飛行船に乗り込むのにまことにふさわしかった。気嚢にはきわめて頑丈で軽い日本産の生糸《きいと》を、枠組みには竹と松材を使用した。船体の航空力学を改善するため、彼は気嚢には伝統的な形ではなく、「空中を縫う」ように飛べる長い葉巻のような形を採用した。

それでも、飛行船を意のままに操縦する方法を見つけるにはさんざん苦労した。それは、まだ誰も足を踏み入れていない未知の領域だった。試行錯誤を重ね、彼はこの目的を果たすために二種の操縦装置を搭載した。最初の装置は大きな可動式三角形（のちに六角形になった）のやはり日本産の生糸でできた方向舵で、これは軽量のフレームの上に設置された。そのフレーム自体は船体後部のキールまたは気嚢に直接取りつけられていた。サントス＝デュモンは飛行船の水平方向の動きを方向舵で制御できた。操作には縄紐が必要だった。彼はのちに自転車のハンドルバーを操縦に用いている。

次なる課題は、垂直方向の船体制御である。ポール・ホフマンが優れた評伝『熱狂の翼（*Wings of Madness*）』で述べたように、この制御法には、何代にもわたる飛行家を拒み続けてきた問題にエレガントな答えを見つけたサントス＝デュモンの超人的能力が反映されている。ホフマンによれば、いちばん効果的な現状打開策が得られたのは、サントス＝デュモンが「船首を上下して船体を傾けた状態でモーター駆動して、船体を上昇させたり下降させたりする」方法を見つけねばならないと悟ったときだった。このために、彼はある仕掛けを設計した。「それは重石を動かして船体の重心を簡単にずらす装置だった。重石はバラストを詰めたただの袋二つで、一方を船首側に他方を船尾側に気嚢からつり下げた」。サントス＝デュモンは二個の重石のうち一方をバスケットにたぐり入れて船体の重心をずらすことができた。「船首側の重石を入れれば船首が上がり、船尾側の重石を入れれば船首が下がった」とホフマンは説明する。

いつものように、サントス＝デュモンは限界に挑戦することを厭わず、それは命の危険すら例外ではなかった。ある試作機では伝統的な気嚢バスケットに代えて自転車のサドルとフレームを使い、それらを一〇メートル近くある竹の棒に取りつけた。この設計では、遠くから見る人の目には、サントス＝デュモンは複雑に張り巡らされた紐によって気嚢にくっつけられた「棒に魔女がまたがって」飛んでいるかのように映った。これには満足できず、彼はのちに紐の代わりにピアノ線で飛行船のキールをつり下げて補強してもいる。これによって船体の重量も空気抵抗もかなり減少した。
この時点でサントス＝デュモンの飛行船はきわめて複雑な機械と化し、多数の紐とハンドルバー、自転車用ペダルなどがそれぞれ別個の操縦動作を制御した。飛行船は葉巻型の気嚢、竹製のキール、ピアノ線のネットワーク、二基のガソリンエンジン、三角形をした絹製の方向舵、可動式バラスト袋の奇抜な複合体であった。このごた混ぜ技術の空中曲芸に人びとの耳目が集まったのも当然であり、二〇世紀を迎えるころには彼は世界でもっとも有名な人物になっていた。自分の飛行船の設計図をただで他人に教えたものの、彼の科学実験の記録となったのは報道機関とパリ市民の集団記憶のみだった。実際、サントス＝デュモンは特許にはいささかも関心を示さなかった。自分の発明は全人類のものであると公言していたのだ。

自身の最新の発明を大衆に披露するのを好んだサントス＝デュモンは、試作機を定期的にパリの大空に舞い上がらせた。そしていつでもアイロンのあたったスーツと、きっちり結んだネクタイ、そして蒸気で成形されたお気に入りのパナマ帽を身につけていた。いまだに彼に批判的な人びとを沈黙させるためには、この船体が彼の意のままに飛行し、数百年万年も這いつくばってきた大地から人の身体を決定的に解放してくれるという証しが必要だった。

人の操縦による飛行が可能であることを示すという彼の使命感は、石油王アンリ・ドゥッシュ＝ド＝ラ＝ムルトが航空機仲間にある挑戦をしたことでにわかに高まった。一九〇〇年四月に開催されたパリ飛行クラブの会合で、ドゥッシュはある提案をした。サン・クラウドにある飛行クラブの飛行場から離陸し、一度も着地することなくエッフェル塔を周回し、飛行船に搭載しているもの以外にはなにも使用せずに離陸地点に三〇分以内に戻った最初の飛行船に、自腹を切って一〇万フランの賞金を与えるというのだった。ホフマンの推測によると、この航空分野で世界初の公式賞金を得るには、飛行船は往復時間を勘案すると時速約二二から二四キロメートルで飛ばねばならない。これは出場者のなかで唯一賞金を得る可能性のあるサントス＝デュモンにとってすら難事だった。

ドゥッシュは最初から自分で賞金を獲るつもりだと多くの人は考えたが、サントス＝デュモンは栄誉に浴するのは自分であることを一瞬たりとも疑わなかった。実際、賞が発表される直前、彼はサン・クラウドの飛行場から飛行船を発着させる施設の建設許可をパリ飛行クラブからもらっている。飛行船の部品を製作する大がかりな作業場と浮揚気体である水素を製造する工場も準備していた。さらに小型飛行場と気嚢格納庫《ハンガー》――史上初のハンガー――まで建設した。ハンガーには可動式扉――もちろん彼自身の発明――が付いており、ドゥッシュ賞を狙う他の競争者に比べてサントス＝デュモンはおおいに有利だった。気嚢を膨らませたままにし、毎回試験飛行するたびに気嚢に水素を詰め込む時間（そして金）を無駄にしないですむからだ。

それからの一八カ月というもの、彼はパリの大空を飛び回り、六号機となった最終設計にいたるまで実験を重ねた。ここまで到達するのに、彼は二度の悲惨な事故を生き延びている。最初の事故は七月に起き、飛行船は空からエドモン・ロートシルト（ロスチャイルド）家の庭園に墜落した。幸いにもたまたま樹木が落下の衝撃を弱めてくれた。一カ月後、彼はより深刻な危難に襲われる。飛行船がトロカデロ・オテルの側壁に墜落し、彼の体はかろうじてピアノ線何本かに支えられているのみだったのだ。

けれども、これほど死と隣り合わせの体験をしても、小柄なサントス＝デュモンは怖じ気づかなかった。パリ市民の大半はすでに彼がその勇気によって賞金を射止めたと確信しており、あとは実践あるのみだった。かくして、飛行クラブの審査委員会が一〇月一九日の午後にふたたびエッフェル塔周回の挑戦を見届けるために招集されたとき、残る問題はサントス＝デュモンが三〇分以内に飛行を終えられるか否かだけだった。パリの風は予測しづらく、それが試験飛行でも何度も頭痛の種となった。だが条件がどうあろうと、彼の飛行船は速度、航空力学、操縦性の上限を超えてでも飛ばねばならなかった。また、飛行後にパイロットが生存していなければ問題外だった。トロカデロ・オテルの側壁での経験を踏まえると絶対生きているという保証はなかった。

一度中止になったあと、六号機がサン・クラウドを離陸して一路エッフェル塔を目指すと、サントス＝デュモンの名を歴史に留める一人旅が午後二時四二分きっかりに始まった。飛行船が市内の上空に現われると、パリ市民は階級や身分の別なくそのときしていることを即座にうっちゃり、剛胆な飛行家の最新の試みを眺める場所を探した。怒濤のように押し寄せる人びとの熱気が、「シャン・ドゥ・マール」に向かって殺到する徒歩の人、タクシー、自動車、自転車に乗った人の狂気じみた奔流」を生み出した。

この大騒動の経緯をまとめたホフマンの記述によると、シャンゼリゼ通りを行進しながら「訪問中のギリシャ王や高官五〇〇人のために音楽演奏をしていた」フランス第二四連隊楽隊は、人びとが「サントス＝デュモン、サントス＝デュモン」と唱えるのを耳にしたという。歴史を我が目で見届け

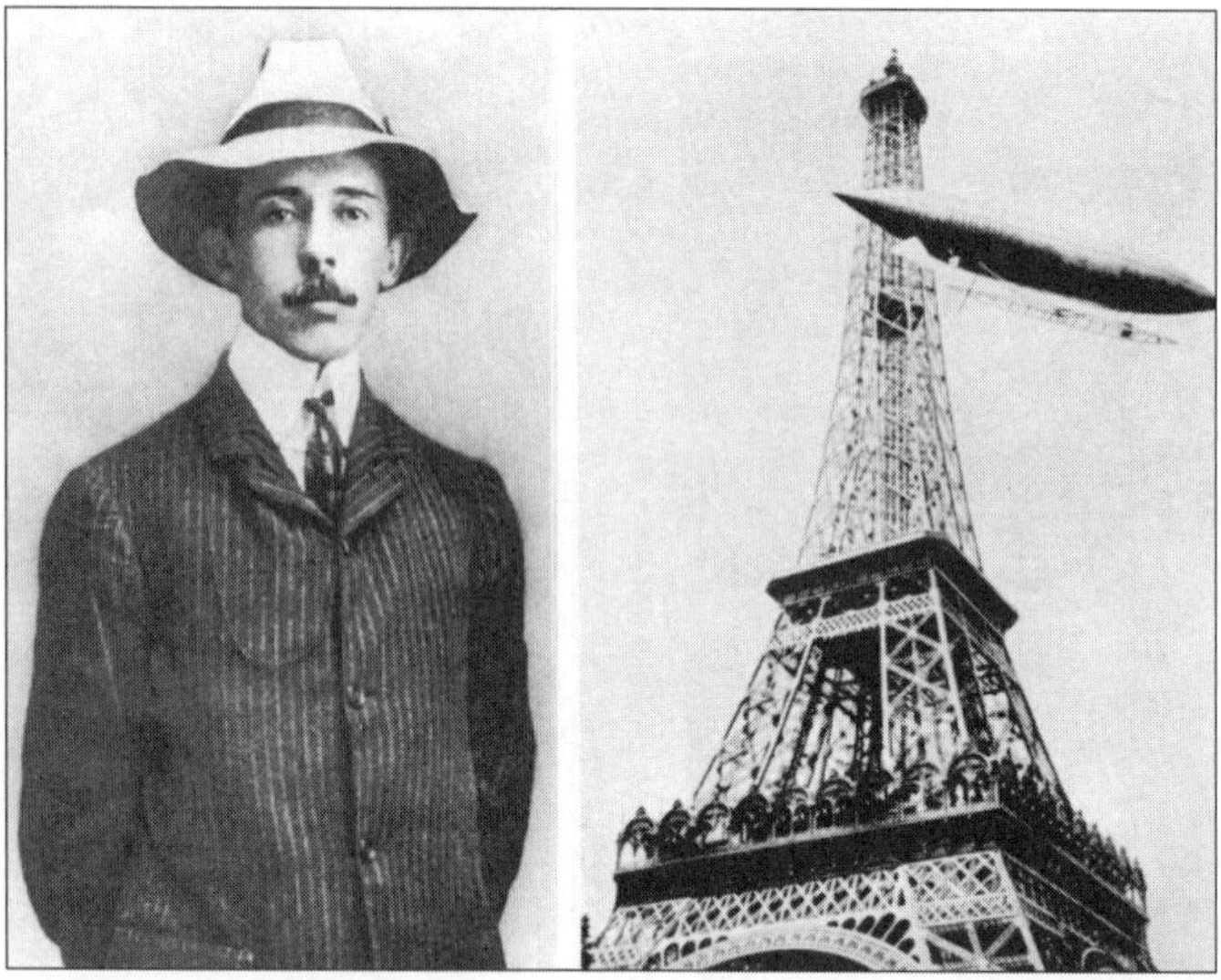

図 9.1　アルベルト・サントス＝デュモンと彼の飛行船。本人の写真（左）と彼が 1901 年 10 月 19 日にエッフェル塔を迂回した歴史的瞬間の写真（ワシントンＤＣの国立航空宇宙博物館スミソニアン協会アーカイブより許可を得て複製）。

られるなら不服従の罪で軍法会議にかけられるくらい大した話ではないという集団心理から、彼らは迷わず楽器を打ち捨てて走る群衆に加わった。サントス＝デュモンが「［エッフェル］塔の避雷針を約一二メートルという危険な近さで」回ろうとするまでには、トロカデロ庭園にはおよそ五〇〇〇人のパリ市民が詰めかけていた。セーヌ川を渡ったときに一陣の風が起こした小さな問題を除けば、六号機の往路は完壁だった。八分四五秒という往路の新記録を打ち立てたほどだ。時間を確認できる時計はなかったため――友人のルイ・カルティエが数カ月後に彼のために世界初の腕時計をつくってこの問題を解決した――、サントス＝デュモンは大衆の声援を頼りに飛行船の進み具合と制限時間以内に飛行を終えられそうか否かを判断した。彼がエッフェル塔を回り切って（図9・1）サン・クラウドに戻り始めたとき、街路に詰めかけたおびただしい数の群衆が帽子を空中に投げて互いに抱きしめあった。禁じられた大空を征服する人間の最後の一踏ん張りが始まったのである。

地上の熱狂をよそに、サントス＝デュモンは復路がけっして楽ではないと知っていた。強い風が正面から吹いており、三基のエンジンが立て続けに故障したために――彼は飛行船の進路を維持しながら三基とも空中で冷静に修理した――、速度が大幅に落ち、六号機は貴重な時間を失っていた。飛行場に近づいてきたとき、彼は地上目指して最後の急降下をすると決意した。最後の数秒間は劇的だった。ホフマンはこう記している。

公式計時係は記録を二九分一五秒とした。サントス＝デュモンが飛行船の向きを巡らして離陸地点に戻るのに一分と二五秒を要した。そこで仲間が誘導索をつかみ飛行船をたぐり寄せた。拍手喝采のなかで声が聞き取れるほどバスケットが下りてから、彼は縁に寄りかかって叫んだ。「僕が勝ったかい？」

何百人という見物人が声を合わせて「イエス！　イエス！」と答え、飛行船に群がってきた。ウー［サントス＝デュモンに］花びらが浴びせられ、紙吹雪のように舞った。男も女も泣いた。ウー伯爵夫人［前ブラジル皇帝の妃で、パリに亡命していた］が地面にひざまずき、天に向かって双手を上げ、自国の男を守ってくれた神に感謝した。伯爵夫人の連れのジョン・D・ロックフェラー夫人が女子学生のような甲高い歓声を上げた。見知らぬ人がサントス＝デュモンに小さな白ウサギを差し出し、別の人は湯気の立っているブラジルコーヒーを勧めた。

残念なことに、飛行クラブは即座にサントス＝デュモンの勝利を決定することはできなかった。ほんの一カ月前にドゥッシュ賞規則に細かいけれども重要な変化が付け加えられ、計時係の時計を止めるのは飛行船が離陸した線を通過した時点ではなく、地上の仲間が飛行船の誘導索をつかんだときになっていたのである。これに対してサントス＝デュモンは、離陸線を通り過ぎたのは、飛行をますます難しくしようという露骨な試みに対する抗議だったと主張した。

一一月四日、飛行クラブ審査委員会はやっとアルベルト・サントス＝デュモンにドゥッシュ賞を授けた。彼はただちに賞金の半額をパリの貧民に、三万フランを自分のためにはたらいてくれた人びとに、二万フランをもっとも熱心な支援者である数学者のエマヌエル・エイメに寄付した。以降サントス＝デュモンは新世紀とそれに伴う世界の新秩序の冒険家として英雄視された。その秩序がなにをもたらすのかは誰にもわからなかった。しかし少なくとも一つ確かなことがあった。新世紀には人びとが意のままに空を飛ぶことのできる機械ができるだろうということである。そして電報と電話の発明によって、こうしたニュースにふさわしい出来事はもはや世界中に数時間で伝わるようになっていた。

その後、サントス＝デュモンの偉業をさまざまに伝える記事が新聞などに掲載された。この伝聞がノースカロライナ州キティホークの人里離れた地にも届いたのはほぼ間違いない。一九〇一年秋、オハイオ州デイトン出身の兄弟二人が飛行実験をしようとこの地をふたたび訪れていた。オーヴィルとウイルバー・ライト兄弟は前年には特殊な凧と戯れただけだったが、一九〇一年にはカロライナ州沿岸でずっと風に任せてグライダーを飛ばして過ごした。この年の秋、兄弟は自由飛行と呼べそうなものはまったく行なっていない。それはこのときから二年後、一九〇三年一二月一七日になってやっと実現された。その日ライト兄弟は、重航空機のライトフライヤー号をノースカロライナの以前と同じビーチにある砂丘の崖から飛ばした。

重航空機を発明し飛行させた功績がライト兄弟のものであることに、私はいささかの異論もない。だが意のままに制御可能で無限の大空を飛行できる飛行船をはじめて大空に送り込んだのが誰かとなると話は別だ。大空をわたる風に気まぐれに操られる受動的な奴隷としてではなく、操縦士の脳の命ずるままに飛んだ栄誉は、ブラジル生まれのサントス＝デュモンのものである。彼が実演に軽航空機を選んだのは、ひとえにフェルディナント・フォン・ツェッペリンをはじめとする初期の飛行家の足跡をたどりたかったからだろう。一九〇一年夏、ツェッペリンはサントス＝デュモンより一足先に飛行船をつくっていたものの、その制御法を見出していたわけではなかった。

サントス＝デュモンやライト兄弟その他多くの人びとの先駆者的実験によって、技術革新が起きたのは言うを俟《ま》たない。この革新によって、旅客運送、探検、通信、交易、さらには地球規模の真の社会・文化統合は格段の進歩を遂げた。憂うべきことに、未曾有の規模の戦争や凶悪犯罪もまた増加の一途をたどった。こうして飛行船が殺戮機械に姿を変えたことで命を失った何百万人という人のなかにはサントス＝デュモン自身も含まれている。ブラジル政府がサンパウロの市民蜂起を鎮めるのに飛行機を使い、この事実を聞き及んだのか、塞ぎの虫に取り憑かれていた彼は一九三二年七月二三日に自殺してしまうのだ。

サントス＝デュモンがエッフェル塔を回ってから七〇年と経たぬうちに、人類はその到達範囲を新たに拡張した。サントス＝デュモンが存命なら九七歳の誕生日だったその日、ニール・アームストロングが地球とは異なる天体の表面を歩いたのだ。数年後、故人のサントス＝デュモンはさらなる栄誉に浴することになる。マーレ・インブリウム（雨の海）として知られる巨大な月の海の東端を走るモンテス・アペニウス山脈に小さな衝突クレーターがあり、国際天文学連合がこのクレーターを彼にちなんで名づけたのである。

サントス＝デュモンの飛行する機械は、人間の脳の本質に鮮明かつ具体的な光を当ててくれる。すなわち、道具をデザインし、製作し、使用することで己の影響力の及ぶ範囲を押し拡げ、人類と外界の相互作用を活性化する能力である。サントス＝デュモン自身も仲間の飛行家も気づいてはいなかったが、彼らが飛行する機械に乗って禁断の空に挑み始めたころ、脳の「ボディ・スキーマ」による道具の同化という概念が先駆的な神経科学者の頭のなかで構築され始めていた。一九一一年にイギリスの神経学者ヘンリー・ヘッドとゴードン・ホームズによってはじめて提唱されたとき、「ボディ・スキーマ」は人の心による創造物であり、それゆえに人が日常使用する人工の道具をも組み入れていた。ヘッドとホームズは、体性感覚系の異なる皮質レベルに損傷のある患者が異常な触覚を経験することを観察していた。英国内科学界でこの発見を発表する際、両人はこれらの患者が訴える奇妙な知覚も、健常者が経験する豊かな触覚も、ボディ・スキーマによって説明できると主張した。彼らはこう記す。「私たちは常時変化する自身の体位モデルをつねに構築している。あらゆる体位や運動がこの可塑的なスキーマに記録され、新たな感覚群は皮質活動によって……それと関連づけられる」。ヘッドとホームズはこの比較と変換の過程を「タクシーメーターの表示では、距離がすでに金額に変換されている状態」になぞらえた。要は、ボディ・スキーマとは触覚情報にかかわる脳自身の視点なのである。ヘッドとホームズは、損傷が進んだ結果、元のボディ・スキーマを保存している皮質部位が破壊された症例によって仮説を補強した。長年幻肢に悩んできた患者では、スキーマを失うと幻肢も消えたのだ。

これはヴィクトリア朝の人びとにとってなかなか衝撃的な主張だったが、ヘッドとホームズは、もし脳がすでに存在しない手足を自身のスキーマに維持できるのなら、身体に付属するものをも組み入れるに違いないとさらに予測している。さもなければ、人間が道具を使いこなせるだけでなく、他の感覚に頼らずに道具をとおしてものを感じるという事実をどう説明するのかというのである。

　自身の身体の境界を超えて、手にした道具の終端まで自分の体位、運動、局在の認知を投影する能力を、私たちはこの「スキーマ」の存在に負っている。このボディ・スキーマがなければ、私たちは棒でものを探ったり、皿に眼がついているのでもない限りスプーンを使ったりすることはできない。意図した身体運動にかかわるものはなんであれ、［脳の］自己モデルに組み入れられてボディ・スキーマの一部となる。婦人の局在能力は帽子の羽根にすら及ぶかもしれない。

ヘッドとホームズはヴィクトリア朝の婦人のファッションにまで差し出がましく言及したが、これを社会がどう受け止めたかについて記録はない。しかし両人はこの論文で、体性感覚皮質は「過去の印象の格納庫」であり、そこから現実世界の概略がしばしば意識下でつくられるとやはり大胆に結論づけた。彼らは、あらゆる感覚は「過去に起きた事象との関連性を与えられて意識に上る」と論じる。実際、ヘッドとホームズは現実世界が脳内の身体を中心とする外界モデルから生まれると提起しただけではない。私たち自身の肉体をシミュレートするこのモデルの要素は、道具を肉体の経験として同化することによってその空間構成を容易に変化させる脳の能力であることを明確に示したのだ。

この論文をはじめて読んだときから、私はヘッドとホームズの思い切った理論展開をいつも楽しんだ。同様の反応をした科学者はけっして私が最初ではない。第3章で見たように、ヘッドとホームズのボディ・スキーマは、数十年後を経てロナルド・メルザックの「ニューロマトリックス」説（八一ページ参照）として神経科学の文献にふたたび登場している。もっとも広義に解釈すれば、両説の共通点は純粋な知覚の概念を退ける点にある。すなわち、動物の身体の神経表象が末梢から第一次体性感覚野《S1》領域に上行する一方通行のフィードフォワード情報によってのみ規定されるわけではないというのである。またいずれの説も、自分の身体に帰属しているという慣れ親しんだ経験を規定するのに、前頭頂皮質ニューロンの広域分散網が中心的な役割を果たしていると主張している。しかし局在論に対するこれらの挑戦は、いずれも二〇世紀の大半を通じてはかばかしい進展を見せなかった。

支持が得られなかった最大の理由は、この論にごく基本的な問題があったからだ。仮説を裏づける実験データが存在しなかったのだ。事実、ヘッドとホームズの臨床例で両人の主要な仮説を支持するものは一例もなかった。

さらにアンジェロ・マラヴィータと入來《いりき》篤史《あつし》が、道具同化研究に関する優れた論評で指摘したように、ボディ・スキーマにかかわるヘッドとホームズによる元々の概念は、脳が固有受容信号列のみを無意識に統合することにもとづいている。こうして脳のシミュレーション対象を身体内で発生された情報に限定することによって、両人はあとに続く神経科学者にある謎を残した。前頭葉と頭頂葉に体性感覚信号、視覚信号、固有受容信号に反応する多重様相《マルチモーダル》な受容野（RF）を示す領域があるが、これらの領域内のおびただしい数のニューロンが発生するとおぼしき豊かな活動電位をどう説明すればいいのだろうか。この点において一歩先んじたのがロナルド・メルザックだった。彼は行動する霊長類の単一ニューロン記録が可能になる前から、すでに触覚信号と運動行為を彼のニューロマトリックスに含めていたのだ。マラヴィータと入來の両人が指摘するように、どんどん精度を増す記録技術によってマルチモーダル受容野《RF》を裏づける証拠が積み重ねられたことで、自己のマルチモーダルモデルを実証する道が開けた。このモデルでは、「多数の前頭頂葉ネットワークが、身体表面の諸領域と外部空間からの情報を統合しており、そうした情報を身体の異なる部位によって行なわれる特定の行為に機能的に対応させている」

とうとう感覚神経生理学者は、深い麻酔をかけられた動物の知覚能力を研究する行為の無意味さに気づかざるをえない状況に置かれたのだ。身体とその周辺空間に対する関係を脳が表象するには、同時に得られる視覚信号、体性感覚信号、固有受容信号、運動信号を一体化させる必要がある。したがって、新たな研究パラダイムでは、実験は行動中の覚醒動物を対象に行なわねばならず、実験中これらの動物は意味のあるタスクをしていることが望ましい。関連するすべての情報が過去の経験の記憶と擦《す》り合わされることによって、被験動物の脳はいつでも不確かな未来について最善の予測を立てることができるのだ。これこそヒトの脳が日常行なっていることそのものである。そして、こうした条件下においてのみ、脳の神経回路は自己の意識ある経験――「ボディ・イメージ」として一般に知られる抽象概念――を規定する活動の時空パターンを発生するのだ。

　被験動物の日常に道具を導入すればボディ・イメージを変えられるという初の実験的証拠が得られたのは、ようやく一九九〇年代末になってからだった。東京医科歯科大学で入來篤史らが一九九六年に行なった画期的な実験では、ニホンザルが手の届かない範囲に置かれた食べ物のペレットを簡単な熊手を使って手に入れるよう訓練された（図9・2参照）。ニホンザルは実験室外の通常の環境では道具を使うことは知られていないものの、二週間の訓練で熊手を上手に使ってペレットを食べるようになった。この初期の段階が終わってから、入來らは新しく学習した技を行なうサルの頭頂葉の単一ニューロン活動を逐次記録した。当初から、チームは頭頂葉皮質ニューロンの一部が、サルの手に位置する体性感覚受容野《RF》と手のすぐ外側の空間に位置する同等の視覚受容野《RF》の両方をもつことを観察した。この分野の用語では、これらのニューロンは異なる二つの感覚様相《モダリティ》の刺激に反応するため、「二重様相細胞《バイモーダルニューロン》」と呼ばれる。通常、身体の境界に隣接する空間は近位空間として知られており、入來のグループが同定したバイモーダルニューロンは、おもにサルの手の近位空間で発生した視覚刺激を表象していた。

　驚いたことに、入來らの観察によると、サルが手を空間内の別の場所へ移動すると、皮質ニューロ

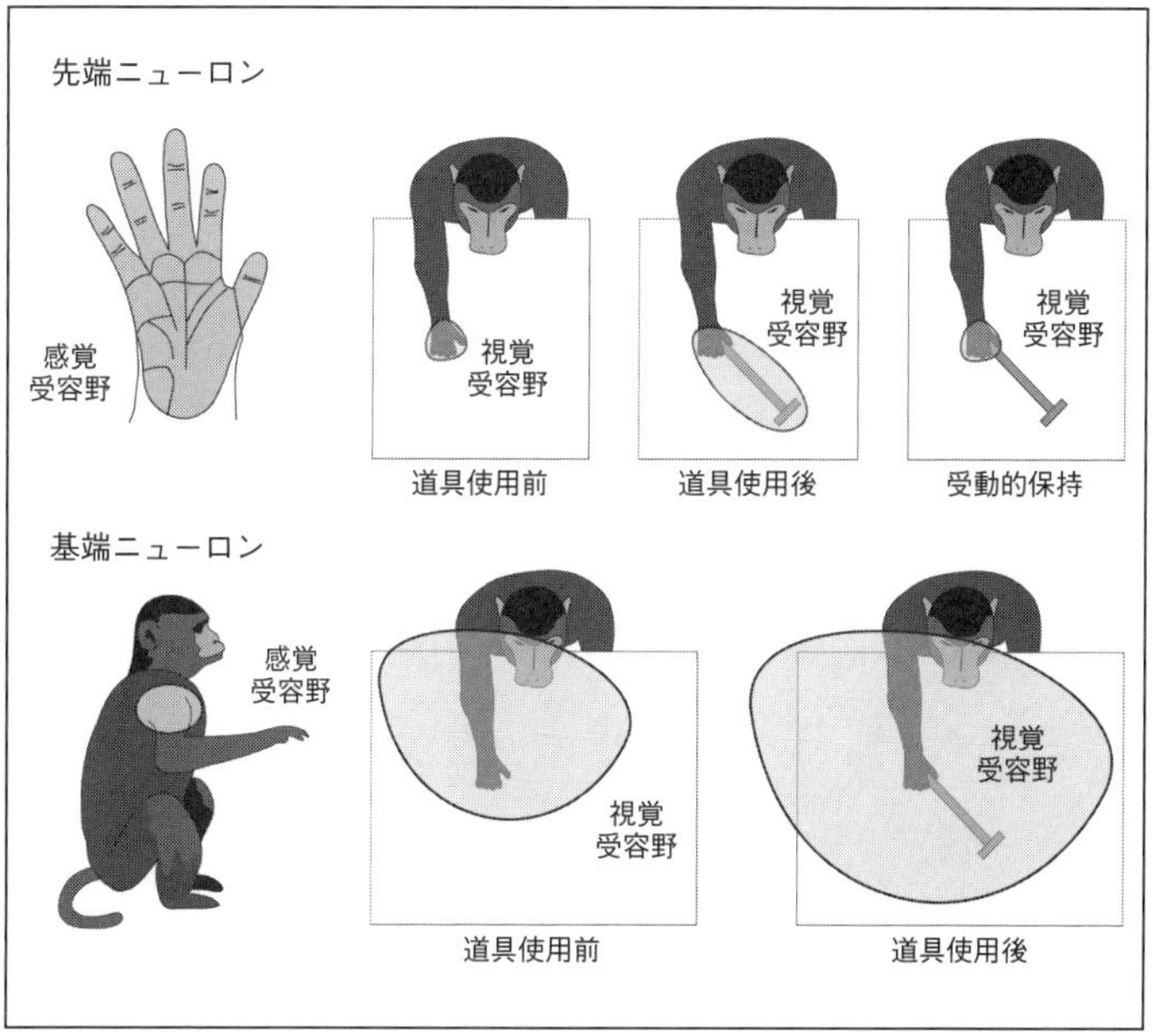

図 9.2　入来篤史博士らが行なった実験のまとめ。サルがタスクで簡単な道具を使うと頭頂葉の皮質ニューロンの視覚受容野（ＲＦ）が拡大することが示された。手に触覚および視覚ＲＦをもつ単一ニューロンの視覚ＲＦは、サルが報酬の食べ物を手に入れるのに使った道具全体まで拡大した（上）。サルがただ道具を保持しているだけでタスクに使用していないときには、視覚ＲＦはサルの手の範囲に留まっていることに注意。サルの肩に触覚ＲＦをもち、広い視角ＲＦをもつ別のニューロンは、サルが３次元空間で道具を使うと同じように視覚ＲＦが拡大する（下）。ＲＦが道具の到達範囲全体の空間を含むことに注意（A. Maravita and A. Iriki, "Tools for the Body (Schema)." *Trends in Cognitive Sciences* 8, no. 2〔2004〕: 79–86 よりElsevierの許可を得て転載）。

ンの体性感覚受容野《RF》は同じ皮膚領域にとどまったままで、視覚受容野《RF》はそのときサルの手がある空間へ移動した。ニューロンの視覚受容野《RF》は、手の位置を一瞬にして、しかも適切に更新したのである。サルがどこに手をもっていっても、皮質ニューロンはつねに体性感覚受容野《RF》と視覚受容野《RF》を対応させている。サルの手の位置が、これらのニューロンの生理学的特質を決定する基準位置となっているのは明らかだった。

このこと自体が目覚ましい神経生理学的知見であると言える。しかし、入來のグループが次に発見したことはさらに印象的だった。熊手を使ってペレットを取るのに成功してから五分ほどすると、このバイモーダル皮質ニューロンの視覚受容野《RF》が突然、サルの手にごく近い空間に加えて、熊手全体を囲む近位空間を含むように拡大したのだ。しかもこの視覚受容野《RF》の劇的な拡大はサルが能動的に熊手を使っているとき（この場合、ペレットを手に入れるとき）にしか起こらなかったのである。サルが能動的に熊手を使っているのではなく偶然握っているだけのときには、ニューロンの視覚受容野《RF》に変化は認められなかった（図９・２参照）。

これらの研究発表で入來は、別種の頭頂葉バイモーダルニューロン群についても触れている。これらのニューロンの体性感覚受容野《RF》はサルの肩に位置していた。道具を使う前、これらのニューロンの視覚受容野《RF》は、道具をもっていない腕が場合によっては進入するかもしれない三次元の近位空間にあった。食べ物を手に入れるのに熊手を使うようになってわずか数分後、これらのニューロンの視覚受容野《RF》は、サルの手と熊手が進入する可能性のある三次元近位空間まで拡大した。入來らが当然結論づけたように、彼らのデータはサルの脳が熊手を手の延長として同化していることを強く示唆している。

同化はきわめて正確であり、触覚受容野《RF》がサルの指に位置する別のバイモーダルの皮質ニューロン群に熊手が与える影響を入來が測定したところ、それらのニューロンの視覚受容野《RF》に変化は見られなかった。視覚受容野《RF》に変化が起きるには、指にもっと特定の運動をさせる道具を使う必要があるのだろう。私が知る限り、この興味深い仮説を実証するためにヴァイオリンかピアノを弾くサルの脳活動を記録した人は誰一人いない。それでも、この予測には説得力がある。

入來のグループは、霊長類の脳で起きる道具同化における神経生理学的相関の研究によって重大な発見を発表し続けている。たとえば二〇〇一年には、アカゲザルでもバイモーダルの皮質ニューロンに視覚受容野《RF》の拡大が認められることを示した。彼らは不透明な遮蔽物を用いてアカゲザルが自分の手を直接見られないようにした。その状態でサルに手で物体を触らせながら、その手をビデオモニターに映した。この実験装備によって入來は、頭頂葉皮質ニューロンの視覚受容野《RF》が、サルの手とそれに隣接する近位空間のビデオ映像に集中していることを見出した。モニター上の仮想の手に仮想の道具を与えると、これらのバイモーダルニューロンの視覚受容野《RF》は予想どおり仮想の道具まで拡大した。仮想の手の大きさ、位置、形を操作すると、これらのニューロンの視覚受容野《RF》はそれに応じて変化した。モニターの仮想画像中のサルの手とその手が握っている道具の形などをどのように変えても、ニューロンはそれに対応してサルの手と道具を表象し続けた。

こうした卓越した観察がある一方で、まだ答えの出ていない重要な疑問があった。視覚受容野《RF》の拡大は反復された道具使用、あるいは効率的な道具使用に対する適応のどちらなのだろうか。これは機械的反復か熟練行為の違いであり、後者の場合には、受容野《RF》の広がりは道具の使用を学ぶのに必要な手順である可能性があった。入來は頭頂葉皮質ニューロンが道具と周辺の空間を含むように視覚受容《R》野《F》を変えることを明確に示したとはいえ、単一ニューロン記録はサルが熊手の使用を学習したあとでしか行なわれていない。すなわち彼は、この変化がいつ起きたのかについては明言できない。それがサルの訓練期に起きたのか、サルがペレットを手に入れるタスクを習得したときに起きたのかはわからないのだ。さらに、入來はこの特定のバイモーダルニューロン群の活動を選択的に抑制することはできなかったため、視覚受容《R》野《F》の広がりと人工物の習熟した操作との因果関係を立証するにはいたっていない。したがって、視覚受容《R》野《F》の拡大はいかに巧妙であるといえども、どのような道具の使用でも起きるかもしれないという反論も成り立つのだ。

入來篤史らに公正を期すために申し添えれば、観察された脳活動パターンと生起した特定の行動間の因果関係を確立するのは、神経生理学者が直面するもっとも難しい問題ではある。しかしながら、この場合に限って言えば、入來の論文から二年後に私たちが発表したオーロラのブ《B》レイン・マ《M》シン・イ《I》ンターフェースのデータが、この未解決の問題解明のヒントになる。

第7章で見たように、個々の皮質ニューロンの速度および方向同調特性からは、オーロラのどの皮質領域にも二種の興味深いニューロン群が存在することがわかる。オーロラがビデオゲームをするときに自分の生物学的腕または外部のロボットアームのいずれを使用した場合にも、一方のニューロン群はほぼ同一の速度および方向同調特性を示した。だが他方のニューロン群は、オーロラが思考のみによってロボットアームを動かしているときにだけ、明確な速度および方向同調を示した。この激しいニューロン発火は明瞭で鋭敏な速度および方向同調を示し、ロボットアームが動き始める数百ミリ秒前に起きている。このためにオーロラはBMIを介して標的をカーソルで捕らえ、おいしいフルーツジュースをたらふく飲めたのだ。実際、この二種の皮質ニューロン群がなければ、私たちのBMIは機能できない。なぜならオーロラの脳内で記録された残りのニューロンは、オーロラが自分の腕を動かすのを止めた時点で機能を停止しがちだったからだ。興味深いことに、私たちがBMIの電源を落としてオーロラがふたたび手を使ってゲームをするようになると、ロボットアームが動く直前に発火した皮質ニューロンはいっせいに発火を停止した。入來の実験とは違って、私たちはオーロラがBMIを使って訓練し始めた当初からニューロン記録を行なっていた。

　オーロラが自分の手を動かすことから頭で考えるだけでロボットアームを制御するように移行したとき、私たちが記録していた九六個の皮質ニューロンすべてで、連続する一〇〇ミリ秒タイムビンで測定した発火の共分散は三倍から六倍に増加した。これが意味するのは、このランダムなニューロンサンプルによる直接のロボットアーム操作が、これらのニューロンの明確な広域時間パターンと相関を有するということである。さらに好奇心をそそるのは、この効果が周辺のニューロンに限定されていなかったことだ。効果は空間的に離れた皮質ニューロン群にも及んでいた。それはあたかもこれらのニューロンが、個々の発火時間の変動を減らすことによって、空間的に分散してはいるものの、同じタスクを共有し、密接に関連した回路を構成しているかのようであった。しかしBMIを停止し、オーロラがふたたび自分の手を使ってビデオゲームをするようになると、このニューロン発火共分散構造もまた消失し、記録サンプルの発火も元の時間分散パターンに戻った。このように基本的な探索行動中に空間をつなげる役目を時間に果たさせ、広範囲に分散したニューロン集団に、短期間であるとはいえ相互作用させるのが脳の特技であるようだ。

神経生理学者のなかには次のように論じる者も出てくることだろう。入來とわが研究室双方による知見を足し合わせても、皮質ニューロンの発火パターンやRFの観察された変化によってサルの道具を使う能力が決まるという決定的な証明にはならない、と。しかし私たちの研究結果はたしかにその方向性を示している。さらに、ヒトを対象に行なわれた他の研究者の研究による裏づけもある。たとえばパドヴァ大学のルチア・リッジオらは、ヒトは触覚も視覚同様に判別することができ、刺激が指の皮膚または長い道具の先端のどちらに与えられても同じ結果が得られることを実証している。ミラノ大学で行なわれた別の研究では、アンジェロ・マラヴィータとそのチームは、懐中電灯の光などの視覚的な邪魔が入ると、被験者は別の感覚信号（この場合は、触覚刺激だった）の受け取りに支障が生じてなにを感じたかを答えられず、それは手または長い道具のどちらを使っているかにはかかわりがないことを解明した。より最近になって、フランス国立衛生医学研究所（ＩＮＳＥＲＭ）とフランス、リヨンのクロード・ベルナール大学のルシラ・カルディナーリ率いるグループが発表したところによると、機械的な把持装置を使って簡単なタスクをすると、直後の手の随意運動特性に大きな変化が生じるという。この研究では、道具の使用後に、人びとは自身の生物学的な腕の長さを誤認した。肘と中指に同時に与えられた触覚が道具を使用する前に比べて離れていると感じたのである。これは道具を使うことによって被験者が腕が長くなったという感覚をもつようになったことを意味している。愛用のラケットで宿敵ラファエル・ナダルと数時間戦ったあと、テニスプレイヤーのロジャー・フェデラーなら自分の腕がどれほど長いと言うか、あなたには想像がつくだろうか。

　道具がいとも簡単に私たちの脳による内的自己表象の一部になるという説のさらなる裏づけは、重症の皮質損傷を負った患者の症例から得られる。たとえば、イタリア、トリノ大学のアンナ・ベルティとボローニャ大学のフランチェスカ・フラシネッティは、重度の脳卒中によって脳の右半球に甚大な損傷を受け、右頭頂葉の大半への血流が阻害された患者の例を報告した。この人物は半側《はんそく》空間無視の症状――自分の身体の左側と隣接空間を無視する――を発症し、ものを読むよう指示されると単語の左寄りの文字も、文章の左寄りの単語も読まなかった。卒中後一カ月後に詳しく調べると、半側空間無視はさらに進行していた。身体の左側に五〇センチメートルほど離して物体を置くと、患者はそれを知覚できない。だが同じ物体をさらに遠くの一メートルくらいまで離すと、患者は突然その存在を認識する。つまり、半側空間無視の現象は彼女の身体のごく近くの空間領域に限定されていた。

　半側空間無視の症状をさらに解明するため、研究チームは患者に線分二等分課題をしてもらった。このタスクでは、一枚に一本ずつ直線の描かれた紙が何枚か台の上に置かれ、各々の紙は台の上のまちまちな場所に散らばっている。患者は右手の人差し指を使って、患者自身は「見えない」と称する空間にある紙に描かれた直線の真ん中を指差すよう指示される。たいていの場合、左側が見えない人は左側に置かれた直線を二等分しようとして、中心より右寄りのところを指差す傾向にある。ベルティとフラシネッティはさらに、線を二等分するのに人差し指以外に二つの新しい方法を導入した。身体の近くにある線の場合にはレーザーポインタを、遠くにある線にはレーザーポインタか一メートルの長い棒を使わせたのである。予想どおり、細く黒い線が患者の左側のやや近い遠位空間に置かれると、患者は線の中点を誤って判断し、指先を使ってもレーザーポインタを使っても、中点より右寄りのところを指差した。けれども線が左側のやや離れた遠位空間に置かれると、患者はレーザーポインタを使って問題なく線を二等分できた（右手の指を使っても結果は同じだった）。ところが、一メートルの長い棒を使うとやはり右に寄るという過りを犯した。ベルティとフラシネッティは、後者の誤りが起きるのは、長い棒の使用と同化によって、患者の脳が左側の遠い空間を左側の近い空間に変換してしまったためと考えている。左側の近い空間は患者の空間無視がもっとも顕著となる場所である。

ここまで紹介してきた神経生理学的、心理物理学的、臨床知見をすべて足し合わせても、ヘッドとホームズが最初に提唱した脳による道具の身体モデルへの同化を高い確度で支持するおびただしい科学文献の一部でしかない。昆虫から哺乳類まで多くの動物が自然の道具や人工物を利用する能力を示す——リチャード・ドーキンスはこの現象を「延長された表現型」と呼んだ——ものの、数百万年にわたる進化によって、人の中枢神経は他のあらゆる種を超える能力を授けられた。巧妙な多感覚運動能力を活用して皮質アルゴリズムの貴重な組み合わせを利用することで、人工の道具をつかみ、手を差し伸べ、操作するとともに、たえず動いている身体の遠位空間を動的に表象することで、ヒトの脳はもっとも適応性に秀でた複雑なモデル——すなわち自己感覚——を構築したのである。

この相対論的な脳由来モデルが与える全般的な影響には計り知れないものがある。ここ数百万年にわたって精神的創造性、運動能力、周辺空間と人工遺物の果てしない同化が爆発的に起きたことによって、人類はことのほか非凡な進化の道をゆっくりと上ってきたのだ。脳による活発なシミュレーシヨンは、私たち個人および集団の到達範囲を拡張し、棲処《すみか》を拡大し、食糧を増産したり疾病《しっぺい》や天災を生き延びたりする手段を増強する新しいテクノロジーの開発を私たちに促すだけではない。それは未来のいかなる技術開発の成果も、人びとの自己感覚に継続的かつ能動的に組み入れられるよう図るのである。そんな話は奇怪至極《きかいしごく》だという向きもあろう。しかし一世紀に及ぶ神経生理学的研究によって蓄積された知見をこの二〇年にわたって検討した結果、脳が私たちのつねに変化する自己感覚を生成する方法はこれを置いてないと私は考えるようになった。いや、さらに突き詰めるとこうなる。複雑な人工物を自分たちの肉体の延長として使ったり装ったりするごく自然で優れた能力のおかげで、人類の脳は自分たちの未来を定める責任の大半を遺伝子から奪還できる、唯一の生物学的アルゴリズムをもつのである。

私の理論の正当性を検証するには多数の実験と気長な議論が必要となろうが、これまでに集められた証拠は間違いなくこの方向を指している。一例を挙げるなら、人の自己感覚は皮膚の最外層より内側に限定されているわけではないという実験的証拠はすでに見てきた。それは衣服、腕時計、指輪、ソックス、ネクタイ、手袋、靴、補聴器、歯の詰め物、義手や義足、ペースメーカー、眼鏡、コンタクトレンズ、つけ爪、カツラ、義歯、義眼、ネックレス、イヤリング、ブレスレット、ボディピアス、シリコンインプラントその他すべての身体の内側または外側に付加するものに及ぶらしいのだ。さらに自己感覚は、私たちが普通またはときたま使用する道具すべてを、それを直接あるいは遠隔的に使うかは問わず、内包する。ただし、これは道具の動きがなんらかの意味で私たちの身体部位と相関をもつ場合に限られる。たいていの人にとって、自己感覚は一生をとおして密かに拡張し続け、私

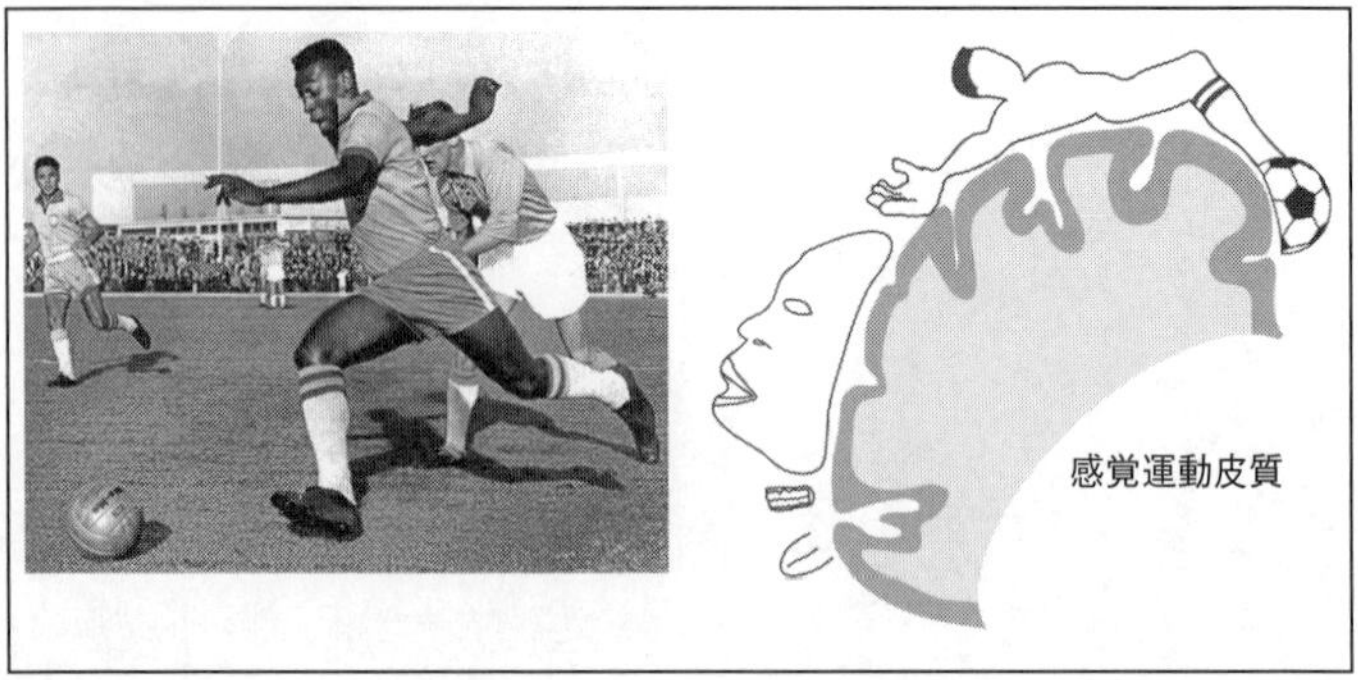

図 9.3　左は 1960 年代にペレがいかにも彼らしいシュートをする瞬間を捉えた写真。右は本書で提案された説によってペレの感覚運動皮質表象を予測したもの。図では、サッカーボールがペレの皮質内の足の表象に一体化されている（すでに知的財産権の消滅している《スウィーディッシュ・プレス》誌の画像より）。

たちが能動的にはたらきかける技術的道具を組み込んでいく。そうした道具には、自動車、自転車、バイク、杖、鉛筆やペン、フォークやナイフ、スプーン、泡立器、へら、テニスラケット、ゴルフクラブ、バスケットボール、野球のミット、サッカーボール、ねじ回しやハンマー、ジョイスティックやコンピュータのマウス、そしてテレビのリモコンやブラックベリーまである。どれほど奇異に聞こえようともそうなのだ。

とくに高度な技をもつ人では、自己はヴァイオリンやピアノ、フルート、ギターなどの楽器、メスや微小電極などの医療器具、ボートや掘削器、月着陸船、飛行機などの輸送機にまで及ぶ。アルベルト・サントス＝デュモンが気球や飛行船、飛行機を使って行なった冒険が道具同化について多くを教えてくれる理由はそこにあるのだ。

サントス＝デュモン自身の書き物や発言の記録によると、パリの大空を飛行しながら、飛行船の部品を制御するたくさんの綱を自身の手で引っ張り続け、飛行船がそれにただちに反応するのを経験しているうちに、彼はまるで船体の動きが自分のものであるかのように感じ始めたという。以前、昔ながらの気球のバスケットに乗って風の赴くままに旅をしたことがあったが、それとはまったく異なる経験だった。サントス゠デュモンの自己感覚は飛行機と密接に絡み合い、一九〇八年に当時としてはもっとも信頼性の高い一人用重航空機、ドモワゼル号の設計図を描いていたとき、彼は自分の身体の各部が愛機の特定部品に直接つながるようにした。ただ体を前後あるいは左右に動かすことで飛行機を操縦できるようにしたのだ。現代の知識をもってすれば、サントス゠デュモンは何百万個もの相互に連絡したニューロンと飛行機のあいだで初の閉制御フィードフォワード‐フィードバックループを経験し、その過程において彼の脳は飛行機全体を自身の小柄なボディ・イメージに組み入れたのだと想像がつく。サントス゠デュモンが経験した絶妙の触覚感度は、おそらくF1ドライバーのアイルトン・セナやネルソン・ピケットの熟練度に匹敵するだろう。彼らはレーストラックを時速二四〇キロメートルを超える速度で走りながら路面の細かな変化まで感じ取ることができると言ってはばからなかった。ペレがドリブルやパス、あるいは見事なゴールを決める際、ほとんど動いているボールを見ることがなかったのも理由は同じかもしれない。あまたいるサッカー選手のなかでも最高位にいた彼の脳にとって、ボールは自分の動く脚の延長にほかならなかったのだろう（図9・3参照）。

これらの道具使いの名人は道具を脳内のボディ・イメージに組み入れた。サントス゠デュモンが六号機や小さなドモワゼル号を飛ばしたとき、またペレがプロ選手として活躍した一三六三戦それぞれにおいてボールを保持したとき、彼らの脳は道具を自分のボディ・スキーマに組み入れ、自己感覚と関連する感覚受容野をリアルタイムで調整したのだ。この過程が相対論的な脳のいま一つの神経生理学的原理、可塑性の原理である。

可塑性の原理

皮質ニューロンの集団によってつくられる世界の表象は固定されておらず、私たちの一生をとおして流動的でありつづけ、新たな経験、自己の新たなモデル、外界の新たなシミュレーション、新たに同化した道具につねに適応している。

可塑性の原理は、すべての皮質再組織化メカニズムに当てはまる。このメカニズムのおかげで、動物は新しいタスクを学習することができ、人工の道具を自己の内的モデルに組み込むこともできる。これがブレイン・マシン・インターフェース（ＢＭＩ）が実際に機能するおもな理由である。脳は生物学的な手のなかにある道具と、仮想の手のなかにある道具を区別しないのだ。

ここまで脳による道具の同化に注目してきたが、自分でもこれに完璧に満足しているわけではない。偽りのないところを述べるなら、人がもつ自己感覚はこうした限界をはるかに超えている。実験的証拠には乏しいものの、自己の完璧なシミュレーションを達成しようという完全主義の脳は、日常生活で私たちを取り囲む生き物の身体までも自分の真の一部として組み入れる。私が提起する洗練された神経シミュレーション過程をより良く理解するには、その最終成果をわかりやすく慣れ親しんだ

「愛」という名で呼ぶだけでいい。

愛とその強烈な表出としての情熱が、どのようにして私たちのなかに生まれるか考えてみよう。愛には一目惚れも、情熱的なささやきも、母の優しい抱擁もある。これらの愛はいずれも通常の感覚経路（視覚、聴覚、触覚）をもつ。また、きわめて鋭敏な化学的感覚、嗅覚、味覚にかかわるさまざまなホルモンもある。こうした感覚の例についてはみなさんの人間ならではの豊かな想像にお任せしよう。脳はこうした状況でマルチモーダル信号を連続して受け取り、この信号を過去の経験にもとづいて構築された現実世界の既存モデルと自己感覚に組み入れようとする。それはビデオゲームのジョイスティックやBMIのフィードフォワードあるいはフィードバック情報を与えられたときと同じだ。相対論的な脳を規定するこの立場では、人の自己感覚は両親や配偶者、子どもを含み、より程度は低いけれども、親族や友人、そして知人も入る。ペットですらこのリストに入るかもしれない。

脳が自己以外の生き物をまるごと内的イメージに同化するという、前代未聞の考えの最初の証拠となってくれるのが、私たちヒトその他の哺乳類の社会的行動研究で得られた間接的観察である。たとえば北米に棲息するハタネズミの行動を考えてみよう。ハタネズミの若い成体が好ましい異性に出会うと、脳が大量のドーパミンを放出する。ドーパミンとは強力な快楽を伴う報酬感覚を発生させる分子である。この最初の情熱的な出会いのあと、典型的なハタネズミはつがいとなった相手ときわめて強固な絆を形成し、それはたいてい生涯続く関係へと発展する。ハタネズミは雌雄ともに他の個体ととききたま交尾するとはいえ、共に暮らす特定の相手とはより強力なつながりを維持する。さらなる研究によると、ハタネズミのカップルが直接社会的な交渉をもっているときは、高レベルのオキシトシンというホルモンの産出されることが判明した。オキシトシンは女性が子どもに母乳を飲ませるときに生成される化学物質で、脳の辺縁系にある特定の受容器に結合してドーパミンの放出を促す。こうして互いをよく知るハタネズミのカップルは長期間にわたって継続するとても楽しい報酬を経験する。この経験はたまたま交尾した相手との束の間の出会いでは得られない。興味深いことに、子を産んだばかりのハタネズミ（メス）のオキシトシン受容器を阻害すると、そのハタネズミは生まれてきた子に「社会的つながり」を感じられなくなる。したがって、ハタネズミのカップルのオキシトシン受容器を阻害すると、両者のあいだに培われた絆が失われ、どちらも相手かまわず交尾するようになるのだ。

ハタネズミならばそれもいいかもしれないが、熱烈な恋に落ちたばかりの若いヒトのカップル対象に行なわれた脳画像研究でも、ドーパミンを多量に含む脳領域が同様に激しく活性化しているのが認められた。さらに現在では、私たちが配偶者や子どもなど愛する者を胸に抱くとき、カップルが性行為に及ぶとき、あるいはごく親しい友人に会ったときでさえオキシトシンが放出されることが判明している。ペットを抱いたりマッサージをしてもらったりすると快く感じるのはオキシトシン放出のせいかもしれない。こうした観察などによって、あまたあるホルモンのなかでもオキシトシンが、快楽応答を強化することによって人間関係の醸成に重要な役割を果たしている可能性が出てきた。こうした応答はまず、肉体的接触を誘発する行為――手をつないだり、キスを交わしたり、抱擁したり、性交したりといったこと――や、好ましい異性との出会いによって起きる。次に、脳が放出したホルモンや化学物質が強力な快楽を生み出し、やがて長く続く絆へと発展する。この絆は脳がシミュレーションした現実世界によって育まれ、やがてその人の自己感覚を規定するモデルの一部となる。

私の考えでは、この身体同化と可塑性にかんする知覚‐化学物質変換メカニズムによって、一連の因果関係を有する事象が規定され、これらの事象をとおしてヒトの脳の神経モデルが拡大されるものと思われる。このことからは実に驚くべきことがわかる。すなわち、私たちは愛する人びとと触れあい、抱擁やキス、愛撫を交わすことによって、ニューロン空間に能動的かつ動的に維持される身体群のアマルガムとも言うべきネットワークをつくるわけだが、この、私たちが人生を共に生きる人びとのネットワークにかんする鮮明な表象さえ、私たちの自己感覚には包含されているのである。恋の終わりや愛する人の死がとてもつらい理由を神経生理学的に説明するならこういうことになるのかもしれない。すなわち、私たちがそうした耐え難い心の痛みを経験するのは、つねに律儀にモデルを更新する私たちの脳にとって、そうした喪失が、一体感をなす自己の一部が永遠に失われることを意味するからではなかろうか。

それでは、他の生き物の同化が自己拡大の限界なのだろうか。当て推量に聞こえるかもしれないが、私はこの問いにはきっぱりと「ノー」と答える。かなり離れた場所にあったり、生物学的操作者とは異なる空間尺度をもっていたりする種々の機械、電子、仮想ツールを遠隔操作する新しいテクノロジーと、ＢＭＩの出現が相俟って、自ら製作した道具を同化するというヒトの脳に固有の能力は、人類の誰一人経験したことのない域にまで自己の境界を拡張する可能性を秘めている。

この考えは、オーロラが数メートル離れたロボットアームを難なく同化したことや、イドヤが地球の反対側にあるロボットの両脚を同化したことに留まらない。たとえば、別の天体に数年、数十年、あるいは数世紀前に送り込まれた機械を使って、私たちは自己を延長してその表面を経験できるだろうか。私たちがそうした思いもよらぬ境界を一世代か二世代のうちに超えることは少なくとも理論的には可能だ。そしてその時がやって来たら、私たちの孫世代は訝《いぶか》しく思う可能性がある。いやほぼ確実に首をひねることだろう。この地上にある快適な居間にいながら火星の赤い砂漠をぶらついたり、足許のさらさらした冷たい砂を感じたりすることを、過去の人びとがなぜそれほど驚異的と考えたのか、と。

第10章　心を形成し共有する

「これまでにそんなことを企てて査読を切り抜けた研究者がいるのかい？」。国際電話のノイズで聞き取りづらい相手の声に、そんな突拍子もない考えには同調しかねるという気配がにじみ出ていた。もう何カ月にもわたって考えを巡らせてきた実験装備の図面を描くのに一晩費やしたあげく、私を待っていたものは真の意味での闘いだった。自分の計画が有望だと誰かに納得してもらわねばならない。

　まあ、そうかんたんには「買って」はもらえまい。

「君はほんとうにブレイン・トゥー・ブレイン・インターフェースをつくれると思うのか？　二つの生きた脳をつなげるって？　信じられないよ！」。電話の相手は双手《もろて》を上げて賛成はしかねるが、いつもの当たり障りのない話題に移るのもどうかと決めかねている様子だった。たとえば、ＳＥパルメイラスの成績に触れようとはしない。幸先《さいさき》よし、ということだ。

　これまで三〇年にわたって何度もやってきたように、私は幼いころからの友人ルイス・アントニオ・バッカラ相手に、言わば探りを入れていた。だが今回はただ安全策を取っているわけではなかった。

ペンシルヴェニア大学の博士号をもつ、優秀で知性あふれる電気工学専門家のバッカラは、きわめて複雑な科学理論を分析できる透徹した目をもつ。

「心覚えに図面にしたものがあるからファックスするよ」と私は答えた。これでやつも私が冗談を言っているわけではないとわかったろう。いつもなら、図面は私の奥の手である。けれども今日は、それを見せるのがブレイン・トゥー・ブレイン・インターフェース（ＢＴＢＩ）の構想をわかってもらうのにいちばん手っ取り早いと考えたのだ。

「わかった。図面を送ってくれ。時間ができしだい感想を知らせるから。今週末に時間が取れるかもしれない。まあ、わからないけれど。ともかく、やってみるよ」

電話が終わって、パルメイラスには失望したよなどとひと言も愚痴らなかったことから、私はバッカラが餌に食いついたことを知った。

二人の人間の心をつなごうと考えた人は過去にもいる。たとえば、一九九四年に刊行した著書『クォークとジャガー』で、ノーベル賞受賞者の物理学者マレイ・ゲルマンはこう述べた。

事の善し悪しは別にして……人間を（言語やコンソールのようなインターフェースを介してではなく）直接スーパーコンピュータにつなぎ、そのコンピュータを介してほかの人につなぐことはできるかもしれない。思考や感情は完全に共有され、言葉につきものの選択や欺瞞は起きない……私としてはそうした手法を推奨しかねる（ただし、すべてうまくいけば人間にありがちな問題もいくつかは軽減できるかもしれない）。しかし、それによって複雑な新適応システム、多くの人間の真の複合系が得られるのは確かだろう。

ゲルマンの危惧は的を射たものとは言えないし、こうした技術が将来実現するなら人類のためにきわめて有益である、と確信していた私は（第13章参照）、真の意味でブレイン《B》・トゥー《T》・ブレイン《B》・インターフェース《I》を検証する本格的な戦略を練ろうと日夜努力を重ねた。そしていまプロジェクトを開始するためバッカラのゴーサインを待っているのだった。

翌週の月曜、私はサンパウロ大学工学部教授のルイス・アントニオ・バッカラ博士から早朝送られた電子メールに目を留めた。「すぐに電話をくれ」。この緊急の催促以外には、なにも書かれていない。

いつものことだが、彼は携帯電話に出なかった。何度かかけなおしてやっとオフィスにいる彼をつかまえた。とても苛立っている様子で、ゆっくり話していられない、学生の試験の採点があるんでね、と切り出した。しかし、やつには何か伝えたい、大事なことがあるのだ。そこで彼は深い沈黙に落ちた。そのあとの時間は耐えられないほど長かった。

「どうなんだ？」と私は促した。

「あれは狂気じみている。いい意味でね。いたって予測不能で危なっかしいが、きわめて魅力的だ。もしあれが成功したら、君の分野ではすべてがひっくり返るよ。成功しなくても、なにも失うものはない。ただしこれまで君が粉骨砕身して培ってきた名声は別だがね。しかしこいつが成功した場合のことを考えれば、どうってことないだろう」

ここまで手放しの賛同の言葉をバッカラの口から聞けるのは心強かった。彼は慎重に図面を検討し、技術的な問題を分析したはずだ。実験の理論は手堅いというのが彼の判断なのだ。それを聞けば私にはもう十分だった。

　現代の神経工学は、二つの脳、いや多数の脳すらつなげる能力を急速に獲得しようとしている。本書で見てきたように、ブレイン《Ｂ》・マシン《Ｍ》・インターフェース《Ｉ》操作によって機械の運動を制御するには、二つの系を同時に実現せねばならない。一方が脳活動をサンプルし、随意運動情報を抽出し、得られた指令信号を人工装置に送る系（遠心系）、他方が作動器《アクチュエーター》の結果を記述するフィードバック情報を被験者の脳に戻す系（求心系）である。私がこれまで紹介したＢＭＩ実験の記述の大半は、最初の系に焦点を合わせており、人工道具の同化によってヒトの脳の意思が届く範囲を延長するのに脳由来信号をどう使えるかにかかわっていた。事例の大半で、機械から直接送られてくる視覚フィードバック、または遠隔地からの視覚フィードバックがＢＭＩの二番めの系に用いられている。視覚が脳による道具同化の自然過程において基本的な役割を果たしてはいるが、他の感覚様相を用いるＢＭＩも構築され使用されている。実際、もっとも成功した神経人工装具に人工内耳がある。この装置のおかげで、世界中の耳の不自由な何万人という人が耳の機能を大きく回復している。人工内耳は、残っている聴覚神経線維を電気的に刺激することで聴力の回復を可能にする。

　視覚フィードバックがＢＭＩでよく使われるのは、実験室という条件下で実現しやすいからにほかならない。ヒト以外の霊長類は視覚フィードバックに良好に反応し、ビデオ画面とたやすく相互作用できる。しかし、他の様相が同様に使えない理由はない。それどころか先頃、デューク大学のネイサン・フィッツシモンズともう一人の院生ジョゼフ（ジョーイ）・オドハーティーは、アカゲザルのオーロラが使ったような上肢ＢＭＩの求心系として、視覚フィードバックに代えてサルの皮膚の触覚刺激が使えることを報告した。たとえば、視覚情報が曖昧な場合には、サルは思考によって直接操作するロボットアームの方向を定めるのに触覚キューを使うことを容易に学習する。

とはいえ、そうしたフィードバック方法は身体の高度に特化した感覚装置に依存している。となれば、ＢＭＩが完全に脳を身体から解放するという主張はしづらくなる。こうした境界をほんとうに超えるには、身体の末梢感覚器を経ることなくＢＭＩの求心性フィードバック系を実現する方法を見つけねばならない。

実はうまい具合に、脳への電気刺激に重要な変更をいくつか加えるだけで、このジレンマを解決するのに最適な一歩が踏み出せるのだ。脳への電気刺激はエドゥアルト・ヒッツィヒとグスタフ・フリッシュが一八七〇年に運動皮質を発見したときに使った技術であり、前世紀に神経生理学者によってもっとも普通に用いられた実験的アプローチである。運動制御用ブレイン‐マシン‐ブレイン・インターフェース（ＢＭＢＩ）構築の初の試みに、私たちはこの方法を使ってサルたちの脳と直接意思疎通を図り、その上でサルが直接皮質に与えられた簡単な指令または感覚フィードバックをデコードできるか否かを調べることにした。私たちはこの段階では典型的なＢＭＩを使っていたが、一九六九年に行なわれたある研究から「ブレイン‐マシン‐ブレイン・インターフェース（ＢＭＢＩ）」という言葉を借用した。その研究ははじめて被験体の脳と人工アクチュエーター間の双方向通信を被験体の身体を介することなく行なったものであり、アナログコンピュータでつながれた二つの皮質下領域間の自動相互作用にかかわるものだった。しかし、私たちのＢＭＢＩでは、被験体は素性のはっきりした運動タスクでアクチュエーターを能動的に制御することを求められるのだ。

一〇〇年以上にわたる脳への電気刺激実験から私たちは、研究を継続する勇気のみならず、脳への電気刺激を私たちの問題に適用するための無数の具体的なヒントも得た。なんと言っても、サー・チャールズ・シェリントン、サー・エドガー・エイドリアン、ワイルダー・ペンフィールドをはじめとするたいていの主要な神経科学者は、中枢神経系や末梢神経系のさまざまな部分を調べるのに手法こそ違え電気刺激を用いている。しかし、こうした著名な神経科学者の誰一人として、ほとんど記憶の彼方に追いやられた感のあるスペインの神経生理学者、ホセ・マヌエル・ロドリゲス・デルガドの域までこの手法を到達させてはいない。デルガドはエール大学の研究室で、自由に行動する動物やヒトを対象にした永続的脳埋込装置《インプラント》の時代をほぼ独力で切り拓いた人物である。

一九六九年の実験でデルガドは、史上初の双方向ＢＭＢＩの自動稼動をやってのけた。実験にはパディーという名のメスのアカゲザルと、自身の発明による、自由に行動する被験体の脳と機械間で電気信号を無線通信する「スティモシーバー」なる小型装置を使った。この装置は小型だったために同時に複数埋め込むことが可能で、別個の脳領域を同時に刺激し記録できた。デルガドは実験には恒久的脳波記録電極を用い、情動にかかわると考えられており、アーモンドほどの大きさをもつ扁桃体《へんとうたい》と呼ばれる深部脳構造内のニューロンの電気的活動をサンプルした。スティモシーバーは扁桃体の生《なま》の脳信号を、デルガドの研究室に隣接した部屋に設置されたアナログコンピュータに送った。特定のパターンを示す律動的な脳活動――一般に扁桃体の紡錘波《ぼうすいは》として知られ、扁桃体ニューロン集団のコヒーレントな活動によって生成される――を検出するようコンピュータをプログラムすることにより、デルガドは彼のBMBIのフィードバック系を起動する明確な基準を設定した。扁桃体の紡錘波が検出されるたびに、コンピュータは無線信号をスティモシーバーに送り、ある別の脳領域を電気刺激する指令を与えた。その脳領域とは、負の強化メカニズムをもつことを彼が前もって調べ上げていた網様体の一部だった。

デルガドはこの巧妙な装置によってBMBIを動作させ、機械を介してつながった二つの皮質下領域がどう相互作用するかを観察した。驚いたことに、BMBI起動後数時間で、扁桃体の紡錘波活動は五〇パーセント減少した。それからの六日間、パディーは毎日二時間にわたってBMBIと相互作用した。信じ難いことに、六日がたつころには、彼女の扁桃体の紡錘波は正常レベルの一パーセントまで減少していた。この時点でパディーは静かで引っ込み思案となり、さらなる行動実験に臨む気力は感じられなかった。そこでデルガドは実験を中断した。数日で彼女の扁桃体の紡錘波もいつもの陽気な性格も元に戻った。この結果から彼は、そう遠くない将来、医師は神経障害の治療目的で患者の脳に直接コンピュータをつなげるようになるだろうと予測した。

悲しいことに、デルガドと彼の研究が科学界から排斥されるのにさほど時間はかからなかった。二〇〇五年刊の《サイエンティフィック・アメリカン》誌にジョン・ホーガンが寄せた論文では、デルガドは研究者仲間からも大衆からも露骨とも言える強力な反感を買ったとある。人情の機微に疎《うと》い彼は、自身の実験による知見をまとめ上げた本を一九六九年に刊行した際も、『心の物理的制御――精神教化された社会へ（*Physical Control of the Mind: Toward a Psychocivilized Society*）』という書名を選んだ。このことが彼の名声を上げるのに役立たなかったのは確かだ。しかし神経科学者がマインドコントロールに有効な手段を見出すのに必要な知識と技術を獲得しつつあるという恐怖を人びとに与えたのはむしろ、脳インプラントに関して彼が描いた未来像だった。彼は動物とヒトの生理学的および病理学的行動を変えるために装置を用いようと考えていたのだ。なんといっても当時は冷戦期の妄想がピークに達していた時期であり、いかなる陰謀説であっても、他人の心をどうにかしようなどという科学者がかかわっていては恐ろしいほど現実味を帯びて聞こえたものだ。だが警鐘を鳴らした人びとが実際にデルガドの本を読んだとしたら、彼の実験では頭蓋骨内電気刺激を用いて皮質および皮質下回路を調べてはいるが、そのおもな目的は脳に関する基本的な知識を得て、重い病気に罹《かか》った患者のための治療法を開発することだと知るだろう。それでも、ホーガンが指摘するように、デルガドがヒトの脳と直接意思を通じあう方法を見つけたいと考えていたことに疑いを容《い》れる余地はない。

一九九四年秋のある日、図書館の棚に『心の物理的制御』を見つけた日のことを、私はいまだに覚えている。その棚は久しくクモやときたま姿を現わす宿なしのシロアリ以外には訪ねる者もいなかったらしかった。デューク大学で助教授の職に就いたばかりの私は、神経科学の古典をそろそろ読んでおくべき時期だと考えたのだった。脳に対する電気刺激がもつ行動抑制効果の実験場所に、デルガドがこともあろうに闘牛場を選んだことを聞き

図 10.1　闘牛場のホセ・デルガド博士。一連の写真は博士が行なった古典的な実験で、突進してくる牛が脳深部刺激により止まる様子が捉えられている（写真はホセ・デルガド博士の許可を得て再録）。

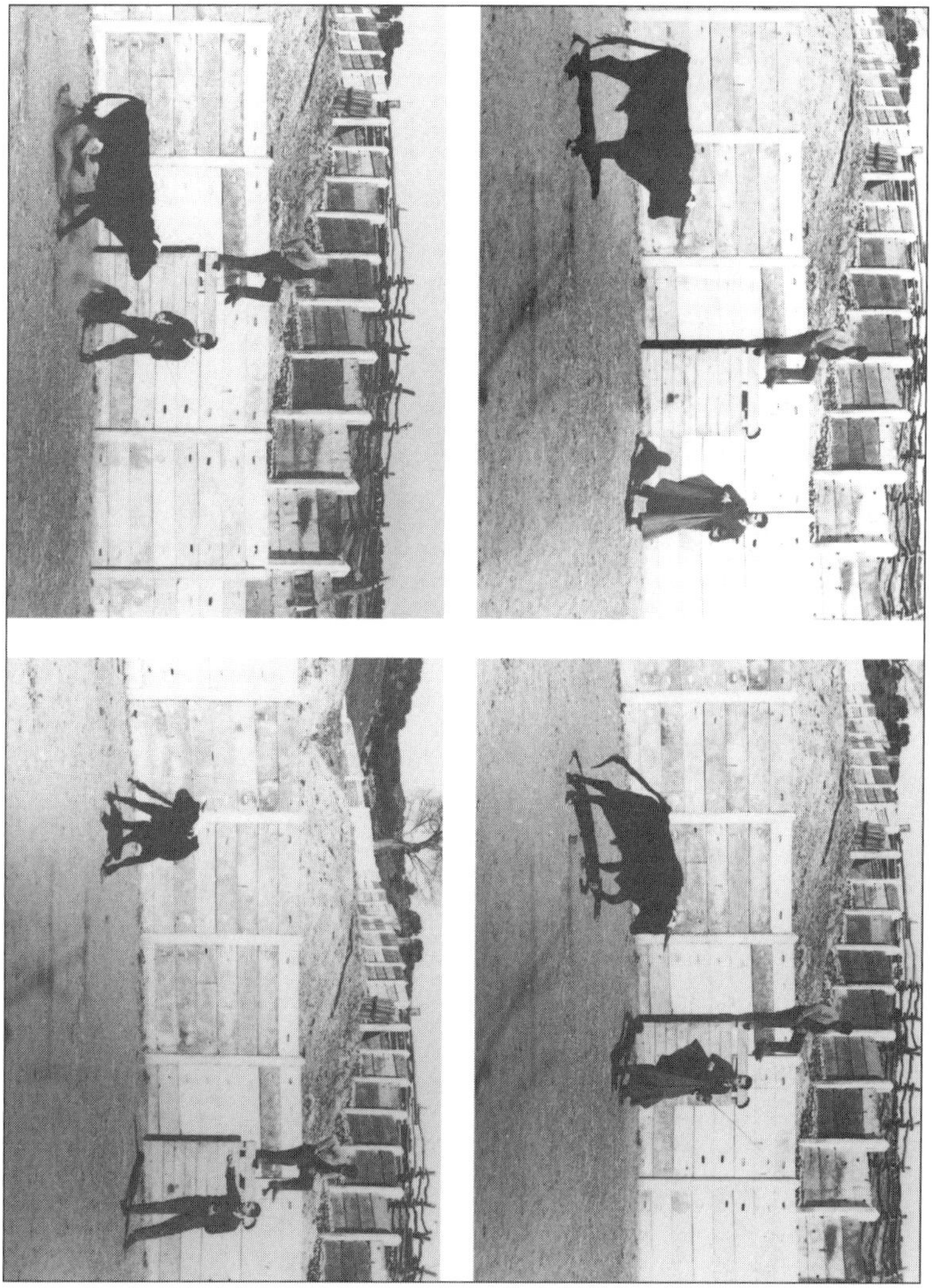

及び、私は好奇心をかきたてられていた（図10・1参照）。

スペインのコルドバにある牧場で撮影された一連の白黒写真が、このすばらしい舞台装置をよく伝えている。実験では痩せた凶暴な雄牛があらかじめ決まっている役割を果たす。雄牛の祖先は何代にもわたってただ一つの形質――赤いケープをもつ男に対する猛烈な嫌悪感――を強化するように注意深く育てられてきている。その雄牛が全速力で向かってくるが、デルガドは一昔前の闘牛士が手にしていたような典型的な赤いケープをもって突っ立っているだけのように見える。そういえば、ビゼーの不滅の歌劇で金色のマントを羽織った闘牛士は、いつでもドン・ホセからカルメンを奪い去ったものだ。

最初、巨大な雄牛は闘牛場の端に立って一撃必殺の角《つの》をデルガドに向けている。デルガドは勇敢にも赤いケープを右手にもち被験動物を注意深く見守っている。左手には闘牛（コリーダ・デ・トロス）では目にしたこともない物体をもっている。長いアンテナのある無線機のような代物だ。闘牛場の木製のブルリングには正体の知れない助手がすわっている。彼はこれから起ころうとすることに心配も不安も感じていないようだ。雄牛は角をまっすぐ素人闘牛士の胴体に向けて突進してくる。次の写真を見たときの安心と驚きはたとえようもない。雄牛はデルガドからわずか二メートル足らずのところで急ブレーキをかけたように止まっている。ほんの一秒前にデルガドは役に立たないケープを手から落とし、猛進してくる雄牛から眼を離さずに、もてる運動意思（そして祈りも）すべてを動員してこの奇妙な装置のボタンを押したのだ。手なずけられた雄牛は踵《きびす》を返し、デルガドは闘争心を失った雄牛を右手で追い払っている。ここで写真を見る人は、写真を撮られているあいだ助手が指一本動かさなかったことに気づく。そしてこれが彼にとっては、周到に用意されたトリックに過ぎなかったと知る。そうでもなければ、この驚くべき実験で無線機のような装置を手にして勇気ある闘牛士の役を果たしたのはデルガドじゃなく、恐怖に震える院生だったはずさ――とセザール・ティモ＝イアリア博士は言ったものだ。

誰が装置を操っていたかはともかく、デルガドは突進してくる雄牛が自分を血祭りに上げる直前に、ただボタンを押すだけで止める方法を見つけたのだ。そのこと自体が信じ難いように思われた。実際、その日デルガドが無茶なことをして実証したのは、雄牛の脳の特定の領域に電気刺激を与えれば雄牛を「運動行為抑制」状態に置けるということだった。この特定の脳領域は、運動情報の主経路である大脳基底核の線条体を含んでいる。秀でた技術者である彼は、雄牛の脳に前もって埋め込んでおいたスティモシーバーを起動するのに無線を使ったのだった。

脳への電気刺激を用いるデルガドの一風変わった実験は、闘牛場で終わったわけではなかった。彼はサルの個体群を束ねる「アルファメール」（訳注　サルの群れの場合はいわゆるボスザル）の攻撃的行動を抑えるのに電気刺激を使ったときに、それが同じ社会集団内の他のサルの地位に与える影響を研究した最初の研究者だった。サルの個体群では、優位に立つ一匹のアルファメールが、さまざまな示威行動によって下位の「デルタメール」を己《おのれ》の意に従わせる。たとえば、他のサルを直接にらんだり、歯をむき出したり、警告音を発したり、いましも攻撃に移りそうな構えを見せたりする。捕われの身にあっても、こうした示威行動によってアルファメールは群れのなかの重要な特権を享受する。それはたとえば、檻のなかの広い空間だったり、交尾相手の選択だったり、世話係が与える食べ物を真っ先に食べる権利だったりする。メル・ブルックスなら、下っ端のサルはつらいよ、とでも言ったことだろう。

まず、デルガドは刺激電極装置をアルファメールであるアリの脳に埋め込んだ。これでデルガドはアリが個体群の他のサルと交渉をもつときに、アリの大脳基底核の尾状核——運動制御にかかわる脳部位——を遠隔操作で刺激することができる。毎日一時間、アリの脳は一分につき五秒間刺激され、この間欠的な刺激のあいだアリの攻撃性は劇的に低減した。アリの変化が群れの他のサルにだんだん知られるようになると、下位のサルが存在を主張し、アリから縄張りと特権を奪い始めた。アリの脳が刺激されているあいだは、デルタメールが檻のなかに広がってアリの周りにも群れていたが、アリは気にかけるふうでもなかった。普通なら、こうした行動は個体群の厳格な階層秩序に対する強烈な挑戦であって、罰に値するはずなのに。

しかし、デルタメールたちの和んだ雰囲気もそう長くは続かなかった。デルガドがアリの脳に刺激を与えるのを止めて一〇分ほどすると、元の秩序がすぐに戻るのだ。アリはいつもながらの攻撃性を取り戻し、アルファ霊長類ならではの縄張りその他の甘美な特権をふたたび掌中に収めた。次の実験でデルガドは、アリの尾状核に電気刺激を与えるレバーを押す機会を下位のサルに与えたとき、サルの個体群の社会構造にどのような変化が現われるか測定しようと決めた。まず、デルタメールのうち数匹がおずおずとレバーを押した。ところがしばらくすると、エルザという名のメスザルが、アリが威嚇するたびにレバーを押せば無事にすむことを発見した。エルザ自身の行動も変化した。やがてレバーを押すときにアリをまっすぐ見据えるようになったのだ。エルザはその群れの新しいボスザルにはならなかったものの、彼女がアリの攻撃性を支配し、彼の攻撃を最小限に食い止められるのは明らかだった。

デルガドは研究者生活をとおして同じ一般的手法を採用した。対象に動物または最大で二五人の重症の精神または神経障害をもつ人を選び、重要な脳回路（たとえば、運動系または辺縁系）に関連した多数の皮質および皮質下構造に電気刺激を与えたのである。彼は、複雑な運動行為、知覚、あるいは情動（他者に対する攻撃や好感、幸福感、従順性、欲望など）を誘起あるいは抑制することができた。これらの研究にもとづいて彼は、ある特定の行動を起こさせるための脳への電気刺激にはたくさんの落とし穴があることにすぐに気づいた。ホーガンが二〇〇五年の論文に記しているとおり、脳への電気刺激の効果が各患者間で、そして同じ患者でもその時々に応じて大きく変わることを確認してからは、デルガドはヒトを対象にした研究の大半を取り止めている。

こうした研究によってデルガドがきわめて難しい立場に追い込まれたのは想像に難《かた》くない。それどころか、ホーガンが述べるように、これらの実験はＳＦ作家が描く最悪のシナリオを恐ろしいほど彷彿とさせる。しかしデルガドがホーガンとのインタビューで明らかにしたように、彼がヒトにおける脳への電気刺激に興味を抱いたおもな動機は、当時、攻撃的な行動を発作的に起こす統合失調症の患者に対して、ゾッとするような手術――前頭葉切断術（訳注　いわゆるロボトミー手術）――が広く行なわれていたことにあった。この手術では、患者の前頭葉の大半を脳の他の部位から切断したり、摘出したり、破壊したりする。悲しむべきことに、前頭葉切断術を行なうと患者が無感情、嗜眠《しみん》、痛みなどに対する深刻な無関心、主体性と意欲の顕著な欠如に特徴づけられる精神状態に陥ることを、神経科学者が発見するには長い時間を必要とした。デルガドはこの手術に衝撃を覚えた。しかしそうした善意だけでは、彼に批判的な科学者たちを軟化させることはできなかった。また彼の研究の目的をさまざまな理由で問いただし始めた大衆を宥《なだ》めることもかなわなかった。

自著に物議を醸《かも》すタイトルをつけたことから自身の技術的、科学的発見の大半に傷をつける結果となってわずか五年後の一九七四年までには、デルガドはアメリカを去り、スペインのマドリード大学に彼のためにとくに用意された研究職に就いた。そこで主流の神経科学界からは孤立して研究を続け、主として脳を刺激する非侵襲的手法の開発に力を注いだ。彼の実験のなかでも運動行為の生起と抑制にかかわるものは、およそ三〇年を経てパーキンソン病その他の神経障害の治療に深部脳刺激（DBS）を用いる間接的な契機となった。しかし、その後二〇年で、デルガドの名前と偉業は神経科学の文献からじわじわと姿を消した。

おかしなことに、デルガドの行動や著書のどこにも、自分は将来、人の自由意志、ましてや心を制御する力をもつだろうなどと示唆するものはない。それでも興味深いことに、科学者がさまざまな方法で人間性を抹殺していると告発する人びとは、現代社会にはより効果的な洗脳やマインドコントロール法があふれているという事実を何度つきつけられてもまったく聞く耳をもたない。そのような人びとの想像に任せた話とは裏腹に、神経科学者の研究室で人類破滅につながる脳チップが開発されていたりはしない。たとえそれがホセ・デルガドほど風変わりな科学者の研究室であっても。

デルガドの試練をよそに、脳への電気刺激は脳組織、神経路、末梢神経を刺激する主要な手法とし

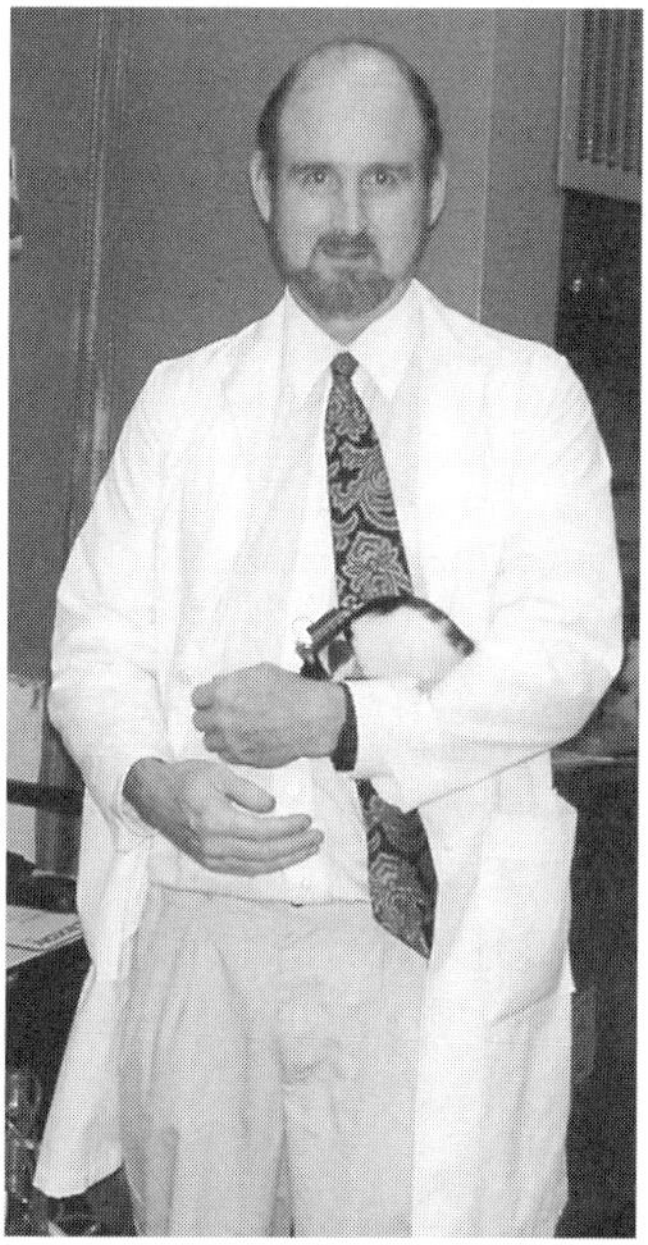

図 10.2　ジョン・シェーピンとロボラット。左はジョン・シェーピン博士と彼の創造物。下はロボラットが金属の網の上を歩く様子（ジョン・シェーピン博士提供）。

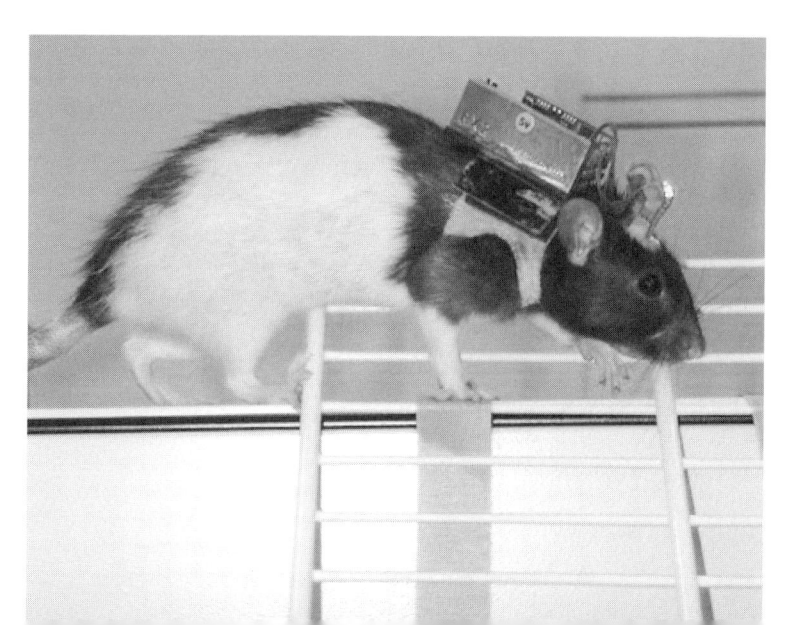

て神経生理学者に広く用いられ続けている。しかし、一九六〇年代にデルガドが行なった類いの実験に手を染めようという神経科学者は、長きにわたってほとんど現れなかった。しかし、この穏やかな流れは劇的な局面を迎えることになった。私の元指導教官のジョン・シェーピンと学生たちが、「ロボラット」の大規模な実験を行なって神経科学界を驚愕に陥れたのである（図10・2参照）。

彼らの研究については最初にそのアイデアが生まれたときから承知していたものの、ロボラットを主人公とするビデオクリップを実際にこの目にしたときほど強烈な印象を受けた実験記録はほかに記憶がない。あるクリップでは、ロボラットがその前肢ほどの穴の開いたゴム製の網を上っている。網は地面に対してほぼ直角に設置されていた。別のクリップでは、テキサス州サンアントニオにある屋外実験トラックに置かれた難しい障害物をロボラットが難なくクリアしている。この障害物トラックは当時、米国国防高等研究計画局（ＤＡＲＰＡ）が最先端の自律ロボットの限界を評価するためにつくったものだった。

あるロボットがこうした芸当をやってのけたことがなぜそれほど驚嘆に値するのか不思議に思われるかもしれない。なんと言っても、川人光男とゴードン・チェンのロボットは歌ったり、ダンスしたり、卓球をしたりしたではないか。たしかにそうだが、これらのロボットはこうした特定のタスクを行なうように「プログラムされていた」のだ。これらのロボットはいずれも、ロボット工学専門家の入念なコードがなければ、新しい歌を歌ったり、サンバを踊ったり、卓球のゴールドメダリストを負かすことはできない。そしてこのことはＤＡＲＰＡの障害物トラックを完全にクリアすることにも当てはまる。自律ロボットは砂地にはまったり、瓦礫の山で身動きが取れなくなったり、とても急で滑りやすい坂で立ち往生するかもしれない。

だがロボラットの成果が多数のロボット工学専門家仲間にとって苛立ちの元となったのは、なによりもそれがまったくロボットではなかったからだ。それはただのラットだった。そうは言ってもフィラデルフィアの下水にいるようなラットではなく、ニューヨーク州立大学ダウンステート医療センターのジョン・シェーピンの研究室で育成され、訓練され、若干強化されたロング-エバンスラット（訳注　一九一五年ごろに実験用に開発された系統）だった。シェーピンが動物を入れる籠を抱えてDARPAのロボットトラックに入ったとき、何人かが信じられないといったふうに笑いをかみ殺した。彼が籠から注意深く取り出したのが機械ではなく、頭の黒いラットだとわかったとき、もっとたくさんの人が声に出して笑った。ラットの背中をまるで禅僧のような仕草で数分間優しくなでたあと、彼はラットをトラックの出発点に慎重に降ろした。

シェーピンが生徒のラットから離れたとき、彼が両手に普通のラップトップコンピュータをしっかり抱え込んでいるのが注意を向けている人全員にわかった。突如として、笑い声と嘲りが止んだ。シェーピンの実験は有名なスペイン人の先駆者がなしえなかったことを達成したのである。もう数カ月にわたって、彼は脳に対する新電気刺激パラダイムの試験を行なってきた。単に特定の脳領域を刺激することによって身体運動を散発的に抑制または誘起するのではなく、シェーピンは電気パルスを与えることによってラットに複雑な迷路を通り抜ける術を指示しようと考えた。この指示を与えるため、彼は自身がすっかり知り抜いている皮質領域に単一刺激電極を恒久的に埋植《インプラント》した。その皮質領域とは第一次体性感覚野《S1》のヒゲ表象部位であった。ラットにどちらの方向に進むかを教えるのに使うため、シェーピンは左右のＳ１領域にそれぞれ一本ずつ刺激電極を埋め込んだ。Ｓ１領域の電気刺激を使うそれまでの大半の研究とは異なって、シェーピンは内側前脳束（ＭＦＢ）にも——ここを刺激すると強烈な快楽の得られることが知られていた——一組の刺激ワイヤを埋め込んだ。ラットがインプラント手術から快復すると、シェーピンはラットに「リュックサック」を背負わせた。これは通常の無線送信機からの指令を受信し、ラットの埋込装置のどれにでも微弱な電気パルスを中継できる装置だ。

　しかしカギは、シェーピンが脳の各半球または内側前脳束《ＭＦＢ》に与える時系列パルスにあった。彼の発見によると、ラットは基本的に右側のＳ１領域に与えられたパルスは右へ曲がれという指示で、左側のＳ１領域に与えられたパルスは左へ曲がれという指示だということを学習できる。この程度の学習は可能であり、かなり早く達成できる。というのもシェーピンの指示に正しく従うたびに、ラットはそのＭＦＢに電気パルスを一個受け取るからだ。この手法を用いて、彼はどんな迷路でも通り抜けられるロボラットを訓練し、ＤＡＲＰＡの試験トラック記録を塗り替えるはじめてのハイブリッド生物を得ることに成功したのだ。

　いつでも慎み深く率直なジョン・シェーピンは、これほどの偉業を成し遂げたあとでも、被験動物の脳と意思を通じあい、いい仕事をしたときには報酬を与えるというユニークな手法にも限界があることをよく承知していた。種々のイノベーションのなかでも、前進運動の指示を送るという課題は他に比べて遅くに導入されたにもかかわらず、このアプローチを上肢あるいは下肢ＢＭＩに適用するには、パターンがより多様なニュアンスをもつ指令を、もっとたくさん体性感覚皮質に送らねばならないことを彼は十分に認識していた。とはいえ、ロボットラットの信じ難いような冒険のおかげで、次世代ＢＭＩには脳への電気刺激が使われるようになるという私の考えは揺るぎないものとなった。仮説を図面から解き放ち、実践に移すときだった。

もっとも奇抜なアイデアに挑戦する前に、私はまず比較的簡単な問題に取りかかることにした。サルは脳に電気刺激という形で直接与えられた二値メッセージを解釈し、その情報を用いて行動タスクを行なうことができるだろうか。この問いはわが研究室の院生であるアーロン・サンドラーが最近完了したあるプロジェクトから生まれた。プロジェクトで彼は、ヨザルが右または左の前腕の皮膚に与えられた触覚刺激を利用して、目の前に置かれた二つの箱のどちらを探せば食べ物が出てくるかを、不透明なプレキシガラスの扉が上げられたあとで同定できることを実証した。彼が訓練した二匹のヨザルは、右腕の刺激と右側の箱のなかにある食べ物、左腕の刺激と左側の箱の中にある食べ物をやすやすと関連づけた。さらにこの最初の規則を学んだあと、ヨザルたちは逆の場合にも容易に対処した。左腕の刺激を右側の食べ物、右腕の刺激を左側の食べ物と関連づけたのだ。

この有用な情報と、サンドラーが食べ物獲得にかかわる実験で注意深く収集した詳細な行動データを利用して、ネイサン・フィッツシモンズはこの二匹のヨザルの第一次体性感覚野《S1》領域に電気刺激を与える方法を探究し始めた（図10・3参照）。サンドラーはこれらのヨザルの皮質領域のいくつかに微細ワイヤアレイを埋め込んでいた。そのおかげでサンドラーとフィッツシモンズのどちらも、すでに六年にわたって一〇〇個近い皮質ニューロンの電気活動を永久同時記録していた。博士号論文のプロジェクトとしてフィッツシモンズは、二匹のヨザルそれぞれのＳ１領域内から数個の微細ワイヤを

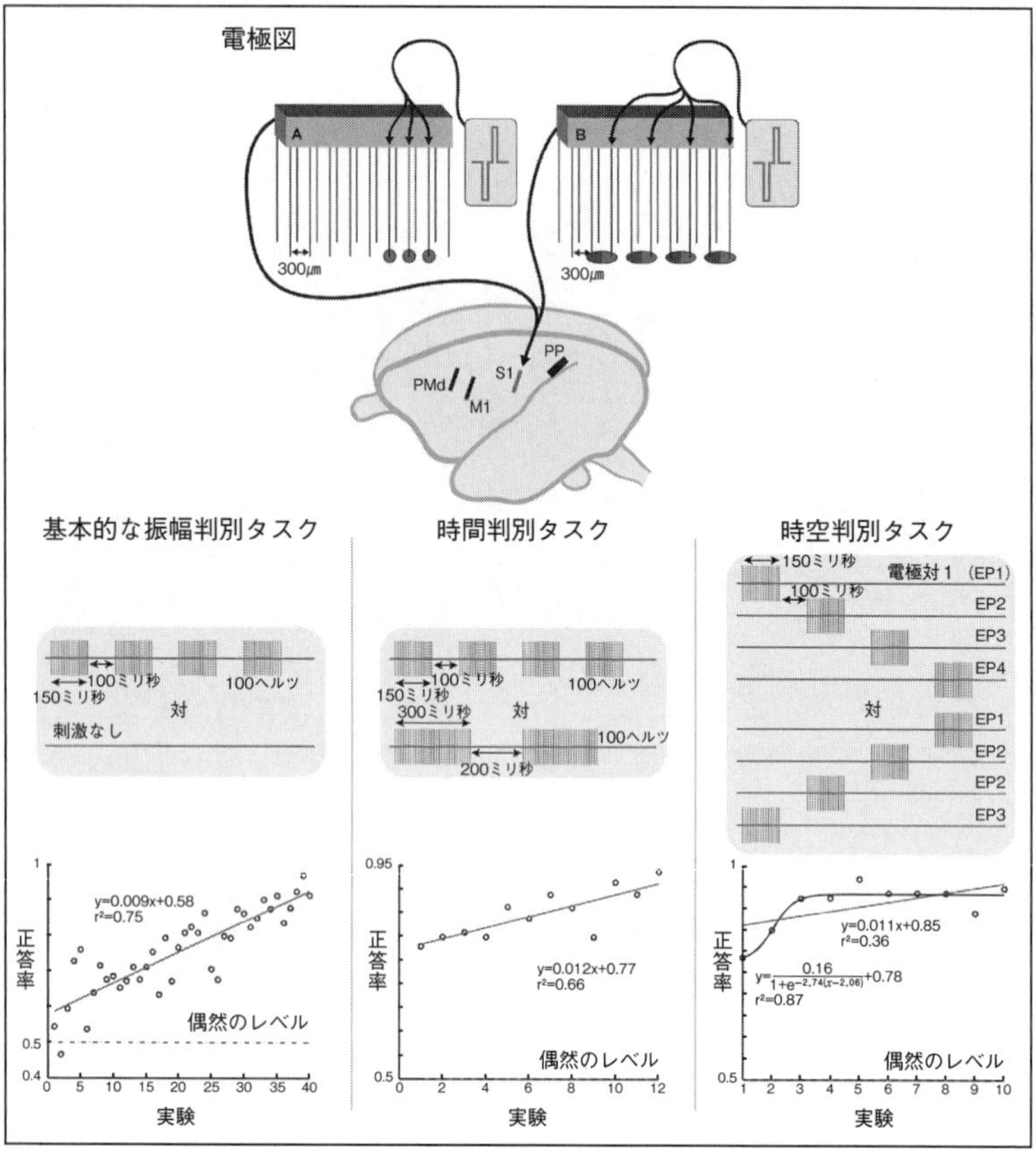

図 10.3 脳に話しかける。上段はサルの脳に「電気メッセージ」を届けるための実験パラダイム。恒久的に埋め込まれた微小電極アレイを用いて、異なるメッセージを表わす時空電気パターンを送る。中段は、霊長類脳にメッセージを届けるのに用いられる異なるタイプのパターンとして基本的な振幅判別、時間判別、時空判別を示す。下段はメッセージを届ける３つの方法の学習曲線（N. Fitzsimmons, W. Drake, T. Hanson, M. Lebedev, and M.A.L. Nicolelis, "Primate Reaching Cued by Multichannel Spatiotemporal Cortical Microstimulation." *Journal of Neuroscience* 27〔2007〕: 5593-602 より転載）。

選択し、新しい箱判別タスクの電気キューを与えた。さらに彼はヨザルの皮質に直接空間キューを与えるのにより多くの「コード法」を試してみることにした。最初の方法は簡単だった。高周波微小電気刺激がプレキシガラスの扉が上がる前に右側のS1領域に与えられた場合は、食べ物は右側の箱にあった。同じ時間内に刺激がない場合は、食べ物は左側の箱にあるのだ。

徹底的な触覚刺激タスクの訓練を受けてはいたものの、二匹のヨザルは食べ物を得るための新しい規則を学ぶのに約四〇日かかった。これはおかしな話だった。これほど基本的な電気キューを習得するのにここまで長い時間がかかった例は、過去の微小電気刺激に関する研究には見られない。それでもいったん関連を理解すると、二匹とも前腕に触覚刺激を与えられたときと同じようにタスクを完了した。喜んだ私たちは次の段階へ進み、ヨザルたちが習得したばかりの規則を逆にしてみた。今度は規則の習得にそれほど時間はかからず、およそ一五日だった。ここでふたたびコード法を変えた。今回フィッツシモンズは二つのメッセージを伝えるのに、異なる二つの時間パターンをもつ微小電気刺激を用いた。一五〇ミリ秒幅のパルスを一〇〇ミリ秒間隔で受け取った場合には、食べ物は右側の箱にあった。三〇〇ミリ秒幅のパルスを二〇〇ミリ秒間隔で受け取った場合には、食べ物は左側の箱にあった。この「弁別随伴性」パターンにおいては、こうした細かな周波数の違いを除けば、刺激のその他の特徴——総電荷、印加時間、皮質位置——はすべて同一だった。二つのわずかに異なる刺激を弁別してどちらかの箱に入っている食べ物のペレットを手に入れるのは、二匹のヨザルにとってはじめての経験だったが、いずれもおよそ一週間で新たな規則を習得した。

ここまでやってきて、私たちは微小電気刺激を脳に与えて霊長類に行動させる限界をさらに押し拡げようと決めた。電気パルスを与えるのに、フィッツシモンズは単一の微細ワイヤの代わりに四対の隣接する微小電極を用いることにした。さらに別々のキューを伝えるのに異なる周波数を用いる代わりに、彼は互いに逆方向に向かう二つの電気進行波を微細ワイヤに与え、食べ物のペレットが置かれた場所をヨザルに教えようとした。この「時空随伴性」のパターン判定は二匹のヨザルにとってかなり難しいだろうと私たちは予想していた。

懸念はまったく無用だった。三日から四日のうちに、どちらのヨザルも二つの時空キューの微妙な相違点を感じ取り、それまでの三種のコード法と同程度の確率で食べたいペレットを見つけることができた。二匹はキューの学習が速くなってもいた。いったん私たちが伝えたいメッセージ——すなわち、ペレットがどこにあるかということ——の枠組みを理解すると、私たちがどのような新たな随伴性を提示してもこの一般的な規則を適用する能力を改善し続けた。

スティミュレーターの電気雑音を遮断する良い方法を見つけたフィッツシモンズは、どちらの箱にペレットが入っているかを伝える電気キューを二匹のヨザルが受け取るのとほぼ同時に、これらのヨザルの第一次体性感覚野《S1》および第一次運動野《M1》領域双方から同時ニューロン記録を行なうことができた。これらのいたって貴重なニューロン信号を私たちがいつもはBMIを操作するのに用いる多変量線形回帰アルゴリズムにかけたとき、彼はある興味深いことに気づいた。電気刺激の終了時とヨザルが箱に向かって手を動かし始めるときのあいだにS1ニューロンが生み出したニューロン活動の線形和に注目すると、この電気生理学的データのみにもとづいて、それからわずか二〇〇ミリ秒前にヨザルの体性感覚皮質にどの刺激が与えられたのかを予測することができたのだ。この結果に励まされ、彼は同じ試行の同一期間に記録されたすべてのＭ１ニューロン活動を線形モデルにかけた。この場合も、ヨザルの筋肉に運動の徴候が現われる前に、同程度の精度でヨザルがどちらの箱に手を伸ばすかを予測することができた。ヨザルが各タスクの随伴性を学習するにつれ、フィッツシモンズの予測精度も改善した。こうして彼は、これらの霊長類の脳が外因性の電気刺激に含まれたメッセージを復号《デコード》し、この貴重な情報を決定的な自発的行動に変換する過程の時系列を神経生理学的に詳細に記述できた。
　霊長類の脳と直接対話しようという私たちの試みは「いつなりとも聞く用意ができている」ニューロン耳を見つけたのである。紛れもなく幸先の良い話だった。

　フィッツシモンズによる脳への微小電気刺激の実験結果が発表されるころには、ジョーイ・オドハーティーがアカゲザルを対象として、脳への電気刺激と上肢ＢＭＩを用いた新しい実験を始めていた。オドハーティーと私は、私たちがホセ・デルガドに敬意を表してブレイン・マシン・ブレイン・インターフェース（ＢＭＢＩ）と命名した、まったく新しいパラダイムの最初の被験動物にこのサルたちがふさわしいと考えた。このＢＭＢＩによって、私たちの被験動物のサルは、身体からまったく干渉されない閉制御ループを介して特定の人工装置と相互作用することができる。このインターフェースでは、遠心系（運動制御）も救心系（感覚指令またはフィードバック）も、情報をやり取りしている少数の皮質サンプルを除けば細胞組織にまったく依存していない。サルは指令や感覚フィードバックを直接脳に受け取り、霊長類が運動する身体からの情報を収集するために通常は経由する生物学的センサーや末梢神経路には依存しない。

これが決して容易でないのは間違いない。わけても、この種の最初のＢＭＢＩが身体の膨大な感覚装置に代えて、やや貧弱な急ごしらえの通信路を用いたことを考慮するならなおさらだ。フィッツシモンズの実験と同じように、サルの第一次体性感覚野《S1》か後頭頂葉（ＰＰ領域）に、単純なパターンをもつ電気刺激を感覚に代えて恒久的微細ワイヤを用いて与える必要があった。私たちの目的は、これらのサルがこの「人工感覚路」を最大限に利用し、脳活動のみによって指令をデコードできるか否かを調べることにあった。あとになって私たちは、サルが制御している機械の動きをこのサルにフィードバックするのに同じ手法を用いた。

　実験の敷居を少々低くするため、最初の試行は運動方向を与える二値指令に限定した。この指令を受け取ったサルは、コンピュータのカーソルを目の前にある画面の右あるいは左のどちらに動かすべきかを決定する。訓練当初、サルはカーソルの動きを制御するジョイスティックによって、微小刺激のパターンから抽出した方向を示した。サルがこの手順にかなり慣れたところで、私たちはジョイスティックを取り除き、制御を装置のＢＭＩ系に移した。この時点で、サルはカーソルの動きを脳活動のみで制御することになる。通常サルは、毎回指令を受け取る前にカーソルを画面の中央に表示された出発点まで動かす。カーソルが中央に来たら、画面に二個の同じ円形の標的が出発点から等距離の位置に表示される。同時に、右または左の標的を示すようコードされた電気刺激がサルの第一次体性《S》感覚野《1》に直接与えられる。サルはこの微小刺激を解釈し、カーソルを適切な標的（ほんとうにおいしいジュースがもらえる標的）に動かすための運動脳活動を発生させねばならない。
先輩のフィッツシモンズやサンドラーと同じく、脳への微小電気刺激に取りかかる前に、オドハーティーはまず腕の皮膚に指令を与えたときにサルが同じタスクを完了するのにかかった時間を計測することから実験を開始した。これらの対照実験によって、私たちはサルがタスクを完了するのに必要な二値指令の経路として皮膚と脳を比較できた。次にオドハーティーは、一方のサルにはＳ１領域に、他方のサルにはＳ１領域から数百ミリメートル後方の後《Ｐ》頭頂《Ｐ》葉領域に電気メッセージを送った。これによってどちらの皮質領域が微小刺激によってサルが意思決定するのに好都合であるかを比較できた。

ヨザルを対照に行なった以前の実験と同じく、触覚指令を与えた場合にはタスクの学習に当初は数週間かかった。初期の期間が終わると、メッセージをＳ１領域とＰＰ領域のどちらに与えたかによって成績は大きく分かれた。Ｓ１領域に微小刺激を与えられたヨザルは、二個の標的選択に触覚刺激と同等レベルまで習熟した。もう一方のヨザルでは事はそう簡単には運ばなかった。こちらのサルも皮膚に与えられた触覚刺激に含まれる情報の復号《デコード》は学習したものの、ＰＰ領域に与えられた電気メッセージとなると解釈の手がかりがつかめない様子だった。ＰＰ領域に与えられた電気指令をサルが処理するには別種の電気信号あるいはより長期の訓練が必要である可能性は捨て切れないものの、オドハーティーの実験は将来のＢＭＢＩ応用にいくつかのシナリオを提供した。

デューク大学のわがチームは、新たなタイプのメッセージを直接生きている脳に与える通信路を確立する可能性を探ることにした。こうした新しいテクノロジーがあれば、これまで私たちが蓄積してきた研究にもとづいて、相手を実験動物の神経系に限定した対話を超えたずっと先に進むことができる——というよりむしろ脳自身の視点を再形成できる。二〇〇五年にルイス・バッカラと電話で話すずっと前に、私はこの認識に達していた。本書をとおして紹介してきたこの概念が「相対論的な脳の仮説」である。

相対論的な脳の仮説

外界の統計的性質にかかわる情報を得る新しい方法に直面したとき、被験体の脳はその情報を得るために使ったセンサーや道具とともに、すみやかにこれらの統計的性質を同化する。その結果、脳は外界の新たなモデル、自身の身体の新たなシミュレーション、その個体の現実世界の知覚および自己感覚を定義する新たな境界または制約群を生み出す。この新たな脳モデルは以降その個体の生涯をとおして検証され、再形成され続ける。脳が消費する総エネルギー量とニューロン発火の最大速度はいずれも固定されていることから、ニューロンの時空はこれらの制約に対して相対化されねばならないと思われる。

この仮説を検証するため、私たちは脳科学ではいまだかつて試みられたことのない二つの実験パラダイムを準備してきた。最初の実験はまだ初期段階にあるが、その目的は小規模な「新世界」をつくることにある。この世界は、新しく入ってきた被験体（この場合はラットの成体）にとって、それまで入ったことがないのはむろんのこと、一度も棲み暮らしたことのないような、きわめて見慣れていない、自然にはほど遠い世界である。私たちはそんな世界に「磁気的」世界を選んだ。そこでは、すべての環境上の特徴――たとえば、世界全体の空間的境界、食べ物や水、毒性をもつ刺激物源の位置、

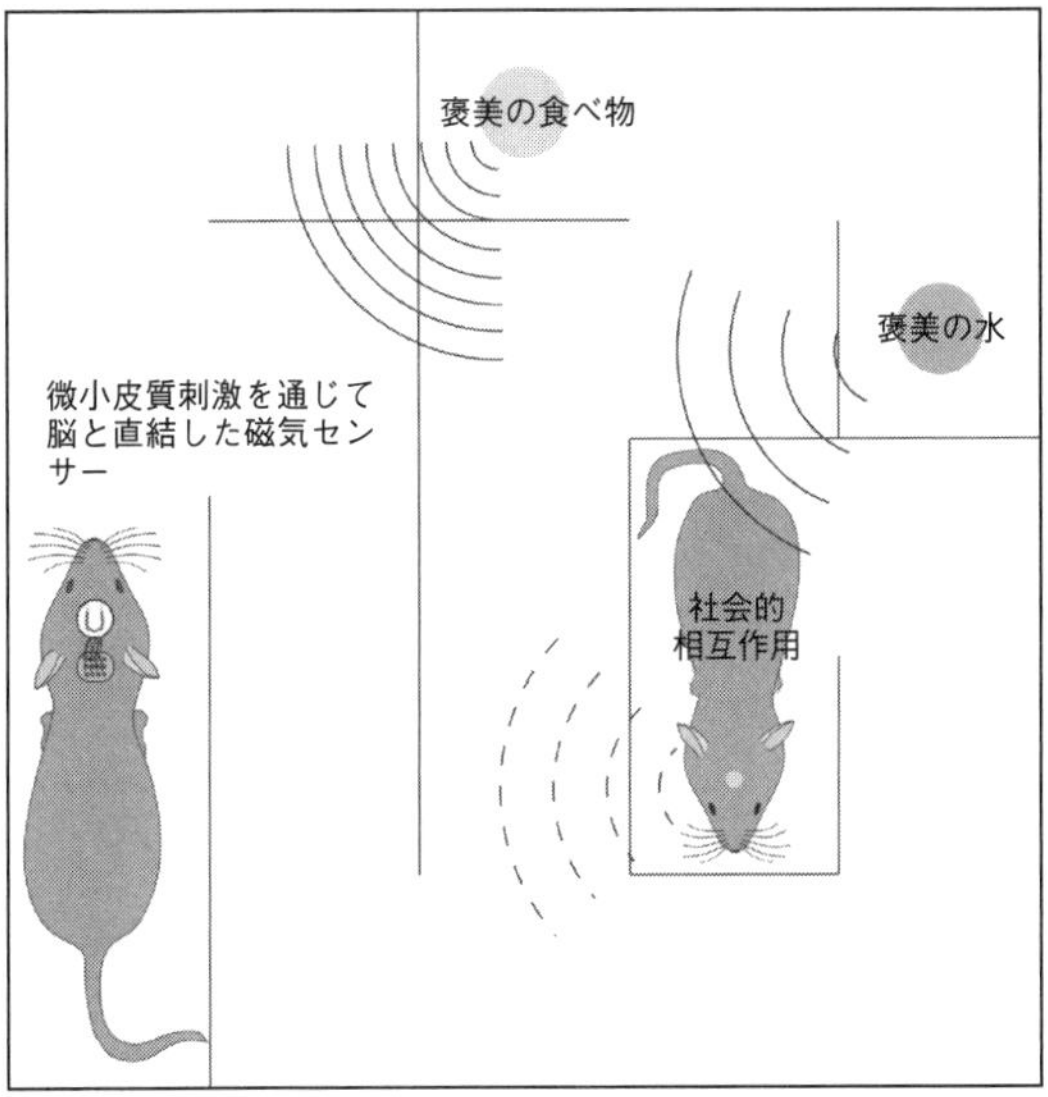

図10.4　将来の実験を示す図。R6－Tラットに磁気センサーを埋め込み、このセンサーから異なる強度の磁場に比例する電気的微小刺激をラットの第1次体性感覚野に与える。これらの磁場はそれぞれに食べ物、水、おもちゃのラットの位置など異なるものを表わしている（イラストはデューク大学のネイサン・フィッツシモンズ博士）。

他の個体と営巣したり社会的相互作用をしたりする場所、捕食者がいる（そして恐怖感のある）場所——が、強度が各々異なる磁場によって示されている（図10・4参照）。そういう世界で被験体が生きていけるか否かを調べるためには、ラットの頭蓋骨の前頭骨に小型の磁気センサーを埋め込む。この「拡張」ラットを新世界に入れると、埋め込まれたセンサーが恒久的に埋植された微細ワイヤを介して第一次体性感覚野《S1》領域に時空電気刺激を与え、近くに特定の磁場があることを知らせてくる。

　この磁気的世界を探るにつれ、ラットはポジティブな刺激のある場所を見つけるたびに二つの褒美をもらう。「自然な」褒美（食べ物、水、社会的相互作用）と、特別な褒美（内側前脳束《MFB》に与えられる電気パルス。MFBとはジョン・シェーピンがロボットラットを訓練するのに用いた脳構造）である。逆に、誤って「捕食者の棲処《すみか》」などのネガティブな刺激の場所に入るたびに、ラットは不注意に対する罰として大きな警告音を受ける。ラットがつねに各場所に固有の磁気シグネチャのみを用いて環境を探索するよう仕向けるため、快適な場所と不快な場所は頻繁に変えられる。慎重な対照実験を行なって、ラットが他の感覚キューによって快適な場所を見つける可能性を排除する。

　私たちは被験動物を「第六感磁気ラット」、略してR6‐Tと名づけた。Tは国際単位系で磁場の強度を示すのに用いられる単位のテスラを表わしている。この磁気的世界を構築し、最初のR6‐Tを新しい世界に入れる準備をするあいだ、たくさんの興味深い問題が私の頭をよぎった。R6‐TはS1領域に与えられる磁気的メッセージを解釈できるだろうか。彼らは住居部分に行ったり、他のラットと一緒に過ごしたりしながら、この不自然きわまる世界で生き、磁気の情報のみに頼って食べ物と水を見つけ、捕食者その他の恐ろしいものを避けることを学べるだろうか。そしてR6‐Tがこうしたことすべてを学習できるのだとすれば、磁気的世界全体の表象がS1領域に構築されるだろうか。

　R6‐Tはいずれこのすばらしい磁気的新世界の重要なパラメータのすべてとまではいくまいが一部を学習し、ラットの典型的な触覚応答を補う明確な磁気受容野《RF》が出現するだろうというのが私の予想だ。また、普通のラットのようにヒゲを使って通常の触覚刺激を判別するR6‐Tの能力は、この磁気受容野《RF》によって損なわれることはないはずだ。相対論的な脳においてこれが可能になるのは、ラットは生後初期の段階から脳内に同化してきた自然環境を記述する統計的性質に、磁気的世界の統計的性質を付け加えて同化するためである。

念のために言っておくが、これらの実験の新世界環境をつくるにあたり、強度の異なる磁場を選んだのに、特に理由はない。実際のところ、私の説が正しければ、実験を「赤外線」世界または「超音波」世界で行なっても結果は同じになるはずだ。また最近の研究によれば、ラットの脳に環境情報を与えるのに電気刺激以外の手法を用いることもできる。そうした目的にきわめて有望な候補が光遺伝学である。この分野は、スタンフォード大学の生物工学および精神医学准教授のカール・ダイサーロスが、二〇〇六年に提唱した画期的な新手法にもとづいている。光遺伝学では、皮質ニューロン集団の電気的活動を調節するのに光刺激を用いる。しかし、これはストロボをたくというような簡単な話ではない。まず、皮質ニューロンをあるウイルスに感染させておかねばならない。このウイルスに、ある波長の光照射に反応して特定のイオンチャネルを形成する蛋白質を合成するための遺伝情報が書き込まれている。たとえば、皮質ニューロンがチャネルロドプシン２（ＣｈＲ‐２）――光に反応して運動指令を出すことが知られる緑藻の蛋白質――を発現するよう遺伝子組み換えされていれば、特定の波長の光刺激によってＣｈＲ‐２のナトリウムチャネルが開き、大量のナトリウムイオンがニューロンに流入してニューロンが発火する。反対に、皮質ニューロンが光感受性塩化物チャネルを形成するように別の光感受性蛋白質を用いて遺伝子組み換えされていれば、異なる波長の刺激によってこのニューロンの発火が抑制される。ラットのＳ１領域にこれら二種の光感受性イオンチャネルを混在させることにより、私たちは特定のパターンを有する脳電気活動を発生する光刺激によって、磁気的世

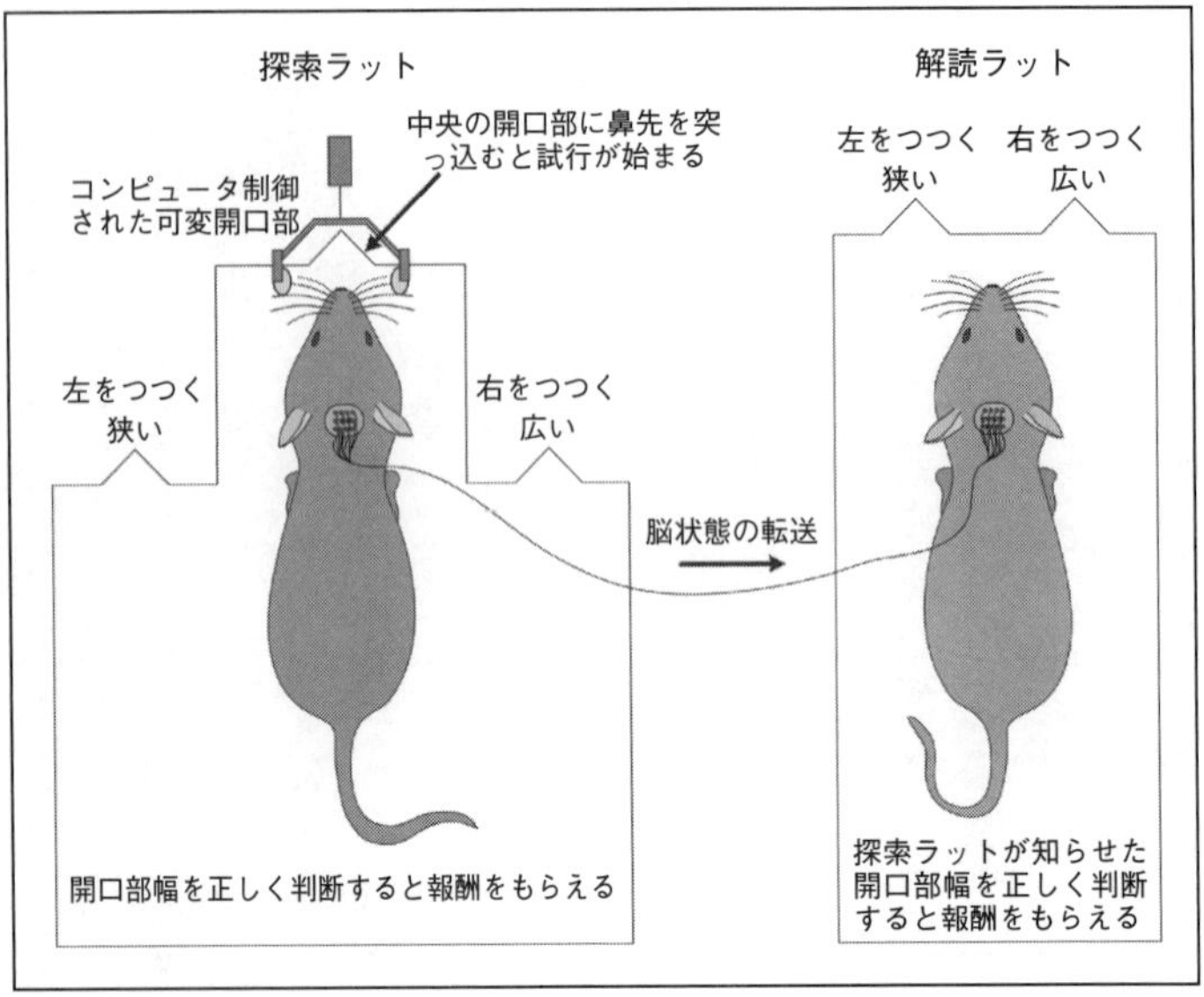

図 10.5　探索ラットと解読ラット。ヒゲを使って可変開口部幅を判断する探索ラットと、その主たる機能が探索ラットから送られてきた脳活動パターンにもとづいて、自身はヒゲで開口部に触れずに開口部幅を示す解読ラットとをつなぐ真のブレイン・トゥー・ブレイン・インターフェース（ＢＴＢＩ）の図。インターフェースは２匹のラットの脳どうしをつないでいる（イラストはデューク大学のネイサン・フィッツシモンズ博士）。

界で見つかる磁気シグネチャの地図を描くことができた。こうした研究に光遺伝学を用いることには、電気的装置の悪影響も組織損傷も生じないという大きな利点がある。

こうした技術上の問題はさておき、長期にわたって磁気的世界にさらされると、磁気センサーがＲ６－Ｔの脳に切れ目なく同化されるのみならず、これらのラットの心に新たな現実感や身体感が形作られるだろうと私は考えている。たしかに、自分の思考はむろん、感覚を雄弁に語ることのできない動物の心でそうしたことが起きていると証明するのは困難ではある。けれどもそれこそが、これまでに私たちが行なった実験から論理的に引き出される予測だ。

二番めの実験は、ブレイン・トゥ・ブレイン・インターフェース（ＢＴＢＩ）一号機の試験だった。私たちの予備計画では、あらかじめ第一次体性感覚野《S1》領域のヒゲ表象部位に微細ワイヤアレイを埋め込まれたラットを、第5章でイシーが行なったような触覚判別タスクで長いヒゲを用いるよう訓練する。二つの開口部の相対的な幅の違いを認識し、片方を「狭い」、他方を「広い」と判断できるようになったら、ラットは「探索ラット」に昇格する（図10・5参照）。次に、このラットのＳ1のヒゲ表象部位から記録されたニューロンの電気活動のパターンを、無線で別の場所に送る。そこには閉じられた「オペラント箱」があり、暗闇のなかで「解読ラット」の役目をするラットが待機している。解読ラットの脳に埋め込まれた多チャンネル電気スティミュレーターまたは光源グリッドを起動し、このラットのＳ1内のヒゲ表象部位にある標的ニューロン集団に電気または光の刺激の時空波を与える。

この実験の最初のバージョン、つまり計画段階で、解読ラットはそれぞれに独立して触覚判別タスクの訓練をすでにすませており、タスクの目的はおおよそ理解している。しかし実験で探索ラットの脳活動が解読ラットの脳に送られるときには、解読ラットは訓練時のようにヒゲを使って開口幅を判断するわけにはいかない。箱のなかには同じような開口部はないからだ。その代わりに、孤独な解読ラットは箱の壁の二カ所のいずれかを鼻でつつかなければならない。探索ラットが触った開口部が狭いか広いかを、つつくという行為によって示すのだ。解読ラットは自身のヒゲが触ったこともない開口部の直径を判断するのに、探索ラットの触覚経験の電気生理学的相関を自身の脳で解釈した結果に頼るしかない。さらに興味深いのは、解読ラットが開口部の直径を正しく判断して褒美をもらうたびに、探索ラットも自身の知覚経験を相手に正しく送ったことに対して特別の褒美をもらうことだ。

この複雑な実験が頓挫する潜在的要素がたくさんあるのは明らかだ。しかし技術的問題が解決可能で、どちらのラットも仮想の相互作用を学習できると仮定すれば、より複雑なＢＴＢＩを検証し開発するための豊富な示唆が得られるだろう。この二匹のラットが適切な触覚判別タスクを行なっていない場合でも、解読ラットの脳の個々のＳ１ニューロンは探索ラットのヒゲに対するいかなる機械的刺激に対しても反応するようになると私は予想している。たとえば私は、解読ラットの触覚受容野《RF》は自身のヒゲだけでなく、探索ラットのヒゲにも及ぶだろうと考えている。もしそうなれば、初歩のＢＴＢＩですら、脳による身体の内的表象をそれにつながった別の脳の身体にも拡張するということになる。

そうした知見が得られるならまさに驚天動地の出来事としか言いようがない。それは二つの脳の機能的接続に成功したことを意味し、この「交わり」の結果として、二つの脳が共通の利益となる目的の完遂に向かって一糸乱れず協調する、初の事例となるからだ。

ここまで私は、ＢＴＢＩの考えられうるもっとも簡単なバージョンについて考えてきた。すなわち、ある被験動物（探索ラット）の脳が別の被験動物（解読ラット）の脳と一方向のみで通信する形式だ。しかし私が二〇〇五年にルイス・バッカラに送った図面にはこの基本構成のバリエーションが多数掲

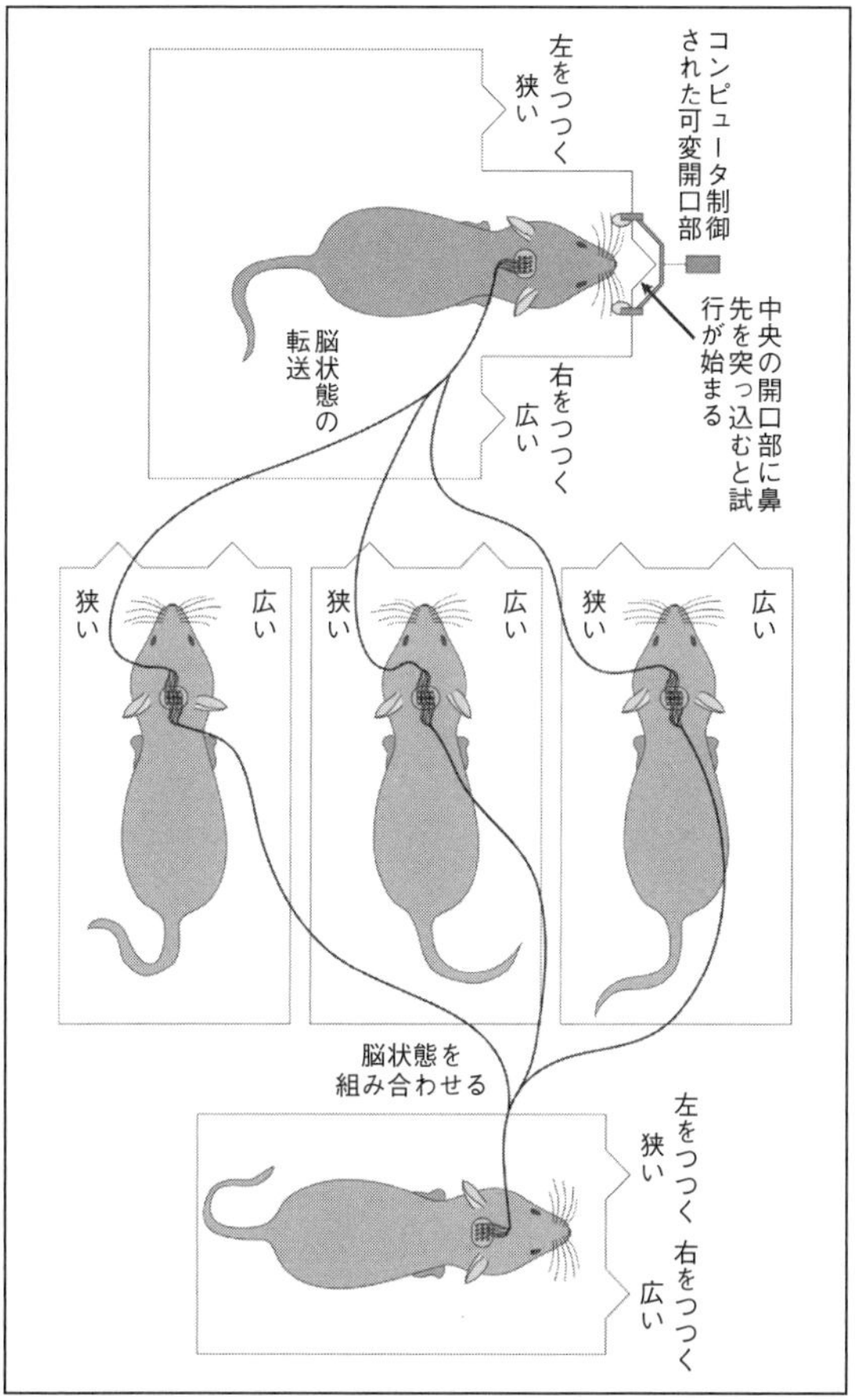

図10.6　探索ラットと解読ラットのあいだに数匹のラットが介在するブレイン・トゥー・ブレイン・インターフェースの別バージョン（イラストはデューク大学のネイサン・フィッツシモンズ博士）。

載されていた。そのうちの一つを図10・6に示そう。もし解読ラットが自身の脳活動を探索ラットに返信することを許されたらどうなるだろうか。そうした構成では、二つの脳は、たとえばどちらかのラットもその一部だけしか知らない複雑な物体の正体について、やがて合意にいたることがあるのだろうか。ラットどうしは、バルカン星人の精神融合儀式《マインドメルディング》(訳注　アメリカのSFテレビ番組《スター・トレック》でバルカン星人のミスター・スポックが行なう二人の精神の一体化)のような一種の超常手段をとおして、互いの心を文字通り共有して代理感覚をもつようになり、個々の脳の限界を乗り越えるのだろうか。現在の先端BMIレベルを考えるなら、そうした双方向の脳の「交流」を実現するには、離《は》れ業《なわざ》とも言うべき実験技術が必要となるだろう。それでも、それは少なくとも理論的には可能であり、とりわけ私たちの一方向BTBIが成功を収め、二匹のラット、そしていつの日か二個体の霊長類のあいだで簡単に動作するならば実現するだろう。

しかし、私は二つの生きた脳に直接意思疎通させる可能性に自分たちを限定することはないと思う。たとえば、一匹の解読ラットのみを対象にする代わりに、探索ラットの脳活動を「中間ラット」として知られる一群のラットの脳に送れるとしたらどうだろう(図10・6参照)。これらの中間ラットは現実世界にある開口部の直径に関する情報を直接得られるわけではない。実際にヒゲを使って開口部幅を測定できる探索ラットの脳から送られてくる情報を収集できるだけなのだ。探索ラットの脳活動を受け取ることによって、各中間ラットは特定の行動を取るか否かを決めねばならない。鼻を右または左に突き出して、電気または光のメッセージのパターンが広い開口部あるいは狭い開口部のどちらを意味していると思うか、示すことを求められる。中間ラットが個別に選択すると、それぞれの脳内ニューロンの電気的活動が解読ラットに送られ、この解読ラットの仕事は中間ラットの集団的「脳の意見」を評価し、開口部が広いか狭いかを決めることになる。集団として正解を出した場合にふさわしい褒美として、解読ラットが正しい直径を判断するたびに、たくさんの中間ラットと好奇心に満ちた探索ラットは銘々にうれしい褒美をもらう。

これは間違いなく驚異的な調整作用と言えるだろう。それは仮想体験であるとはいえ、集団脳を束の間駆け巡った稲妻の、かけがえのない痕跡から生まれ出た真の総意なのである。

第11章　脳にひそむ怪物

思えば私は、これまでの生涯のその時々において、それぞれ異なる脳の見方をしてきたものだ。たとえば中学生のときには、脳は高度に発達したスーパーコンピュータのように思われ、エンタープライズ号（訳注　《スター・トレック》で主人公たちが搭乗する宇宙船）で宇宙を旅する、偉大なミスター・スポックにすら理解が難しそうな複雑で謎だらけの存在だった。シリーズのあるエピソードで「石包丁と熊の毛皮で記憶回路をつくるつもりです」と言っていたこのバルカン星人科学者も、人間の脳の論理には困惑することがしばしばだった（訳注　《スター・トレック》の設定では、バルカン星人は論理のみにもとづいてものを考え、人間の感情は理解できない）。ならば、人の脳がどうはたらくのか理解しようという試みそのものが空しく思われる。恐れをなした私は脳のことは忘れ、サッカーのミッドフィールダーとしての技を磨くことに専心した。いつの日か、パルメイラスの選手になるのを夢見ていたのだ。残念なことにサッカー選手になるという最初の夢はかなわなかった。

高校生になって、ふとしたことで人生の針路を大きく変えるような出会いがあった。一九六四年に刊行されたアイザック・アシモフの『脳――生命の神秘をさぐる』を読んで脳に対する興味がふたたび湧いたのだ。脳の巨視的あるいは微視的構造についてアシモフが記述するにつれ、私は驚愕を覚えた。ところが最後まで読んでも、信じられないことに、これらの風変わりなラテン語やギリシャ語の名前をもつ構造がどう相互にはたらくのかを明確に記した章は一つもなかった。

数年後、医学校に通っていた私は、アシモフに興味を植えつけられた脳の重なり合った層を実際にメスで切断していた。履修科目によって、脳は解剖学的、組織学的、生理学的、薬理学的、神経学的、精神医学的な、それぞれの観点からその神秘のベールをはずされていった。そしてまたしても誰一人、私にとって科学の英雄であるセザール・ティモ＝イアリア博士でさえ、これらの構造がどう組み合わさって思考が生まれるのか教えてはくれなかった。当時、まともな神経科学者になるには、これらの分野の一つ――そして一つのみ――の専門家になり、自分が選択した分野の境界に収まる仕事に生涯を捧げねばならなかった。

医学校を卒業したあと、私は医学実習生になるのではなく生理学で博士号を取得しようと考えた。しかしティモ＝イアリア博士の惜しみない支援を得た私は、第1章で紹介した危険な研究プロジェクトに手を染めた。グラフ理論とコンピュータプログラムを用いて脳回路の解析に挑もうとしたのだ。博士号論文の研究なかばまで来たところで、アメリカ人認知科学者のマーヴィン・ミンスキーが有名な著書『心の社会』を著《あらわ》した。人工知能の父と仰がれる人がようやく答えを出してくれたと喜び勇み、私は彼の本を貪るように読んだ。ところが、その本にも私が探していた答えは見つからなかった。ミンスキーは実際の脳にはさほど興味はないらしく、彼の興味は脳内の高次計算過程にあった。

博士号論文審査を控えて、私はアメリカ人物理学者ジョン・ホップフィールドの講演を聴きにいった。ホップフィールドは一九八〇年代なかばに連想人工ニューラルネットワークを発明した人物で、そのときおよそ一時間近く神経科学の未来について彼と話しあって魅了されたのを記憶している。当時はまだ「神経力学」という曖昧な定義しか思いつかなかった概念に取り憑かれたのはそのときだった。のちになって、自由に行動する動物の膨大なニューラルアンサンブルの動的作用を司《つかさど》る生理学的原理を探る試みとして、ブ《B》レイン・マ《M》シン・イ《I》ンターフェースの構想と実現にたどり着いた。

過去二〇年の研究による知見に深く影響を受けた私は、この数年は脳をきわめて異なる目で見るようになっている。自分でも少々驚いているのだが、現在の私は脳を特殊な海になぞらえる。それは片時として動くことを止めない電気の海であり、ニューロン時間を紡ぎ出す多数の同期波動によって維持され、その謎めいた灰色の水（訳注　脳の灰白質はgray matterということから）を航海するすべてのものを記憶する。この海の隠喩を用いて、私は相対論的な脳を構成する正真正銘の生物学的基盤が実際にどうはたらくのかを頭のなかで想像してみる。海流、渦巻き、大渦巻き、津波の振る舞いを理解したくとも、水の分子や原子の振る舞いを解析するだけでは、そうした巨視的現象は説明できない。同じように、ニューロンの海全体の振る舞いを理解したいのであれば、単一ニューロンの性質にのみ集中するのは大きな妨げとなる。脳にかかわるこの新しい隠喩に照らして考えると、最近私が思考について得た知見が、ある忘れ難い瞬間から始まったのも合点がいく。そのとき私と学生たちは、哺乳類の脳力学がもつ迷路の奥深くに秘められた神話上の怪物を見つけたのだ。

「ネッシーみたいじゃないか！」。ありそうもない話だったが、提出されたばかりの、ラットの脳の電気的活動を表わす奇妙な二次元分布を見たときに頭に浮かんだのはまさにそのイメージだった。「このデータになぜスコットランドの架空の巨竜が見えるのですか」。研究室のあちらこちらから押し殺したような笑いが聞こえたのももっともだ。

「グラフを見てごらんよ。右上のほうに怪物の長い三角の頭が見える。頭の下には首長竜のようなとても長い首が対角線上に延びているね。首は巨大な楕円形の体につながっていて、それはグラフのど真ん中にある。体の下には後ろ足のようなものがはっきり見えるじゃないか。泳ぐために適応したようだね」。当の私ですら、実際のところは小さな黒い点々があるだけの写真に、自分の脳がいとも簡単にこうした体の解剖的部位を当てはめるのを聞いて仰天した。

「私はグレート・ブレイン・アトラクター（訳注　しばしばおもしろい図形になるカオス理論の「アトラクター」にかけてある）なんて名前はどうかと思っていたんですが」。現在はアメリカ国立衛生研究所（NIH）に所属するシーチェ（CJ）・リンは、当時わが研究所にいた台湾出身の院生で、何カ月にも及ぶ骨の折れる計算によって得た主要なデータをなんと呼ぶか長いあいだ一生懸命に考えていたのは明らかだった。データは、リヨン出身のフランス人ポスドク神経科学者のダミアン・ジェルバゾーニと、ロックフェラー大学における博士号論文で睡眠が記憶の固定に主要な役割を果たすと主張したシッダールタ・リベイロとの共同プロジェクトで得たものだった。

わが研究室にやって来たとき、ジェルバゾーニとリベイロは、自由に行動するラットの正常な覚醒－睡眠サイクルを調べるうえで、永続的多点多重電極記録を用いる私たちの手法を採用しようと決めた。二人はまず四カ所の異なる脳構造に微細ワイヤアレイを埋め込んだ——体性感覚皮質、視床、海馬、新線状体（大脳基底核の重要な一部）の四カ所である。ラットが手術から快復したあと、一匹ずつ快適な実験小室に入れた。そこではラットは自由に食べ物や水を得られる。ラットはこの快適な場所で一二時間の昼夜サイクルで通常の実験用ラットと同じように最大で五日間過ごした。この間《かん》ジェルバゾーニとリベイロは、小部屋のなかのラットの行動を高解像度のビデオカメラで細大漏らさず四六時中監視した。さらに両人は、電極を埋め込まれた四カ所の脳領域それぞれから、局所電場電位（ＬＦＰ）——一定量の組織から得られる電気信号の和——というかたちでラットの神経活動を記録した。ＬＦＰとビデオ画像とは数ミリ秒未満の誤差で同期していた。ＬＦＰ活動にはどの脳位置でもおびただしい数のニューロンがかかわっているので、ジェルバゾーニとリベイロは大規模な皮質および皮質下活動を最長で九六時間まで記録し、ラットが無数の覚醒‐睡眠サイクルを通じて見せた種々の行動と比較した。確認のため、ＬＦＰをサンプルした四カ所の構造それぞれに広く分布する数十個の単一ニューロンの電気的活動も記録した。

興味深いことに、二〇〇〇年代初期までに、実に多数のものが睡眠と神経生理学上の関連をもつものと同定されてきたというのに、覚醒‐睡眠サイクルの各時点における動物の明確な行動を脳の電気的活動にのみもとづいて予測するというアプローチが取られたことはない。たとえば、神経生理学者は覚醒‐睡眠サイクルの異なる時期に特定の脳波が現われることを知っていた（図11・1参照）。こうした波動は脳内に遍在するため、神経生理学者はしばしばこれを「意識」の定義など種々の機能と結びつけて考えた。私たちは実験を始めるに当たっていま少し慎重な立場を取っている。

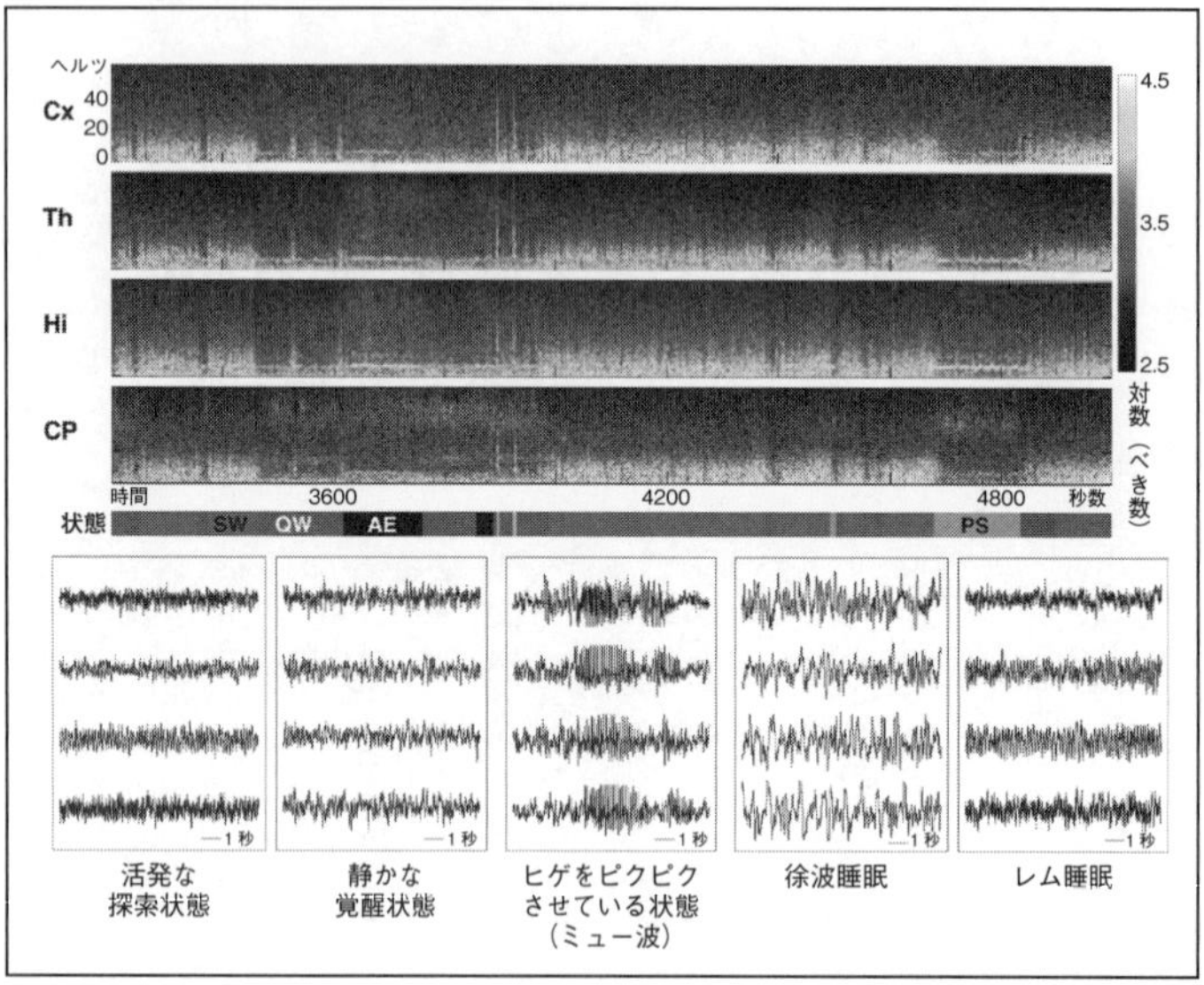

図 11.1　スペクトログラム（上段の４つの３次元グラフ）と対応する生の局所電場電位（下段の５つのグラフ）は、異なる行動状態（活発な探索状態、静かな覚醒状態、ヒゲをピクピクさせている状態、徐波睡眠、レム睡眠）で観察された脳波の周波数と一般的な時間パターンを示す。上段のスペクトログラムでは、X軸は時間（各行動状態の期間を示す）を、Y軸は脳波の周波数を表わす。Z軸の灰色の濃淡は、各状態における脳波の特定の周波数成分の強度を対数表示したもの（D. Gervasoni, Shih- Chieh L., S. Ribeiro, E. S. Soares, J. Pantoja, and M.A.L. Nicolelis, "Global Forebrain Dynamics Predict Rat Behavioral States and Their Transitions." *Journal of Neuroscience* 24〔2004〕: 11137–47 から転載）。

覚醒‐睡眠サイクルにおいては、各脳波は典型的には一定の振幅と分布の中心となる周波数範囲に特徴づけられる。たとえば、ラットが「静かな覚醒」状態――四本の足で静かに立っているが、周期的なヒゲ運動は行なっていない――にあるときには、皮質記録は低振幅‐高周波振動となり、おもにベータ帯域（一〇から三〇ヘルツ）ないしガンマ帯域（三〇から八〇ヘルツ）に分布する（訳注　これらの波は速い波または速波ともいう）。通常、これらの低振幅‐高周波振動は、広範囲の皮質が脱同期状態にあることを意味する。この状態は、水面に大きな波のない静かな海にたとえられる（図11・1参照）。

ラットが動き回って環境を探索し始めると（これが「活発な探索」状態だ）、彼らは匂いを嗅ぎ、ものをなめ、ヒゲを活発に動かす。脳内では、静かな覚醒状態にあるときのベータ帯域とガンマ帯域の活動に加え、シータ波と呼ばれる五から九ヘルツの振動が皮質および皮質下構造に見られるようになる（図11・1参照）。第5章ですでに見たように、目覚めているが動いていないラットが低振幅の「ヒゲをピクピクさせる」微動運動を始めると、明確なパターンをもつ周期的皮質発火が認められる。この微動状態では、ヒゲ運動と同じ七から一二ヘルツの周波数域で振動が起き、それはまずラットの第一次体性感覚野《S1》から始まって、やがて視床の体性感覚中継核その他の皮質下構造へ広がっていく。

しかし覚醒ラットが睡眠の初期段階に移行するにつれ、この脳波パターンは突如として変化する。ビデオ映像で眠くなり始めた状態にあることがわかるラットでは、「睡眠紡錘波《ぼうすいは》」と呼ばれる同期性の高い高振幅の脳波が出現する。普通、睡眠紡錘波は、増減を繰り返す振幅をもつ七から一二ヘルツ帯域の周期的なパターンであり、これがより遅い一から四ヘルツ帯域のデルタ波（訳注　遅い波または徐波ともいう）に重なっているとされる。こうしてラットが「徐波睡眠」状態に入るにつれ、睡眠紡錘波は着実に消えていき、デルタ波が支配的となる。ここまでくるとラットは横に寝そべって眼を閉じ、快適な睡眠状態にあるものの、まだ夢は見ていない。睡眠サイクルがさらに進むと、ラットは夢を見始める。ただし、私たちにわかる範囲で、人間とは違った夢を見るらしい。ラットは眼球が速く動く《ラピッド・アイ・ムーブメント》レム（ＲＥＭ）睡眠ではなく、ヒゲを振るわせるレム睡眠に入るのだ！ その間、身体の他の筋肉は静かで弛緩した状態にある。ラットのレム睡眠のこうした珍しい行動パターンは、「ヒゲが速く動《ラピッド・ウィスカー・ムーブ》く《メント》」睡眠とでも呼ぶのが適切であり、一九七〇年に私の師であるセザール・ティモ＝イアリア博士によってその存在が報告されている。博士は、視覚を中心とした霊長類の夢とは違って、ラットは豊かな触覚の夢を見るらしいと示唆した最初の神経生理学者だった。そうした相違点こそあれ、ラットのレム睡眠は、他の哺乳類同様に低振幅‐高周波振動を繰り返すという電気生理学的特徴をもつ。この低振幅‐高周波振動は、覚醒ラットの皮質に見られる脱同期パターンとほぼ同一である。興味深いことに、レム睡眠中にシータ波――活発な探索時に見られる周波数成分――が海馬に現われる。

　覚醒‐睡眠サイクルのこうした詳細が知られたのはかなり前だが、この電気生理学的情報を一個の二次元グラフに表わす方法を考えついた人はこれまで誰一人いない。リンはこれに成功し、脳全体の内因性力学――相対論的な脳自身の視点の核心――をグラフに示した。彼はまずよく知られているアルゴリズムである高速フーリエ変換を用いて、皮質および皮質下局所電場電位《LFP》記録において、ラットの覚醒‐睡眠サイクルに遍在するニューロン振動の周波数スペクトルの強度（振幅）に対する寄与が、もっとも大きい周波数域を同定することから始めた。この解析により、四つの周波数域が得られた。

○・五から二○ヘルツ、○・五から五五ヘルツ、○・五から四・五ヘルツ、○・五から九・○ヘルツであった。次に、どの周波数域間の電位関係を用いれば、覚醒－睡眠サイクルの異なる脳状態をもっとも明確に区別できるかを調べた。気の遠くなるような作業の結果、二つのスペクトル振幅比率に注目した。○・五から二○ヘルツの振動と○・五から五五ヘルツの振動の比率、そして○・五から四・五ヘルツの振動と○・五から九ヘルツの振動の比率だった。これらの比率の分子はかならず分母の周波数域内にあるため、得られる値は○と一のあいだに収まって好都合だった。

　こうして適切な測定量を決めてから、リンはラットの皮質、海馬、視床、線状体から長時間にわたって同時に記録した局所電場電位《LFP》の一秒ごとに、二つのスペクトル振幅比率を計算した。それぞれのラットについて、各比率につき四つのきわめて長い時系列データ（記録した四つの脳領域それぞれに一個）が得られ、各データは○と一の範囲に収まる値を一秒につき一個含んでいた。この情報すべてを表わす二次元グラフを生成するため、リンは多変量統計解析を利用して二個の比率にかかわるデータクラスターの線形和を求めた。ここまでくれば、あとはデータを「状態空間」を表わすXY座標系にプロットするだけだった。

　図11・2に、リンのグレート・ブレイン・アトラクターを私がはじめて

図11.2（次ページ）　上段（ページ右を上とする）は「偽物」の写真によく見られるようなネッシーの姿。対応する脳波が下段の左の状態空間に示されている。下段の右では、状態空間内の異なる位置に対応する異なる脳状態を楕円で示す。静かな覚醒状態と徐波睡眠間の移行状態も見える（D. Gervasoni, Shih-Chieh L., S. Ribeiro, E. S. Soares, J. Pantoja, and M.A.L. Nicolelis, "Global Forebrain Dynamics Predict Rat Behavioral States and Their Transitions." *Journal of Neuroscience* 24〔2004〕: 11137-47 より許可を得て転載）。

ネッシー

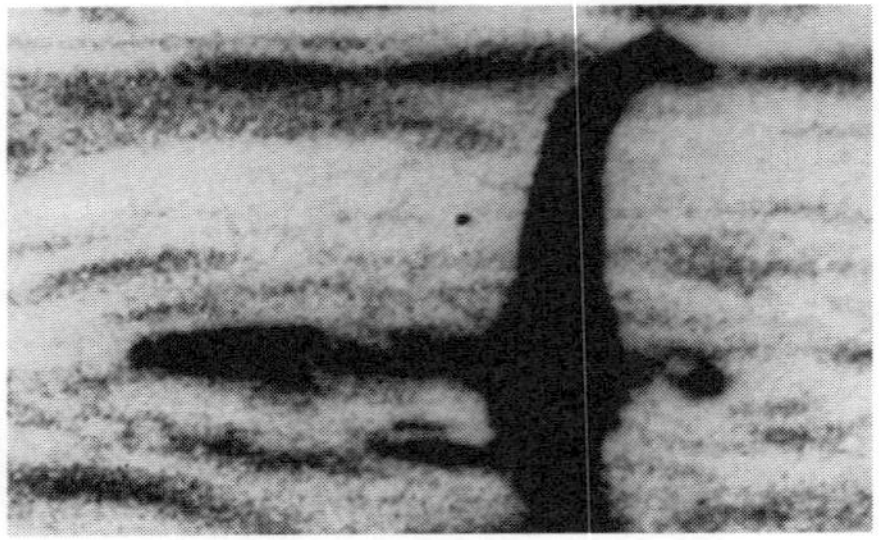

夜間の脳活動

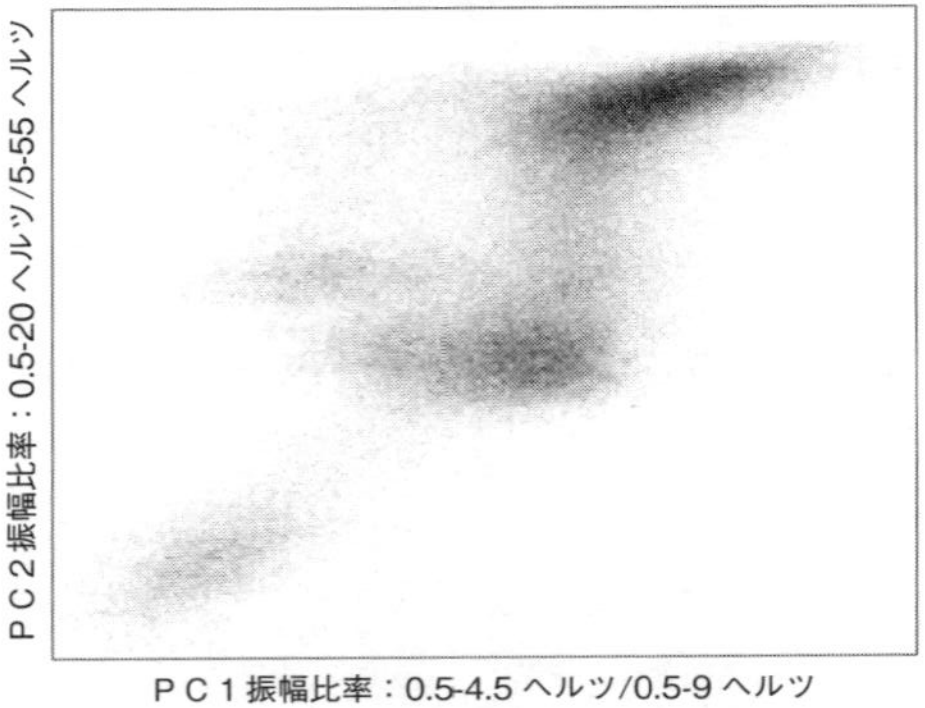

夜間の脳活動

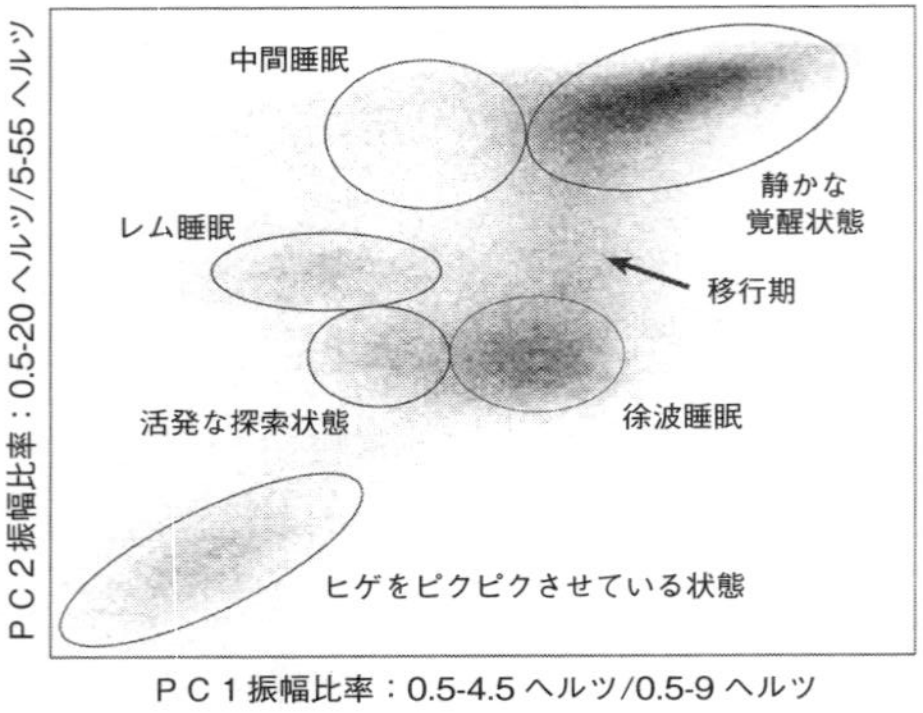

目にしたときに遭遇したネッシーを示す。ひと目見てわかるように、個々の点はただランダムに分布しているわけではない。どちらかと言えば、数個のきわめて高密度のクラスターがより密度の低い点の「帯」で分離され、全体に高度に組織化された画像を示している。次に脳波のグラフとビデオ映像を比較したところ、高密度のクラスターは正常なラットの覚醒－睡眠サイクルの主要な行動状態と対応し、より低密度のぼんやりした点の「帯」はこうした行動状態間の移行期間に一致していた。状態空間内の各点は脳活動の一秒に対応するため、高密度のクラスター――主要な行動状態を示す――はラットの脳が時間の大半を過ごす場所とどう過ごすかに対応している。各覚醒－睡眠状態にいる時間の分布はヒプノマップと呼ばれるグラフに示すことができる（図11・3参照）。これに対して、これらの状態間の移行はより速く起きるので、グラフ上ではぼやけて見える。

リンが作成した状態空間のエレガントなグラフにより、覚醒－睡眠サイクルにおけるラットの一般的行動を生《なま》の電気生理学的記録のみから予測する道が開けた。一例を挙げれば、状態空間の中心にある怪物ネッシーの体に似たきわめて高密度の楕円クラスターは、ラットが完全に覚醒している時間を示している。スペクトルの振幅比率が楕円の右側の三分の二の範囲内の点と一致すれば、ラットは目覚めていて、四本の脚で立っているが、まったく動いておらず、ヒゲすら動かしていない可能性が非常に高い。反対に、脳内力学によって点がこの楕円のいちばん左の三分の一の範囲内に収まると、このラットはもはや目覚めて動いており、周りの環境を探っている可能性が非常に高い。点が怪物の背中に現われたなら、ラットは眠くなり始めていて、もうすぐにも眠りに落ちそうで、徐波睡眠に入りかけている。もっと点がまばらな「首」が「目覚めた」体と「眠い」頭をつなげているのは、脳が残

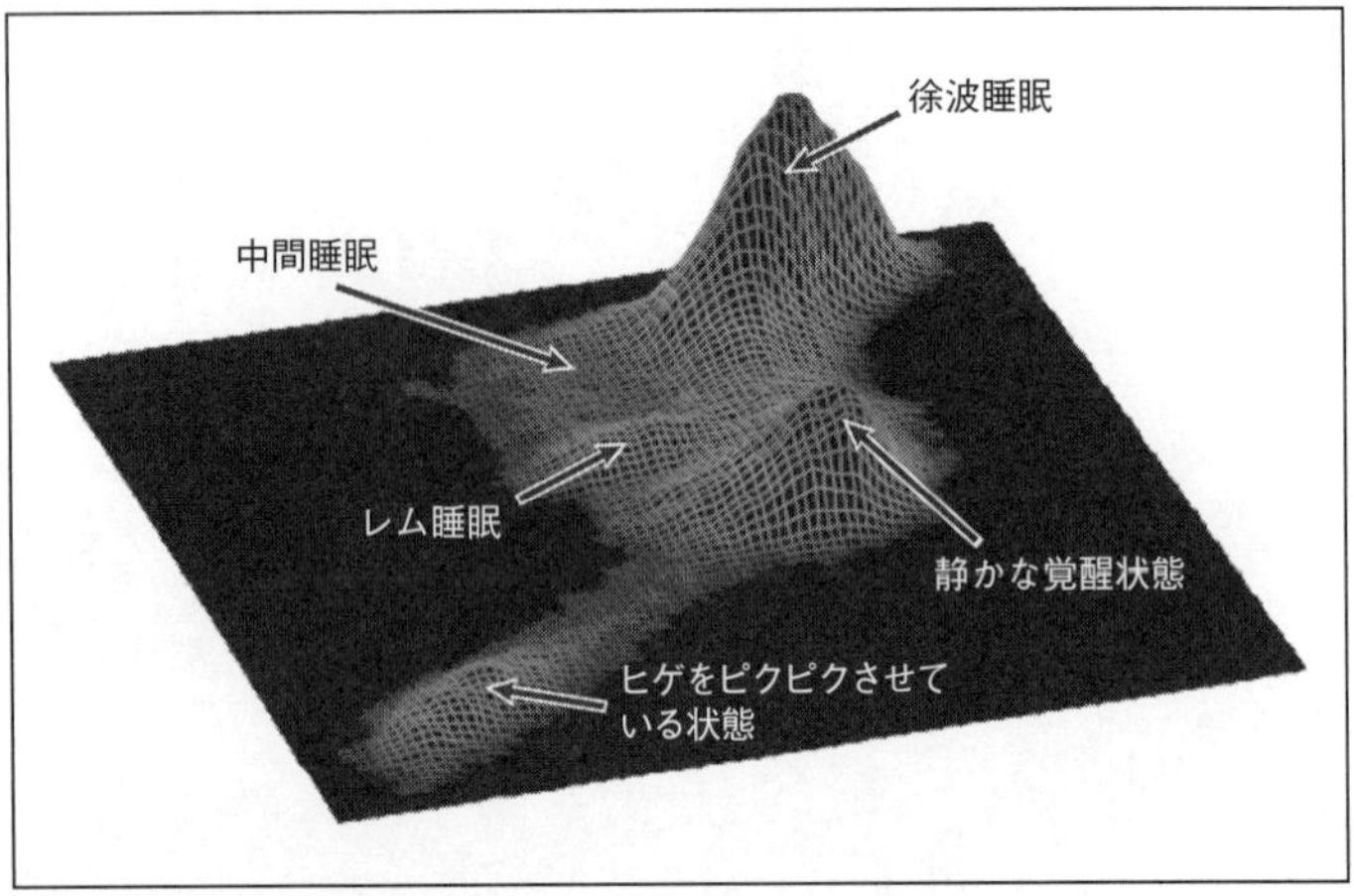

図 11.3 ヒプノマップ。この3次元グラフはラットがそれぞれ主要な行動状態にあった時間を示す。X軸とY軸は図 11.2 の状態空間を表わし、Z軸はラットが各状態にあった時間を表わす。私たちの毛むくじゃらの友人は、生きているほとんどの時間を夢を見ない徐波睡眠に費やすことに注意。静かに目覚めている状態はラットでは2番めによく見られる状態にすぎない（Dr. Shih-Chieh Lin, National Institute on Aging, NIH; and Dr. Damien Gervasoni, Claude Bernard University, Lyon, France 提供）。

りの二つの場所よりこの場所にいる時間が長いからだ。というのも、首は覚醒状態と睡眠初期状態をつなぐ動的な移行期に当たるからだ。

もう少しよく目をこらすと、怪物の体の隣により小さいけれどやや密度の高い、翼に似た点クラスターが見つかるだろう。この小さな楕円は屈曲したかすかな点クラスターによって怪物の頭につながっている。この楕円はラットがレム睡眠している状態に一致し、淡いクラスターは徐波睡眠とレム睡眠のあいだの移行期間に対応する。この移行期間は「中間睡眠期」（訳注 ノンレム睡眠のステージ2）と呼ばれる（レム睡眠は短く淡い移行期を経て静かな覚醒状態につながってもいる。残念なことに、この状態は二次元グラフでは判然としないが、三次元グラフでははっきり見える）。

最後に、状態空間の左下にある第三象限では、高密度のクラスターが覚醒状態を示す中央の楕円につながっている。私には、スコットランドの澄んだ湖水をすばやく泳ぐために適応を遂げた怪物の足に見える点クラスターだ。この「足」はヒゲをピクピクさせている状態を示し、この時期には完全に目覚めて注意力のあるラットが低振幅‐高周波のヒゲ運動をする。この足を中央の楕円につなぐ点――脚のように見えるまばらな点群――は、覚醒しているが静かで動いていない状態とラットがヒゲをピクピクさせている状態との移行期に当たる。

この五年間私たちが調べたすべてのラットについて、私たちはネッシーのように見える同様の覚醒‐睡眠状態空間グラフを作成した。ヒゲをピクピクさせている状態では、状態空間内の正確な位置は個体間でやや異なる（この問題は点を三次元にマッピングすることで解決できる）。この状態を除けば、主要な行動状態と移行期はすべての個体できわめて高い一致度を示す。マウスやサルでも、状態空間は基本的に同じかたちをしている。そこで、ヒトの脳のデータが入手できれば、またしてもネッシーに会えるだろうと私たちは考えた。もちろん、ヒトにヒゲをピクピクさせる状態はないのだが。

この発見を検証するため、私たちは四カ所の皮質および皮質下領域のデータを平均する代わりに別々に解析した。この手法でも、スコットランドの怪物の体が点クラスターに潜んでいるように思えた。このことは、データをサンプルした脳内のいかなる特定の空間的位置――少なくとも間脳と呼ばれる脳部位では――も、脳内全体の動的状態をそれのみによって規定してはいないことを示唆する。極論すれば、覚醒‐睡眠サイクルのデータは間脳構造のどこからでも得られるということになる。多数の脳構造を組み合わせれば、最終的な画像の解像度は著しく改善し、ほとんどホログラム並みになる。カール・ラシュレーの弟子であり、卓越した神経外科医で神経科学者であったカール・プリブラムが数十年前に想像したものに近くなるのだ。

おそらくこれよりも驚異的なことと言っていいだろうが、ネッシーの状態空間のリアルタイム・アニメーションをつくることもできた。これによって、自由に行動するラットの脳に振動点分布が「組み込まれ」、ラットがある生理的状態から別の生理的状態へ移るにつれて、各瞬間における脳の電気的活動が逐次マッピングされている。この状態空間のアニメバージョンを見ると、ラットの脳がかなり固定した好みの動的軌跡を描いて周波数状態空間を進むことがわかった。同様に、どうしても実現するはずのない軌跡があることも判明した。これらの軌跡はラットの行動に関する過去の観察といろいろな意味で符合した。たとえば、ラットはヒゲをピクピクさせる状態や、静かで注意力を保った状態からレム睡眠に移行したり、活発な探索状態から徐波睡眠に移行したりはしない。すなわち、こうしたありえない周波数軌跡が脳内に現われたとすると、それはたぶん問題——神経障害があることを意味している。

ジェルバゾーニ、リベイロ、そしてリンは、状態空間グラフに第三の次元を付け加えられるようにしたため、私たちはグラフに「プールドコヒーレンス」を付加した。プールドコヒーレンスとは、四カ所すべての脳構造に位置するニューロン集団間で一貫した《コヒーレントな》同期発火の、秒単位の総合レベル推定値を指す。私たちは七から五五ヘルツの範囲に限定して推定値を求め、ある一秒区間のプールドコヒーレンスが増加すると、この周波数域内の同期が強化することを解明した。喜ばしいことに、これによって状態空間グラフの高密度なクラスター――主要な行動状態を同定するクラスター――間の空間分離が強化された。こうして、プールドコヒーレンスをグラフに含めたおかげで、私たちはヒゲをピクピクさせる状態に対応する周波数を十分な確度をもって確認できた。というのも、この行動はサンプルした脳構造すべてのなかで最大レベルの同期発火を示すからである。

第三の次元を付け加えるという簡単な変更によって、主要な状態間の急速な遷移《せんい》が総じて発火同期の急速で強力な変化に特徴づけられることがわかった。たとえば、ラットが静かな覚醒状態から徐波睡眠へ、あるいは徐波睡眠からレム睡眠へ移るときには、すべての脳構造は七から二〇ヘルツの睡眠紡錘域で同期発火し始めるようだった。レム睡眠への移行時には、コヒーレンスの急速な増加は中間的睡眠状態として規定される。状態空間のアニメーションによってさらに、「開始」状態と「標的」状態（注意力を有する覚醒状態から徐波睡眠への移行など）間の軌跡が完遂せず、脳活動が元の開始状態に戻ることもあるとわかった。のちに判明したところによると、これは主としてコヒーレンスが標的状態に移る閾値に達しなかったため起きたのであった。

この半世紀、覚醒－睡眠サイクルの異なる状態間の移行は、アセチルコリン、ノルアドレナリン、セロトニン、ドーパミン、そしてもっとも影響力が大きいと思われるガンマ－アミノ酪酸（ＧＡＢＡ）など、いずれも種々の皮質下構造に位置するニューロンクラスターによって産生される、一連の神経修飾物質の相互作用によって決定されていることを示す論拠が、多数の研究室で得られている。広範囲に及ぶ軸索投射により、これらのニューロンは神経修飾物質を脳内の隅々にまで行き渡らせている。現在までに行なわれた研究の大半は、これらの化学物質がある特定の睡眠または覚醒状態を決定するのに果たす役割に注目している。しかし、ある脳状態から別の脳状態への移行を生起させるのはこれらの神経修飾物質の「集団的」作用であり、その結果動物の行動に相応の変化が生じるというのが私の考えだ。

すなわち、ネッシーの状態空間は脳全体の力学を要約したものであり、これらの力学が脳に与えられるエネルギーによってどう決定されるかを表わしている。相互につながった何十億個というニューロンに電気的活動を発生させ続ける「作用」をもつ神経修飾物質に、被験体の脳が応答するにつれて、脳全体の力学は刻々と変化する。だが脳がある安定した動的状態から同じように安定した状態に移ることができるのは、皮質回路がそのためのエネルギー閾値に達する場合に限られる。これは前脳全体が高レベルのコヒーレンスを示す同期ニューロン活動を達成したときにしか起こらない。

こうして詳細に研究成果を述べてくると、ネッシーがわが研究室のペット的存在になったのも当然の成り行きであるように思われる。

状態空間というと抽象的に聞こえるかもしれないが、この概念は、同じ物理的刺激でも、脳全体の力学が異なる状態にあるときに外部から身体末梢に与えられるとどうなるか——それを知る手段を提供してくれた。換言すれば、状態空間は脳自身の視点を覗き込む窓を私たちに与えてくれたのである。

ここまでは、外界の情報が身体の末梢感覚器によって検出され、流入する電気的活動の時空ストリームが感覚路を伝って脳へと上行する様子を見てきた(第5章参照)。当然、この入力時空信号が皮質回路にいたると、脳は特定の動的状態に置かれる。相対論的な脳の仮説にしたがえば、外界から入ってくる末梢信号と脳内の動的状態との二つの時空信号がある時点で衝突して電気的活動パターンを発生し、外界の知覚を与える。となれば、脳が二つの異なる動的状態にあるときには、同じ上行末梢刺激が皮質に達しても、まったく異なるパターンの活動が発生し、同じ被験体に異なる知覚経験を誘起すると考えられる。

第5章で見たように（このときは、まだ状態空間グラフにネッシーを発見する前だった）、ラットが静かな覚醒状態、活発な探索状態、そしてヒゲをピクピクさせている状態の、三つの別個の状態にいるときに、私たちはどの場合も同じ一つの触覚刺激をラットの眼窩下神経に受動的に与えた。眼窩下神経とはラットのヒゲに連絡する三叉神経の一部である。これらの刺激が異なる状態にある脳に達すると、皮質レベルと視床レベル双方において、きわめて異なる感覚ニューロン応答が誘起された。追跡実験において、刺激が受動的に与えられたことで結果が左右されたか否かを確認した。その結果、皮質と視床ではニューロンの触覚応答はやはり劇的に異なっていた。とりわけラットがヒゲを動かすことで触覚刺激に能動的にかかわっていた場合は、そうした傾向が顕著であった。私の大親友で、デューク大学神経生物学部所属のシドニー・サイモン率いるチームによってさらなる実験が近くの研究室で行なわれ、被験動物が味物質を味わうために能動的に管《くだ》をなめているときと、同じ物質をただ受動的に口に受けている場合とで、味覚野の単一ニューロンは大きく異なる生理学的特性をもつ感覚応答を示すことを、同チームのジェニファー・ステイプルトンが発見してもいる。

私たちの発見は、視床皮質ループが高レベルのコヒーレンスを示す同期睡眠紡錘波に乗っ取られる、徐波睡眠時の脳活動を精査することによって裏づけられた。この状態では、感覚刺激はほぼ脳に達しなくなる。実際、神経科学者のなかにはこの現象を末梢と中枢神経系間の「機能的断線」と分類する人もいる。なぜなら、上行感覚信号が視床レベルを超えて第一次感覚野に到達することができないように思われるからだ。同様の知見は視覚系や聴覚系についても報告されており、そこでも感覚刺激入力はラットの脳状態によって影響を受けることが確認されている。

けれども脳全体の力学は、脳自身の視点の一部を規定するにすぎない。ラットの脳全体の内的力学には、ラットがそれまでの生涯で蓄積してきた大量の記憶が埋め込まれている。この記憶情報も、入力された末梢信号と脳内の動的状態の時空衝突時にはたらく一つのファクターだ。相対論的な脳の仮説によれば、ラットはおそらく入力感覚信号が前脳にいたる前にはもう、皮質とおそらく前脳のほぼ全域にわたって予期信号がすでに発生していることから、そうした記憶が脳内にあることに気づいている。この予期信号、すなわちラットが環境を探索するときに発生した時空運動信号成分を含むと考えられる電気的歪みが、ラットがヒゲを使ってなんらかの物体に触れる数百ミリ秒前に、ラットのS1領域のすべての層ならびに体性感覚視床核にわたって神経活動が修飾されている理由の説明になるかもしれない。この「予期」信号はニューロン集団全体にわたって単一ニューロンの発火率を増大させもすれば減少させもする。その影響如何《いかん》によって脳の内的状態が前もって調整され、脳による外界の初期モデルが構築されるのだ。この意味において、相対論的な脳はものが「見える」前に「見て」いるのであり、脳は自身の視点をもっているのだと言える。

私たちが現実世界と知覚するものも、脳内で生成された時空信号と外界から得られた時空信号の一致または不一致によって規定される、と私は考えている。これが意味するのは、絶対的真実というものは存在しないということである。なぜなら脳は単に、たとえば、網膜が見えていると伝えてくることに反応するだけの奴隷ではないからだ。この神経生理学的衝突をまとめたものが文脈の原理だ。

文脈の原理

刺激入力への応答として、あるいは特定の運動行為を発生させるために皮質が全体として示す反応は、その瞬間における脳全体の内的状態によってちがってくる。すなわち、脳がなんらかの行動を発生するために最適の解決を導き出すには、その時点における脳内力学が欠かせないということになる。

ネッシーの状態空間が示しているのは、思考の文脈を与える、脳の内的状態、すなわち隠れた動的状態のうちの一部にすぎないであろうことを強調しておきたい。実際には、グラフのなかにはまだ読み取れていない他の状態が何十とあるに違いない。一例を挙げるなら、ラットが目覚めている状態を規定する大きな点クラスター内に、より小さく精密に同調した脳内状態が存在しているものと想像される。これは将来の実験と解析に委ねられるべき問題である。

ここで、これまで触れた「時空衝突」や「脳のエネルギー限界」といったことがら、なかでも脳がニューロン時間の波によってつなげられた電気の海であるという私の隠喩を視覚化するために、私がこの数年用いてきたイラストモデルを紹介するのも有益であろう。私はこのイラストを「ワイヤとボ

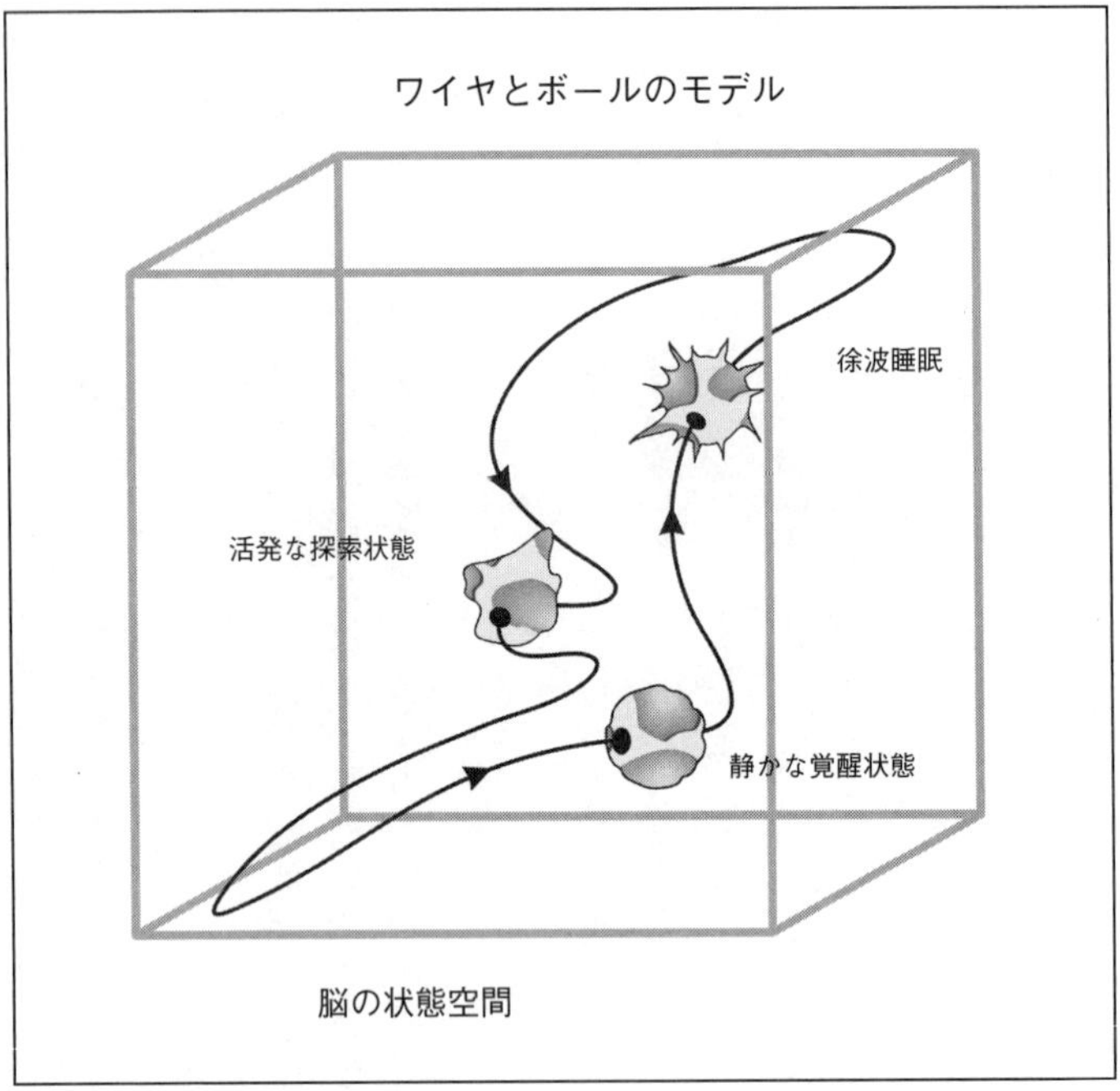

図 11.4 ワイヤとボールのモデル（説明は本文を参照のこと）（イラストはデューク大学のネイサン・フィッツシモンズ博士）。

ールのモデル」と呼んでいる（図11・4参照）。

ワイヤとボールのモデルでは、ワイヤの閉ループが三次元空間内で上に行ったり、沈んだり、ねじ曲がったりして、ネッシーの状態空間が脳内の一つの動的状態から別の動的状態に移行するのに取ることのできる経路をたどる。となれば、このワイヤの閉ループが曲がったりくねったりするのは、脳が覚醒－睡眠サイクルのあいだに発生するジェットコースター並みの動的な電気的活動の痕跡であると考えられる。

ここでモデルにボールを加

えてみよう。都合の良いことに、ボールには穴が開いており、ワイヤに沿って自由に動くので、ボールはワイヤのジェットコースターのようなニューロン運動に追従することができる。ボールは、第一次体性感覚野《S1》などの特定の脳領域に属する皮質ニューロンの大きなランダムサンプル（いわば、脳内の大きな細胞塊）を示している。当然、球体の総体積はワイヤに沿って動くあいだも一定に保たれる。なぜならボールはこのサンプルされたニューロン集団が発生できる最大スパイク数を示しており、この数値は脳の使えるエネルギー量によって制限されるからである。けれどもボールのもっとも興味深い性質は、全体の形状がこの特定のニューロン集団によって発生された電気的活動パターンの関数として変化することである。したがってボールが脳内の異なる動的状態どうしをつなぐ移行期を経て、上昇または下降してワイヤに沿って動くにつれてその三次元形状はかなり変化するものの、全体の体積は一定に保たれるのだ。たとえば、低振幅－高周波のニューロン振動に特徴づけられる「静かな覚醒状態」の境界内では、ボールの表面は比較的なめらかで、風のない穏やかな日の海面のようであり、細かなさざ波が現われるだけだ。これに対して徐波睡眠状態に入ると、ボールはまずコヒーレンスの高い移行期を経ねばならない。この移行期では、高振幅の紡錘波が低周波のデルタ波に重畳されている。このとき球体の表面は歪み、高い波頭と波くぼが海面全体に現われる。これは、ワイヤのループに沿ってボールの軌跡をたどってみるとわかるように、ニューロン集団の時空活動の三次元表象が、状態空間を規定する脳内力学の変化につねに影響を受けるからである。

ここで、四つめの次元をボールに加えてみよう。そのためには、ジェットコースターのように盛んに動いているボールに外部から入力された時空刺激が衝突するとき、サンプルの各ニューロンがたとえば一秒などの一定の期間内に発火する速度を示す色の尺度を設定すればいい。この色コード法によれば、濃い灰色は平均よりきわめて高い発火率を、薄い灰色はきわめて低い発火率を、そのあいだの各濃度は二つの極値のあいだの発火率を示す。この想像上の、一見して奇妙なボールの灰色の濃度は、外界からの感覚刺激がボールに当たったときにそれがワイヤ上のどの位置にあったかによって変化する。ラットが静かな覚醒状態――警戒してはいるが外界を活発に探ってはいない状態――にあるときには、刺激があるとボールで示される個々の第一次体性感覚野《S1》ニューロンの発火率は急速に上がる。この発火はきわめて短い期間しか続かず、発火率はすみやかに元のレベルに下降する。この興奮後抑制期間は数十ミリ秒継続する。このワイヤとボールのモデルを用いることで、実験によって確認された一連の事象をうまく説明できるだろう。まず、球体表面から突如として濃い灰色の部分がふくらむが、これは刺激入力に対して激しい初期発火があったことを示している。これに続いてすぐに淡い灰色のへこみが現われる。刺激入力に対応する個々のニューロンが多ければ多いほど、濃い灰色のふくらみと、淡い灰色のへこみは大きくなる。

　ところが、ボールが活発な探索に相当するワイヤ領域内にあるときに同じ時空触覚刺激が入ってきた場合には、結果は異なってくる。この状態では、触覚刺激入力がS1領域に到達するかなり前に、ニューロンは発火率を増減する。そのため、ボール表面は刺激との衝突前にふくらんだり、へこんだりする。衝突するまでには、ボールは込み入った灰色の濃淡を示しつつ複雑に変形しており、静かな覚醒状態のときの刺激入力時とはほとんど別物のようになる。このような結果になるのは、とりわけラットが静かに目覚めているか活発に周りを探っているかによって、ヒゲに与えられる刺激は同じで

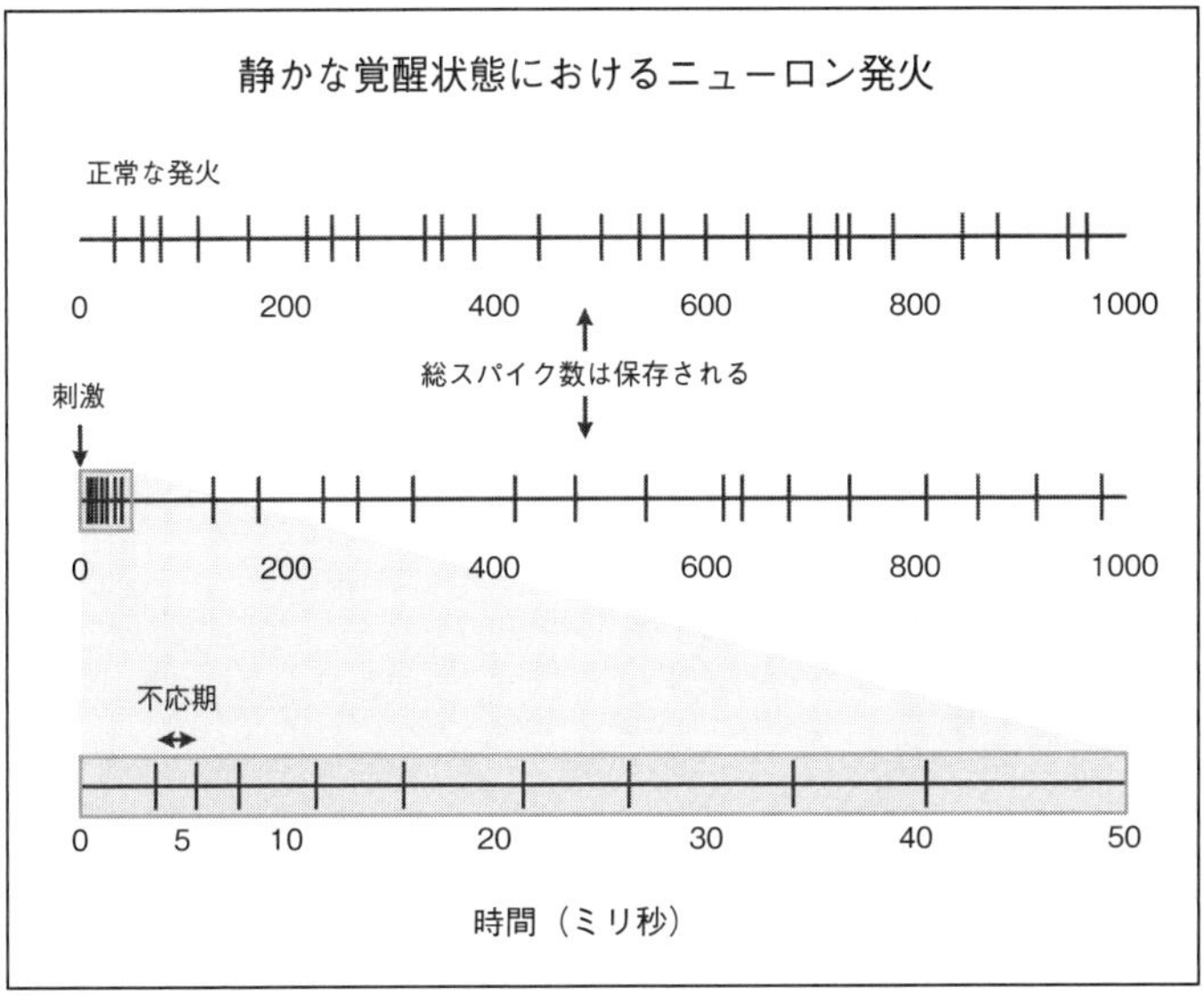

図11.5　正常な発火時（上段）と感覚刺激発生時（中央）における単一ニューロンの発火パターン。下段の不応期がニューロンの最大発火率を規定する。これらの事例すべてにおいて、脳全体による総合発火率は最大限度未満に維持されねばならない（イラストはデューク大学のネイサン・フィッツシモンズ博士）。

も異なる数のニューロンが反応するためである。

もうおわかりのように、脳内の動的状態如何で感覚信号入力の処理はすべて相対的になる。たとえば図11・5は、一秒周期で発火する単一ニューロンサンプルを示したものだ。上段のトレースは静かな覚醒状態におけるこのニューロンの発火を示す。他のどのニューロンでもそうであるように、このニューロンの発火速度には不応期によって規定される限界が存在する。不応期とは、ニューロンが最後のスパイクを発生してから、膜容量を再充電するまでの期間のことだ。このニューロンの不応期が二ミリ秒と仮定すると、瞬間最大発火率（またはスパイク発火速度）は毎秒五〇〇スパイクに制限される。この図の上段では、静かな覚醒状態でニューロンが発生した個々の活動電位は私たちが解析した一秒間全体に分布しており、連続するスパイク間の間隔の大半はきわめて長く、通常数十ミリ秒であることに注意されたい。このニューロンの自発発火パターンはポワソン過程を近似しており、一連の事象は連続して起きるが、各々独立したものだ。

最初の一秒がちょうど終わった時点で、強力な触覚刺激が記録中のニューロンに衝突し、ニューロン内の動的状態に影響を及ぼしたと仮定しよう。ニューロンは衝突した触覚刺激に激しく反応し、記録中の一秒周期のはじめのころに活動電位がいくつか発生する。この様子は図の中段に示してある。ニューロンのこれまでの活動から想像すれば、スパイクはこの周期全体に分散していそうなものだが、スパイク分布は劇的に変化しており、スパイクはいまや、刺激初期に集中している。すなわち、この刺激初期に立て続けに生じた活動電位どうしは互いにほんの二ミリ秒しか離れていない。自身の内的時間を基準として、ニューロンはより速い速度で発火しているのだ。この傾向はニューロンの最大瞬間発火率が毎秒五五〇スパイクにいたるまで続く。この数値はニューロンの限界と脳に与えられる総エネルギー量にもとづく生物物理学的な障壁である。

こうして初期の活動電位の一斉発生が終わると、ニューロンが一個もスパイクを発生しない長い期間が最大で一〇〇ミリ秒続く。相対論的な脳の仮説によれば、この沈黙期が生じるのは必然なのだ。ニューロンが発生できる総スパイク数――「ニューロンスパイク予算」のようなもの――および最大瞬間スパイク数には限りがあるので、感覚信号入力を印象強く提示するには、ニューロンはその総スパイク予算から活動電位を少々「借り受ける」必要が生じる。通常、ニューロンスパイク予算はある程度長期に――すでに見た例のように一秒に対応している。しかし、これらの電位はともかく大急ぎで発生させなければならないので、結果としてニューロンの内部時間が歪む結果となる。

最後に、ワイヤとボールのモデルは、深い麻酔状態に置かれている被験体に触覚刺激が与えられたときなにが起きるかを明確に示すことができる。麻酔された動物の脳波を記録すると、ネッシーの見える状態空間はすべて消失し、ある不毛な精神状態が出現する。麻酔薬が異なれば神経路に与える影響も異なり、ガンマ-アミノ酪酸（ＧＡＢＡ）作動性ニューロンの多くはシナプス後ニューロンを抑制するので、麻酔被験体では、単一ニューロンの受容野（ＲＦ）の神経生理学的測定値とその結果生じる感覚地図は大きく制限され変形する。このため情報がきわめて局在化され、ニューロン集団は相互作用する手段を失ったために動的発火パターンを発生できない。動的にはほど遠いこの不毛な状態では、被験体は意識も反応もなく、脳には心が宿っていない。

こうした発火制約や挙動をニューラルアンサンブル内のあらゆる単一ニューロンに適用すると、さらに二つの相互に関連した相対論的な脳の神経生理学的原理が得られる。一方のニューラルアンサンブル発火保存の原理は複数種ならびに複数皮質領域においてわが研究室でその存在が確認されており、他方のニューロン集団効果の原理はＢＭＩの操作中に計算されたニューロンの除去曲線から得られた。

ニューラルアンサンブル発火保存の原理

ニューラルアンサンブルには最大発火数があるのみならず、ニューラルアンサンブル全体の発火率もまた一定に維持される傾向にあり、安定した平衡状態を保とうとするさまざまな補償メカニズムのはたらきによって平均値付近に留まる。単一または複数の皮質ニューロンが瞬間的に発火率を増加すると、同一ニューラルアンサンブルの他のニューロンがすみやかに同等の発火率減少を起こし、脳全体のエネルギー予算を長期的に見て一定に保つ。

ニューロン集団効果の原理

皮質ニューラルアンサンブルの大きさがある規模を超えると、ニューラルアンサンブルに保持された情報はその最大量に漸近して収束する。この効果は大きなニューラルアンサンブルから得られる予測の統計的分散の大幅な減少に反映される。ある特定の行動時に、大規模なニューラルアンサンブルに機能的に取り込まれた個々のニューロン発火がニューラルアンサンブル内で平均化されるたび、単一ニューロン発火の突出して高い分散値が消失する現象は、ニューロン集団効果の原理によって説明できる可能性がある。

ヒトの皮質においてニューラルアンサンブル発火保存の原理が成立するか否かを確認したければ、神経科学者は機能的磁気共鳴画像法（ｆＭＲＩ）を用いればよい。この手法は血流——すなわち、脳の代謝とエネルギー消費——をリアルタイムで測定するのに使われる。代謝が増加した皮質部位があれば、同等の代謝減少を示す別のニューロン集団があるはずだというのが私の予想である。

固定スパイク予算と固定最大ニューロンスパイク発火速度という制約があるため、スパイク分布の形状を調整し、ニューロンが刺激に含まれる情報のごく一部を表わすようにする必要が生じる。また刺激入力と、それがまさに侵入してきた時点の脳内のある特定の動的状態との衝突を伝えるニューロンの空間的な再編状況は、刻々と変化してもいる。現に、ここまで見てきた一連の実験では、同じ触覚刺激を与えても、脳の内的状態が異なると、刺激を伝えるのに再編されたニューロン集団全体の空間的な大きさは異なってくる。ニューロン集団全体の大きさに加えて、集団内での空間的発火分布も時を追って変化する。相対論的な脳の仮説によれば、この変化の大半は微妙なエネルギーバランスによって決まっている。したがって、あるニューロンが予算からたくさんのスパイクを「借り入れて」刺激に激しく応答したなら、別のニューロンはこの隣人の発火に「融通」してやった分、自身の発火率を下げねばならない。ある意味で、これは現代の世界経済の仕組みに似通っている。ごく一部の銀行家がまるで原子力掃除機でももっているかのように市場から資金をすべて吸い上げてしまうと、何百万という人が突如として資金不足に陥るのだ。

　このアイデアは、高名なフランス人生理学者クロード・ベルナールによって提唱されたシステム生理学の古典的概念、ミリュー・アンテリュール（内部環境、のちに恒常性《ホメオスタシス》として知られるようになった）に負うところが大きい。還元主義に染まった医学校の履修科目ではほとんど忘れ去られた感のあるホメオスタシスは、私たちの動的身体状態が意識のある一生の一瞬一瞬を管理し維持するのに重要な役割を果たしている。それはさしずめ、脳内ホメオスタシスとでも呼ぶべき、エネルギー消費を維持するメカニズムによって、脳が行なう複雑な情報処理の限界が規定されていることを意味する。相対論的な脳においては、数十億個のニューロン群が発生する情報は、時間軸上の各時点でこれらのニューロンが全体として消費するエネルギー量の関数となっているというのが私の考えである。

これらの二つの量のあいだに数学的な関係があるのなら、その発見は現代神経科学にとって飛躍的な前進となるであろう。しかし、それはうぬぼれ屋の人間の脳がもつ謎を解いてくれるだろうか。

時のみぞ知る、である。

第12章　相対論的な脳で計算する

一九七〇年六月二一日、高地メキシコシティのそれでなくとも薄い酸素を吸い取ってしまいそうな熱波のなか、ブラジルとイタリアの代表チームが、サッカーのワールドカップ史上もっとも記憶に残ると目される決勝戦に臨んでいた。試合は蒸し暑い夏の午後にアステカ・スタジアムで行なわれていたが、朝方の雨でピッチはすべりやすく、ボールの動きがやや読みにくかった。ペレ率いるブラジルチームも、インテルナツィオナーレ・デ・ミラノの伝説的なレフトバック、ジャチント・ファケッティがキャプテンを務めるイタリアチームも、三度めの優勝と有名なジュール・リメ杯を永久に保持する権利を懸けて戦っていた。

前半は激しい応酬の果てに一対一の同点となるも、カナリヤイエローに緑で名前を記した伝統的なジャージを着たブラジルチームは、後半になると見事な戦いぶりを見せた。残りあと四分の時点で三対一と試合はブラジル優勢に進んでいた。勝利を掌中に収めたも同然だった。

しかし、ブラジル人にとってはただ勝利すればいいというものでもない。試合の終盤、まるで魔法にかけられたかのような見せ場があったのはそのせいだろうか。ブラジル側のペナルティエリアの左端で、トスタンが疲れの見えるイタリアチームのフォワードからボールを奪取した。やっとボールを奪った彼だったが、当てのないままピアザにパスし、そのピアザは即座にクロドアウドにパスした。クロドアウドはゴール間近まで下がっているペレにすぐにボールを回した。ペレは生涯の友からのボールを一蹴りでジェルソンに渡し、ジェルソンはクロドアウドに戻した。いつもなら計算し尽くしたプレーをするジェルソンも、このときはクロドアウドの運動皮質に無理を強いてしまった。イタリア人選手四人が彼を取り囲み、そのいずれもがボールを奪還しようと懸命だったが、クロドアウドはひるまなかった。右足の確かな動きでドリブルしながら一人また一人とイタリア人選手をかわしていった。それからの五秒間、最後の敵が絶望のうちに退くまでその妙技は続いた。

身体のバランスと冷静さを取り戻したクロドアウドは、レフトウィングの絶妙な位置にロベルト・リベリーノがいるのに気づいた。ボールを独り占めしようともせず、彼はリベリーノにこのニックネームがあるのは、彼の左足が繰り出すシュートが桁外れに破壊的だからだ。この連携プレーにもかかわらず、ボールを受け取ったときリベリーノには疲労の影が見えた。幸いなことに、彼がボールを長くキープする必要はなかった。ジャイルジーニョ——フラカォン（ハリケーンという意味）——が、イタリア守備陣のレフトウィングにまだあり余るエネルギーを蓄えて待っていた。ボールを目で確認するでもなく、ジャイルジーニョの脳はすばやくその慣れ親しんだ道具に触れながら同化し、大胆にも右に出た。だが、そこには予期せぬことにイタリアチームのミッドフィールダーがいた。ジャイルジーニョとしては小手先のトリック「つま先キック」をして、ボールをペレの不滅の右足に委ねるしかなかった。この時点でペレはすでにイタリア側のペナルティエリアの真ん前までピッチを駆け抜けていた。まさに獲物を前にしたジャガーのごとき俊敏さだった。

守備の選手をかわしたトスタンが大声でシュートのチャンスと叫んだが、ボールを足でさばいていたペレは一顧だにしなかった。トスタンの叫びなど耳に入らぬといった風情で、ペレは人っ子一人いない右側にボールを戻した。サッカーの王様もとうとう頭がおかしくなったかと大勢の観衆が考え始めたそのときだった。ペレの脳が意図したとおり、ボールががら空きになった位置に達した。そこでボールはブラジルチームのキャプテン、カルロス・アルベルトの猛然と迫りくる右足に空中で迎えられた。アルベルトは過去一〇年の大半の試合をペレと戦ってきていた。その次に起きたことは、活気ある集団行動から唯一導き出される結末だった。ゴオオオオオール！　アナウンサーの叫び声が響くなか、ブラジル中の人が家の外へ飛び出して狂喜乱舞した。

それはすさまじいゴールだった。プレーは三〇秒ものあいだ少しも途切れることなく続いたのだ。都合八人の選手がボールに触れた。その誰一人として連携がどういう結果になるのか前もって知っていたわけではない。その忘れえぬ一連の動き、それによって達成した四対一という得点は、動的な複雑系の創発的な振る舞いが途方もない力を生み出すことを実証している。これらの各選手がどれほど有能で知性に恵まれていようとも、彼らが集団として生むプレーはけっしてあらかじめ予測または計画できるものではない。それは彼らが自身の思考を意識する数百ミリ秒前に一丸となって行なった随意運動から生まれたのである。

そうした複雑系の予測不能な振る舞いに対して、古典的な還元主義の戦略ではそれを独立した最小要素に分け、各々の要素の特性を十分検証した上で、それぞれの部分の原理からその系全体の結果を得ようとする。そうしたアプローチでは、ブラジル人選手がどのようにしてあの午後にプレーしてワールド杯を手に入れたのか、その真髄を完璧に見失うだろう。たとえば仮に、個々の選手がブラジルチームを構成する最小要素であると想像しよう。還元論者なら、あのプレーを生み出したメカニズムを理解するには、ゴールに関与した選手それぞれにかかわる生理学的記述からパス、シュート、得点記録までデータを余すことなく収集せねばならないと主張するだろう。その上で、各選手の平均反応時間、筋肉代謝、運動制御能力を記述しようとする。これまでの決勝戦における選手の行動を研究し、彼らの意思決定過程の特徴を探る。とりわけ熱心な研究者なら、各選手のゲノム全体を解析すれば完璧な答えが得られると主張するかもしれない。こうして、それぞれの選手にかかわる夥《おびただ》しい情報が集められる。イギリスの物理学者ジョン・D・バロウが魅力に富む著作『科学にわからないことがある理由――不可能の起源』で、こんなことを言っている。「私たちが挙げた例は、いずれもいちばん細かいレベルで見れば原子でできているが、それがわかったからといって本と脳の違いを理解する助けにはならない」

すなわち、実際に集めたデータをコンピュータに入れても、これらの選手がサッカーの試合でどんなプレーをするのか予測できるわけではないのだ。ブラジルチーム全体の振る舞いは、計算不能な自然現象の一つだと納得するだけだろう。還元主義的戦略を用いても、あの劇的なチームプレーを再構成したり予測したりできる人は誰一人いない。なぜなら、そのプレーは、相互につながった八つの変数——一九七〇年にたまたま最高レベルにいた八人のサッカー選手——の予測不能で動的な相互作用から創発したからである。

試みに、標準的なサッカーチームを構成する一一人の選手の相互作用によって発生しうる潜在的プレーの膨大な数を考えてみよう。その数は大きすぎて計算できない。先の著作でバロウは、多数の相互につながった要素で構成される系が発生する複雑度の途方もない大きさについて述べている。「複雑な構造は複雑度の閾値を有していて、それを超えると複雑度が突如として急増する。一人の人間はたくさんのことをできる。もう一人足すと関係が増える。そして数人足していくと、複雑な関係は夥しい数に上る。経済、交通、コンピュータネットワークなどはどれも、それぞれの構成部分間の接続数が増えるにしたがって特性が飛躍的に変化する」。そして複雑度が急激に変化するにつれ、系全体の予測不能性と情報内容も同様に大きく変化する。こうした現象は宇宙の歴史の一部なのだ。はじめにあったのは物理だけだった。次に化学が出現した。その後生物が進化した。そして意識が生まれたとき、私たちの宇宙ではありとあらゆるものが劇的な変化を遂げた。少なくとも、私たちの慎ましい視点から見るならば。

仮に一一人ほどの人の群れの集団的行動を予測するのがかほどに難しいのなら、ヒトの脳内にある動的でたえず変化する何百億個に上るニューロン集団の振る舞いをどうして予測できるというのだろう。これがこの一〇〇年近くシステム神経科学者の頭を悩ませてきたジレンマである。単一ニューロンに注目することによって神経科学者は、脳回路の個々の処理単位にかかわる生物学的特性に関して、じつに豊富な情報を集めてきたかもしれない。この行為はやりがいのある、きわめて有益な探究ではある。単一ニューロンのはたらきを探るのが、長きにわたって唯一の安全で技術的に可能な前進だったのだろうと想像はつく。しかし、バロウが雄弁にも述べるように、複雑系から「創発したもっとも目覚ましい特性は意識である」。ますます強力になりつつあるツールの焦点を単一ニューロンにのみ合わせることによって、自分ではほぼ気づかぬうちに神経生理学者は、私たちの頭のなかの意識を備えた内宇宙を規定する、広大なニューロン銀河の主要な産物たる思考の生理学的メカニズムを理解する好機を逸したのだ。

この本で見てきたように、過去二〇年にわたって、わが研究室は脳に対する視点を変えつつある神経科学の新たな波の一翼を担ってきた。私たちは新たな手法を用いてニューラルアンサンブルの複雑な振る舞いを測定し、互いに絡まりあった思考の起源をたどる。ニューロン世界の時間と空間が時空へと融合し、神経系を構成する各回路要素の寄与分に時々刻々と変化をもたらす独立した相対論的力学の全体像を調べるのである。サッカーのたとえに話を戻せば、ブラジルチームの連携プレーからどうやってアステカ・スタジアムにおけるあの特定のプレーが生まれたか予測できるのは誰一人いないものの、そのプレーが起きた特定の条件についてなにがしかのことを言うことはできる。たとえば、選手たちは究極の目的を共有していた。敵より多くゴールを決め、試合に勝ち、ワールド杯を故国に持ち帰ることである。さらに選手は百戦錬磨の達人ばかりで、何百という試合を共に戦ってきた仲間もいた。サッカーファンが一丸となって見事なプレーをするチームを指して使う「ゲル化」の現象が起きていたのだ。これらのブラジル人選手は、長いキャリアを通じて、あの重要な試合の条件下でうまくいく（あるいはいかない）チーム戦略を選択する技を学んでいた。ワールドカップ緒戦のころのイタリアチームの試合を何度か観戦し、相手の攻撃および守備戦術の知識を共有してもいた。こうしてイタリア人チームと相見える前に、ブラジルチームはさまざまな状況下で相手チームが取ると思われる行動に関する綿密な予期群、すなわち、「メンタルゲームモデル」を構築していた。残りあと四分という時点で、イタリア人選手たちが見るからに疲れていることを考慮し、ブラジル人選手たちはゲームモデルを調整し、勝利を確実なものとするために最適な「最終猛攻撃」戦略を取った。彼らのすばらしいプレーはなによりも大切な共通の目的、これまでに培った予期の基盤、肉体的ポテンシャルと制約ならびに適応能力によって形づくられたゲームモデル、そしてある特定の瞬間の特定の文脈を解釈する集団能力によって影響されていた。どんなサッカーの「専門家」でも認めるように、ブラジルチームに提示された文脈から必然的に得られる最適な戦略は、選手がピッチ全体に広がり、長いけれどもきわめて正確なパスをしてイタリア守備陣を「散らばらせる」ことであった。そうなれば疲れ果てたイタリア人選手は、ブラジル人選手からボールを奪うだけのために長い距離を走らねばならないことになる。こうした要素すべてを加味すると、熟練したブラジルチームが取るべきプレーの選択肢の幅はかなり狭まる。正確な予測とまでは言えずとも、こういうプレーがほかのプレーより起こりやすいというほどには減る。

この本を通じて私は、脳自身の視点に立つことが、私たちが構築する現実世界のモデルに決定的な影響を与えるという立場を取ってきた。一九七〇年のブラジルサッカーチームの動的に相互につながった選手たちのように、脳は高度な複雑系の創発性をとおしてその目的を遂げると私は考えている。

サッカーでは、選手はプレーの場であるピッチで相互作用するにあたり、基礎構造（試合の規則）を守り、物理的制約（身体が発する力からフィールドを走る最高速度や重力まで）の範囲内で動く。守備や攻撃に転じる機会を与えられ、ゲームモデルにもとづいて最適解を導く。その過程をとおして、系全体は相対的であり続け、たえず変化する時空の文脈における集団思考から行為が創発する。

私は脳もまたこれと同じようにその視点を形成すると提起する。それは自身の動作上の制約と生理学的な基礎構造の範囲内で、複雑な神経系からさまざまな行動を生起するのだ。ここまで私は、思考が正真正銘の電気という形で生み出される過程を記述する一〇の原理を紹介してきた。これは言わばゲームの規則のようなものだが、その背後にあるのは、より大きな自然界における重力や電磁力と同じように、脳がはたらく有機的宇宙を規定する以下の二つの単純な解剖学的および生理学的事実である。

1. 何十億個のニューロンが電流を発生し、この電流が脳内に密集する細胞（ニューロン）間隙および周辺に途切れることなく広がる、塩分を含んだ高伝導率の空間を伝わることで、絶対強度はきわめて小さいとはいえ、隣接ニューロンに影響を与える電磁場を広範囲にわたって発生する。

2. 数万にも及ぶ潜在的に長尺のフィードフォワードおよびフィードバック連絡路のきわめて複雑なネットワークは、多シナプス皮質および皮質下ループを多数含んでおり、このネットワークのおかげで、ある皮質領域内のニューロンは何千、いや、何百万という経路をたどって脳内の比較的遠位にある他のニューロンと容易に連絡することができる（私がこの事実を発見したのは、博士論文のための研究プロジェクトで、コンピュータがニューロンどうしの無数の潜在的連絡路を延々とプリントアウトしているのを見たときだった）。

これらの二つの基本的事実にもとづいて、たとえば一九九八年にエバーハルト・フェッツらが衝撃を受けたような発見を説明することができる。フェッツのグループは、腕を動かすようにサルを訓練するのに用いられた視覚キューにかんする情報が復元可能であることを知った。これも私が説明したような実験を考えればなんら驚くにあたらない。ただし、彼らが記録していたのは脊髄中間層の介在《インター》細胞《ニューロン》の活動だった。これらの結果が得られる前は、脊髄と視覚にかかわりがあると主張する神経生理学者は誰一人いなかったにもかかわらず、脊髄の細胞から視覚情報が得られたのである。わが研究室のポスドクフェロー、ロムロ・フエンテスとペル・ペテルソンの二人と私は、脊髄の背側表面を刺激すると、ドーパミン枯渇したマウスやラットに起きる、パーキンソン病に似た震え、無運動その他の神経症候群が劇的に減少するという発見をしたが、その理由もこれらの脳の接続にかかわる一般的特性によって説明がつく。脊髄刺激によって、マウスやラットの運動皮質や大脳基底核を伝わる癲癇《てんかん》性の電気的活動のパターンを妨害する強力な作用が生じるようだ。相対論的な脳では、ありとあらゆる場所がたくさんの経路でつながっているのである。

脳は局在論者がつくった境界を気にも留めていないというさらなる証拠は、第一次感覚野におけるクロスモーダル皮質処理を繰り返し独立して行なった観察から得られており、それはドグマティックな古典的階層学説と明確な対照をなしている。古典的な階層学説によれば、クロスモーダル処理はいわゆるより高次の連合皮質でしか起こらないとされている。一九九〇年代なかばに、重度の視覚障害をもつ人（たとえば、先天性あるいは後天性盲目）や実験中に一時的に視覚を失った人などのあいだで、視覚野におけるクロスモーダル処理が報告され始めた。一九九六年に発表されたある研究では、米国国立神経疾患・脳卒中研究所（ＮＩＮＤＳ）におけるマーク・ハレットのグループの定藤規弘《さだとうのりひろ》やアルバロ・パスカル・レオーネらは、ポジトロン断層撮影法（ＰＥＴ）として知られる脳画像法を用いて、生後まもなく失明した人が点字を読むのに習熟すると、高度な触覚弁別を必要とするタスクを行なうときに第一次視覚野（Ｖ１領域）と第二次視覚野（Ｖ２領域）の両方が強力に活発化することを実証した。一年後、同ＮＩＮＤＳ研究グループは、目の不自由な人が点字または浮き出しのローマ数字を読むあいだＶ１領域の活動を「遮断」した。遮断には経頭蓋磁気刺激法（ＴＭＳ）と呼ばれる手法が使われた。この手法では、その名が示すとおり、磁気パルスを特定の皮質領域に非侵襲的に印加し、正常なニューロン活動に干渉を与える。視覚に障害のない人では、Ｖ１領域にＴＭＳをかけると、文字認識に問題が生じるものの、異なる触覚情報の弁別能力に影響は見られなかった。しかし目の不自由な人のＶ１領域にＴＭＳをかけながら同様のタスクをさせると、タスクが触覚情報を提示しているにもかかわらず、被験者はかなりの高率で弁別ミスを犯した。このことが示唆しているのは、点字のような触覚弁別タスクにおいて目の不自由な人が高い能力を示すのは、視覚野もこのタスクに参加している、すなわち、クロスモーダル再編が起きているということである。

ボストン大学のデイヴィッド・Ｃ・サマーズらによる研究では、視覚に異常のない被験者は、たった九〇分目隠しされただけで触覚タスク中に第一次視覚野《V1》が活性化した。それほど短い時間では遺伝子発現の変化や新たな解剖学的経路の形成には不十分であることから、この結果はクロスモーダル応答が視覚野に元々備わっている体性感覚求心系にもとづいているという考えを裏づける。目隠しという行為によって、Ｖ１領域にも触覚情報処理能力があることが皮肉にも判明したのだ。

さらに最近では、ブラジルの〈エドモンド・アンド・リリー・サフラ・インターナショナル・インスティテュート・オブ・ニューロサイエンス・オブ・ナタール（ＥＬＳ‐ＩＩＮＮ）〉のシッダールタ・リベイロのグループが、さらなる発見を発表した。彼らは正常なラット――一過性または慢性の感覚遮断を施されていないラット――の第一次視覚野《V1》と第一次体性感覚野《S1》双方にクロスモーダル応答が存在することを立証した（図12・1参照）。リベイロはラットを対象に、視覚刺激に鋭敏に反応するＳ１領域の個々のニューロンと、ヒゲに対する触覚刺激に鋭敏に反応するＶ１領域の単一ニューロンとを同定した。さらに麻酔されたラットでも同様のクロスモーダル応答を認めた。これらのラットが目覚めて闇のなかで異なる触覚弁別タスクを始めると、Ｖ１領域内の多数の個々のニューロンがヒゲの刺激に対する純粋な触覚刺激に反応して発火し続けた。また驚くことに、真っ暗ななかで正常なラットがヒゲを使って開口部の大きさを調べる際、Ｖ１ニューロンのクロスモーダル応答には開口部の直径予測に十分な情報が含まれており、これらのＶ１ニューラルアンサンブルの予測能力は同じ大きさのＳ１ニューラルアンサンブルと同等に良好だった。

リベイロが得た結果は、カリフォルニア大学ロサンゼルス校のヨンディー・ゾーとホアキン・フスターが行なった実験によってさらに裏づけられている。二人の報告によれば、正常なアカゲザルを視

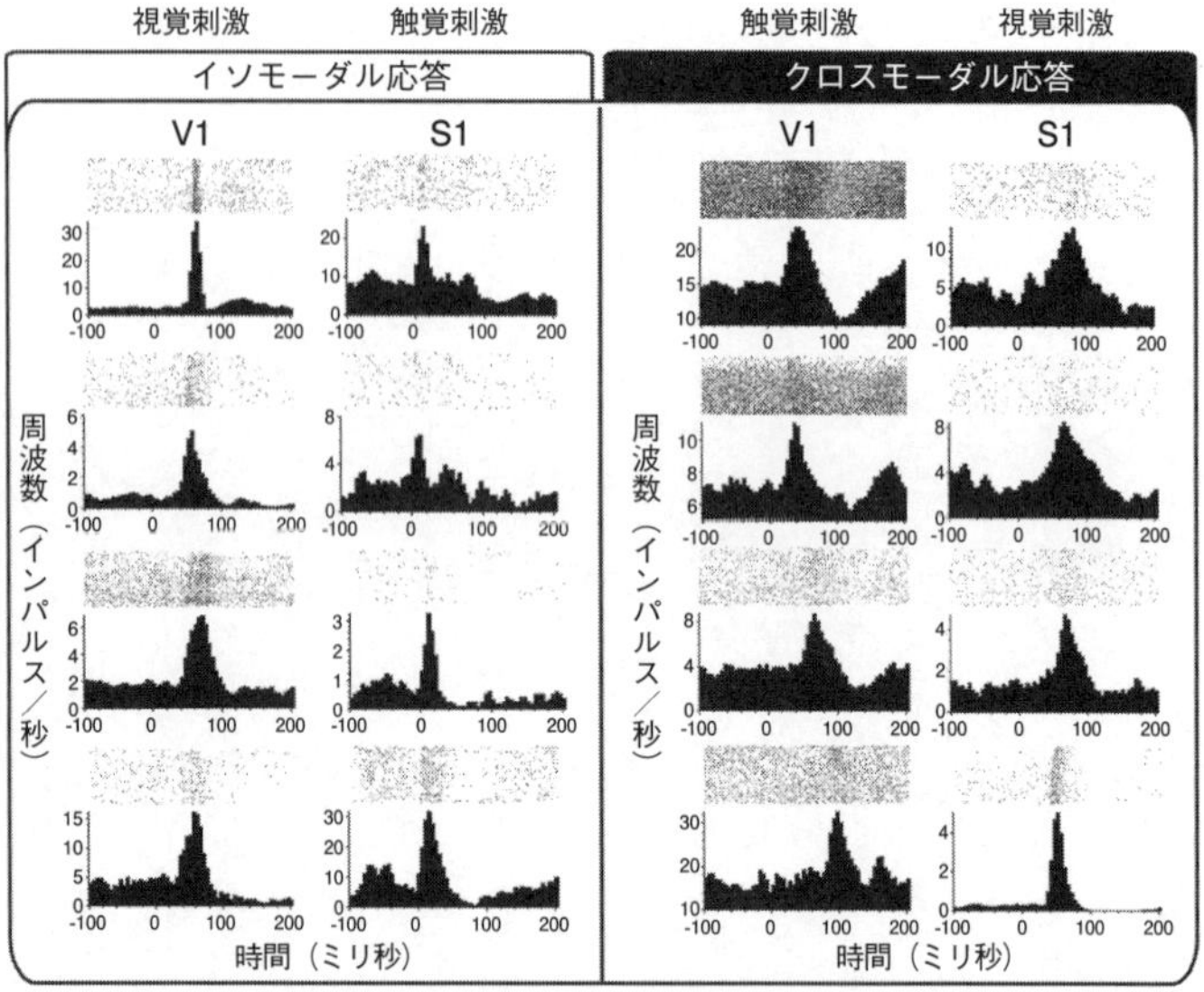

図 12.1 ラットの第１次体性感覚野および視覚野におけるクロスモーダル処理。刺激前後時間ヒストグラムは、個々のＳ１およびＶ１ニューロンのイソモーダル（訳注 対応する感覚様相の刺激のみにかかわる）およびクロスモーダル感覚によって生起された応答を示す。左図には、視覚刺激に対するＶ１ニューロンの通常の応答と、触覚刺激に対するＳ１ニューロンの通常の応答を示す。右図には、触覚刺激に応答するＶ１ニューロンサンプルと、視覚刺激に応答するＳ１ニューロンサンプルを示す。コルビニアン・ブロードマンが見たら衝撃を受けるだろう！（Dr. Sidarta Robeiro, International Institute of Neuroscience of Natal, Brazil; and Dr. Damien Gervasoni, Claude Bernard University, Lyon, France 提供）。

覚および触覚の連合を必要とするタスクを行なうよう訓練したところ、第一次体性感覚野に視覚－触覚クロスモーダル連合が発生した。さらに随伴性（三〇九〜三一〇ページを参照）がクロスモーダル連合を含むタスクを行なうようにサルを訓練すると、Ｓ１領域のクロスモーダル応答が強化されるようだった。

こうした見方は、第一次聴覚野（Ａ１）にかかわる研究によっても支持されている。アカゲザルを対象にした見事な一連の実験で、アシフ・カザンファルはヒトをはじめとする霊長類の相互の意思疎通に、A1における動的顔面属性と声の多感覚統合が寄与しているらしいことを示した。第一次味覚野のニューロンでさえ、広範囲のマルチモーダル刺激に反応するのだ。

こうしたことすべては、ブロードマンその他大勢の脳機能局在論者が提唱し続けてきた細胞構造分化にはほど遠い。なにしろ彼らは、皮質内に厳密な解剖学的および機能的境界が存在すると主張してきたのだ。そうした脳の機能的モデルは時間と脳内の動的状態が欠けているにもかかわらず、一世紀の長きにわたって受け入れられた。しかし、最近ではそうした見方は、動物行動学的に自然な条件下において脳が情報をどう処理するのかにかかわる、私たちの思考の進歩を妨げる主要な要因となっている。

ここまで読んできた読者の心には疑問が湧くかもしれない。では左前頭葉の損傷後に話すことができなくなった一九世紀のポール・ブローカの患者はどうなのか。この症例はいまだに局在論者的な観点を強力に裏づけていはしまいか、と。答えは「ノー」である。現在私たちは、発話が多数の皮質および皮質下領域の同時相互作用に大きく依存していることを知っている。ブローカが報告したような脳梗塞によって失語が生じるのは、それが灰白質に加えて、その下に広がる白質をも大量に破壊するためと推測されている。脳の白質は、灰白質という膨大な領域のネットワークを前頭葉に連絡する稠《ちゅう》密《みつ》な神経線維を含んでいるのだ。これほど重要な通信ケーブルが無惨にも破壊されたということは、発話網が機能的に大規模な断線事故に見舞われたに等しい。ブローカの患者はこの重大な梗塞を生き延びたものの、破壊的な皮質分断によって失語した可能性が高いのだ。この説明のおかげで、ブローカの幽霊と、分散論者に果てしなくつきまとうその幽霊の影にもようやくけりがついた。

大脳皮質が機能的に特化した領域に厳密に分かれており、個々の皮質領域は純粋に単一の感覚様相にしか応答しないという考えに対して、クロスモーダル処理と脳内状態が与える影響の重要さを示すさまざまな証拠は、決定的な反論を突きつける。局在論者の脳地図がそのアプローチをとることで整然として見えるということのほかに、単一様相《ユニモーダル》アプローチに利点はない。なぜなら私たちが経験することで純粋に一つの様相に限定されたものなどないからである。さらに、現実の世界は円形の光や方形の光、局所的な皮膚のくぼみ、純粋な音、原始的な味や匂いの集合ではないし、私たちはその生きている時間の大半を深く麻酔された状態ではなく自由に動き回れる状態で過ごす。右に挙げられた人為的な条件が揃っているのは神経生理学研究室のなかだけであって、私は研究者がまったく種類の違う脳——間違っても私たちが日常生活を過ごすときの脳ではない——を研究してきたのではないかという確信をますます強めている。

私たちの脳——相対論的な脳——はそんなものよりむしろ、与えられた仕事すべてを行なうためにさまざまに再編されうるような、ニューロン世界の時間と空間が融合して生まれた生理学的時空連続体に似通ったものである、と私は主張したい。末梢感覚器の状態、タスクの要求、行動を生起すべき脳状態の文脈如何《いかん》で、この生理学的な時空多様体は情報処理に最適な配置となるように動的にねじれ、曲がり、変形し、つねに合目的的行動を達成するのに見合ったニューロン発火を可能にする。この皮質ニューロン時空連続体という概念は、脳の領域機能特化における確率論的な変動《リップル》の存在と完璧に符合する。しかしこの新たな概念では、そうしたリップルは人の一生をとおして絶対的でも不変でもない。むしろ、それはその時々になすべき仕事に応じてすみやかに移り変わる。

ニューロン時空連続体仮説

生理学的観点から見るなら、脳の神経解剖学が生み出した二〇世紀の古典的規範とは対照的に、脳全体の機能的作用を規定または制約する皮質領域間に、絶対的または固定的な境界は存在しない。むしろ脳は、類い稀ながら有限なニューロン時空連続体として捉えるべきである。この連続体では、各機能や挙動はニューロン時空に編入された部分によって、種の進化史、遺伝と初期発達によって決められた脳構成、末梢感覚の状態、脳内力学の状態、その他の身体的制約、タスクの文脈、脳に与えられる総エネルギー量、ニューロン発火の最大速度といった一連の制約に応じて配分または誘起される。

要するに、相互に離散し、分離され、高度に専門化した、ほぼ自律的な領域の階層的集合体として脳を扱うべきではないのだ。

これまでの類似の考え方――とりわけカール・ラシュレーの等電位説――とは違って、私のニューロン時空連続体の概念は、脳にある程度の専門化を認めており、それは主として生後初期段階の発達によって皮質および視床接続をつくった一般戦略による専門化である。しかし発達は運命ではなく、初期の皮質構成が形成されたあともニューロン集団は必要に応じて再編できる。こうした個体発生的専門化は、マルチモーダルかつ動的な皮質相互作用の力強い交響曲をバックに演奏するソリストのように全体を引きしめる役どころであり、相対論的な脳がそれぞれにちがうあり方をどう全うするかは、あくまでこの相互作用によって定まっているのである。

最近私が行なったある講演で、非常に高名な認知神経科学者が私のニューロン時空連続体の概念に困惑していると見え、どうしても辻褄の合わない点があるので説明してほしいという。初期発達時に、整然と区分けされた皮質地図は言うに及ばず、あらゆる高度に分離された感覚神経路を形成するのに精力を傾けたあげく、自然はなぜ私が提唱する相対論的な脳力学とやらのためにせっかくの成果を反故にしてしまうのかというのだ。私はこう答えた。脳の中を吹き荒れる嵐を二五年間見聞きし記録してきた自分に言えるのは、皮質を走るスパイク波は昔ながらの細胞構造の見た目に美しい境界線で止まることはないし、気にするふうでもない、むしろそんなものは誰かほかの人の脳内ででっち上げられた絵空事にすぎないとでもいうように境界線をやすやすと通り越してしまう、と。

もちろん、相対論的な脳の仮説とニューロン時空連続体はさらなる研究を必要としているのであるから、次の最終章では、相対論的な脳と人類が夢見た（まだ実現していない）もっとも複雑でもっとも高性能のコンピュータをつなげたらどうなるかについて検討しようと思う。しかしその前に、なぜ私が霊長類の脳のはたらきを表わすのに「相対論的な」という言葉が最適であると考えるのかについて述べよう。

相対主義の「主たる哲学的衝動」にかかわる魅力ある分析において、アイルランドの哲学者マリア・バグラミアンは、脳の相対論的な見方にかかわる属性として数あるなかでも文脈依存性、心的依存性、観点主義の三つを挙げている。文脈依存性は、人が行なう決定や判断ならびに最愛の信条の発露（ほとんどすべてでないにしても）の多くが「ある特定の時間と場所で、ある特定の人に起きる事象」によって影響される事実を指す。心的依存性は人類が長く信奉してきた哲学思想にかかわる。それによると、私たちの現実観ならびに判断、信条、説明、科学理論は、人の心の深いバイアスに取り返しのつかないほど染まっており、そうなってしまうのは私たちが外界を見ることのできる唯一の視点が脳内からの視点に限定されているからなのだ。私たちには客観的な「基準をもたぬ視点」は備わっていないという前提にもとづき、観点主義は論点をさらにこう拡大解釈する。一見して客観的で文脈に依存していないように思われる自然界に関する主張――たとえば「太陽系には九個の惑星があるというような主張」――も、バグラミアンに言わせれば、「人間の視点から見た言明であり……人間の知覚と概念にもとづいている」。したがって観点主義によれば、私たちの判断や決定は「私たちが時空に占める位置と私たちの興味や背景知識」による制約を受けている。現在、実験的証拠の多くが脳機能は文脈に大きく影響されることを示唆しており、相対主義は人間の精神の奇癖と、それから生まれ出た複雑な脳をよりよく理解するための理論的枠組みになりうると考えられる。

科学にとって、相対主義は自然にあるいは容易に受け入れられるものではない。デカルト的世界観はその信条にいかなる相対的視点も認めていない。人類は新たな科学的手法によって自然にかかわる普遍的な事実と法則を見出す能力を獲得したという信念に強力に支えられ、デカルト的世界観は、バルガミアンの言葉を借りるなら、「心、すなわち、内界には外界――心から独立した世界――を表象する関数がそなわっている」と公言する。すでに見てきたように、人の感覚や心がとかく誤りを犯したり主観的であったりするのに対し、客観的な科学は真実を捉えているがゆえに優位に立つと無条件に容認することによって、二〇世紀神経生理学の主流となった実験的アプローチが形づくられた。こうして神経科学者は脳を解釈するための最小単位に切り刻んだ上に、脳自身の視点によって生まれた不都合な「混乱を招く変数」――文脈依存性と心的依存性――の排除に取りかかった。異なる脳構造内の個々のニューロンの受容野や感覚地図を測定することによって、神経科学者は脳が実験室内に再現された現実世界のミニマリスト的模写をデカルト主義者の予測どおりに表象するさまを推論しようと試みた。

一九世紀なかばからそれに続く二〇世紀初期に科学界を揺るがせた幾多の知的激震に鑑み、バルガミアンとジョン・バロウは、哲学的および科学的思想に当然のごとく信頼を寄せるこの傾向を根本から疑ってかかる根拠は無数にあるといみじくも述べている。つまるところ、一八五九年にはチャールズ・ダーウィンの進化論によって聖書にもとづく宇宙観の信憑性が地に堕ち、それからわずか五年後には、ジェイムズ・クラーク・マクスウェルが光とは電磁気の一種にほかならないことを示し、真空中における光の速度は普遍的な宇宙の定数であると予測した。やがて、自然界における絶対的真実の存在も、そうした真実が存在すると証明する人間の能力に対する信頼もその基盤から崩れ去った。あたかもニーチェの戯曲に登場する人物群像のごとく、まず一九二七年にヴェルナー・ハイゼンベルクが量子力学の不確定性原理によって、ある素粒子の位置（または運動量）を正確に測定すればするほど、その素粒子の運動量（または位置）の推定値の精度は落ちると主張し、物理学を私たちの日常的な知覚能力の届かぬ極小世界へ押しやってしまった。それからわずか二年後、オーストリアの数学者クルト・ゲーデルは不完全性定理によって、無矛盾な公理系には、その公理系自体によっては真とも偽とも証明できない命題が存在することを証明し、数学の論理の秩序正しい世界をかき乱した。さらに一九世紀前半に発見された非ユークリッド幾何学によって、デカルト的思考の根底をなすニュートンの重力の法則も覆された。ドイツの数学者ベルンハルト・リーマンの大学就任資格論文が彼の指導教官、すなわちゲッティンゲン大学のかのヨハン・フリードリヒ・ガウスすら驚愕させてから六〇年あまり、リーマン幾何学にもとづいてつくられた非ユークリッド幾何学の四次元時空連続体が、ベルンの元特許庁職員が物理法則を書き換えるのに必要となる基本的枠組みを提供した。

アルベルト・アインシュタインの一般および特殊相対性理論が、人の心が生み出した相対主義的思想のなかでもっとも大きな成功を収めたものであることは疑うべくもない。特殊相対性理論によれば、光速が真空中で一定であるという前提ゆえに、互いに等速度で動いている観察者にとって時間と空間はどちらも異なって感じられる。要は、時間も空間も絶対的ではないのである。むしろそれらは互いに等速度で動いている一対の観察者の運動状態に対して相対的なのだ。このような時空の相対化によって、時間の遅れやローレンツ収縮など一連の直観に反した効果が生まれる。時間の遅れというのは、観察された時間――古典的な例では一対の観察者がもっている時計――の進み方が異なってくる現象である。ローレンツ収縮では、観察された物体が相対速度のために縮んで見える。しかしアメリカ人物理学者ブライアン・グリーンが著作『エレガントな宇宙』で述べるように、時計がゆっくり進む（時間の遅れが起きる）ためには、その時計をもって旅をしている人は地球に残っている友人よりかなり速い、光に近い速度で動いていなければならない。同じ理由により、地上の観察者が宇宙船の長さがかなり短くなった（ローレンツ収縮が起きた）と感じるには、宇宙船はやはり相当に速い速度で動いていなくてはならない。こうしたことがらは比較的ゆっくりとした日常生活ではまず得られない経験だ。「特殊相対性理論は私たちの骨の髄に染み込んだものではない——私たちはそれを感じられない。それが意味することは私たちの直観に組み込まれてはいないのだ」とグリーンは記している。

相対性理論がほぼ全面的に受け入れられている一方で、相対主義の概念は激しい議論を呼び、物議を醸す。相対主義的思想は、科学的探究の真の意味についてまったく相反する見方を生み出し、激しい論争に駆り立てるのだ。バルガミアンによれば、この果てしない争いの一方には、科学知識は普遍的であり、それはどこでもいつでも証明できるからだという考えがある。たとえば、ノーベル物理学賞受賞者のシェルドン・グラショウによると、科学者とはこう考えるような人びとを指す。「永遠で客観的であり、歴史の埒外にあり、社会的に中立しており、外的で普遍的な真実というものが存在し、こうした真実の総体が私たちが自然科学と呼ぶものである。普遍的で、不変で、不可侵で、性別にかかわりなく、実証可能な自然法則を発見することは可能である」。奇妙なことに、グラショウはこの文章をこう締めくくっている。「私はいま述べたことを証明できない……それは信仰なのである」。

バルガミアンはこれに反対する立場を取る人に、やはり不確定性原理を主張したハイゼンベルクを選んだ。「この研究の目的はもはや原子やその運動『そのもの』の理解ではない」と彼は著作『物理学者の自然観（*The Physicist's Conception of Nature*）』で述べている。「自然と人間との関係において、科学がほんのわずかな役割しか果たさないという議論にいきなり入ることになる。したがって、一般に行なわれる主観と客観、内界と外界、身体と精神などの区分はすでに適切ではなく、私たちに困難を強いるのみである」。そこでは、人は自分自身に向き合うのみなのだ。

科学にかかわる他の多くの問題同様、私はこの論争では科学的手法の力を信じて疑わぬ科学者、故スティーヴン・ジェイ・グールドの考えにあえて賛同する。哲学的相対主義の一派に与するわけではないが、グールドはこう論じる。「私たちが外界を知る方法は、科学者が個々の問題に適用すべき社会通念と偏った思考形式に少なからず影響を受けている。完璧に理性的で客観的な『科学的手法』という固定観念は、科学者をあたかも理性的な（そして交換可能な）ロボットであるかのように見なすものであり、自己満足であると言える」。グールドはさらにこう続ける。「人間は（いかにそれが望ましくとも）不偏不党を達成することはできない……学者にとっては完璧な中立性を達成できると想像することすら危険を伴う。なぜなら、いったんそう考えてしまったが最後、人は個人的嗜好やそれが及ぼす影響について慎重を期すことを忘れ、いずれ真の偏見に囚われるからである。客観性とはデータの公平な扱いとして定義されるべきであり、嗜好の欠如と見なすべきではない」。グールドの議論がもつ重みは、ゲーデルの不完全性定理がまきおこすのっぴきならぬ嵐にもびくともしない。

いかなる発見も心と自然の相互作用から生まれるものであるから、思慮深き科学者なら、私たちの社会活動、政治史や地理学史に私たちが占める位置、長大な進化に当座しのぎに投入された精神装置によって課せられる限界（仮に私たちが内側からそれを見定めることができるなら）にすら痕跡を残す、幾多の偏向を精査すべきである。

私が考える脳自身の視点によれば、自然進化が私たちの脳に課す生理学的制約群は、相対論における光と同じ役目を果たしている。すなわち、それは私たちの脳が日常的につくり上げるモデルを相対化するための普遍的な生物学的定数を定義するのだ。動物の進化一般、とりわけ哺乳類と霊長類の進化史は、思考にかかわる制約の源泉と考えねばならない。なぜなら私たちの脳の解剖学的ならびに機能的秩序は自然進化によって形づくられたからである。現に、数百万年にわたって繰り広げられた一連の予測不能な環境事象のおかげで、進化は私たち一人ひとりが享受する霊長類脳誕生のために最適な設計図を提供した。それは母親の産道を通り抜けられるように新生児の頭の大きさを制限することで生じた人間の脳の小さくまとまった形状から、代謝と生化学と生理学の力を借りて電気的に情報交換する数十億個にも及ぶニューロンの接続網まで網羅している。

たとえば、脳血管系は膨大なニューロン網の間隙を縫って延びるため、赤血球が脳に送ることのできる酸素量は限られており、これが結果としてニューロンミトコンドリアが細胞内の主たるエネルギー輸送分子であるアデノシン三リン酸を産生する酸化過程にも影響を及ぼしている。このため、霊長類の脳はぎりぎりのエネルギー予算内ではたらいている。活動電位を用いる電気通信は大量のエネルギーを消費するので、これまで見てきたように、私たちの脳はある特定の情報を伝えるのに各々の瞬間においては有限の活動電位しか発生することができない。私たちの脳に課せられたこの一つめの制約を、固定エネルギー予算の制約と呼ぶことにしよう。

そうした生物学的制約要素はほかにもたくさんある。これらの生物学的限界は、人間の脳はすばらしい能力を有するけれども、それがなしうることとその手段は有限であって、一定の限度を有することを意味している。それは脳が処理できる生データの種類と量、さらに脳が生起できる思考、論理、行動の種類にかかわる制限である。この文脈において言えば、絶対的真実という概念からの訣別、たとえばハイゼンベルクの不確定性原理やゲーデルの不完全性定理などは、主として人間の脳が超えられない精神的障壁、私たち霊長類の心ではけっして理解することがかなわぬ領域の存在を示唆するのかもしれない。ただしそれは、いつの日か脳がつくり出した途方もなくすばらしいツールの手助けにより、その創造主である脳が自身の生物学的牢獄から抜け出すことができたならまた話は別である。

私たちの生物学的効果器《アクチユエーター》、筋肉、関節、骨などの肉体的限界のみならず、外界（および身体内部）をサンプルして中枢神経系に十分な情報を与える末梢感覚器――真の意味での生物学的変換器――の正確な受容野と感度といった、脳を宿す身体の生物学的限界も自然進化によって定義されるのは明らかである。私たちの眼や耳、皮膚、舌、鼻の機能的限界により、私たちは自分たちを取り巻く外界のごく一部を見、聞き、触れ、味わい、嗅ぐのみなのだ。このことが特殊相対性理論の場合とは違って、自然進化が文字通り私たちの骨の髄まで染み込んでおり、人間らしさを規定するもののすべてに窺える理由である。これを身体制約と呼ぶことにする。

私たちの身体センサー群が脳に外界の状況を知らせてくれるため、脳は特定の目的を達成するための行動を制限する環境的制約をも地図にすることができる。しかも人間の脳は、過去の経験を垣間見る貴重な権利を進化によって獲得した。私たちの脳の奥深くには、すでに存在してはいないにもかかわらず、脳のはたらきに影響を与え続ける地球の統計の痕跡がある。なぜなら地球は、生存、繁殖、そして（この二つの困難な仕事のあいだの悲しいほど短い間隙を縫って可能な限りの楽しみを見出す）快楽の追求などの基本的な目的を果たすための私たちの神経生理学的戦略や行動の生成にかかわったからである。ジョン・バロウの言葉を借りるなら、「自分で気づいているか否かにかかわりなく、生き物は自身が遭遇した自然から導き出された自然法則にかかわる理論の体現者なのである」。第9章では、私たちの脳が自身の未来の進化にかかわる支配権の大半を、事実上、私たちの遺伝子から奪い去ったに等しいことを論じた。それは自然のいかなる空間スケールでも機能し、人間の身体が届く範囲を延長する強力なツールをつくる能力を獲得したことで可能になったのであった。このツール作製能力を生涯続く潜在的な学習および適応能力と組み合わせることで、人間の脳は自身が作製した人工物を己を宿す身体の心的モデルの滑らかな延長として同化する能力を身に着けた。

　この柔軟性のおかげで、脳は個々人の人生における固有の事象系列を分散した大量の記憶場所に保存する特権を得た。こうしたその人ならではの貴重な伝記は、変転きわまりない人生を駆け抜けるその人に固有の時変ランダムウォークのようなもので、そこには私たち一人ひとりを取り囲む外界との遭遇、人類ならびに他の種の成員とのあらゆる社会的関係、そしてその時代を特徴づける文化や思潮までが含まれる。したがって、私たちが生を享けてから死ぬまでの個人史が、内的脳モデル群を形づくり制限しているのである。この変数を**個人史記録**と呼ぶことにする。

　となると、相対的な脳自身の視点から外界を理解するにあたって、これらの三つの制約を巡ってなにが相対化されるのかが焦点となる。あたかも緩やかにつながった何十億人という選手で結成されたサッカーチームのように、相対論的な脳は特定の脳状態と環境的文脈下で特定の合目的的行動を生起するための固定制約群と指令を与えられ、おびただしい数の可能性のなかからその仕事を完遂できるものとして、ニューラルアンサンブルの電気的活動が示す時空パターンの組み合わせを選ぶ。時空パターンの空間領域は、いつなりとも編入されれば目的を果たす用意のある三次元ニューロン集団（ワイヤとボールのモデルのボール）を意味する。また時間領域は、このニューラルアンサンブル内のスパイク活動の時間分布を表わす。このニューロン時空連続体を相対化することによって、霊長類の脳はいわゆる逆問題に対してつねに最適で実現可能な解決法を選択する術《すべ》を見出してきた。逆問題とは、ある観察された行動結果に対して、膨大な数の選択肢群からどの有限の脳活動の組み合わせを選べばその結果にいたるかという問いである。この場合いちばんの問題は、どのニューロンを、どの脳領域から選び、これらのニューロンにどの時空発火パターンを発生させるかにある。外側にいる観察者の視点から見るなら、一連の腕の動き（またはニューロン発火で誘起される行為または行動）はいつでも大差ないように思われるかもしれない。けれども、脳自身の視点からすると、この運動を発生するニューロン集合パターンは似通ってはいても、一度たりとも同じであることはない。人間の脳は、デカルト主義者が信じていたような、外界の景色をただ受動的に忠実に描く絵描きではなく、目にしたり手で触れたりしたもののすべてに自身の確率論的視点を能動的に適用するのだ。

ここで、走っている列車を外側から見たときに得られる完璧な知覚経験の定義を考えてみよう。相対論的な脳の仮説によれば、この景色が一種の映画のように心のなかに生起するのは、外界からの限られたデータサンプルを含む多次元入力情報と、同様の景色に遭遇したときの長大でランダムな歴史の結果から先験的につくり上げられた脳自身の視点とが激しく衝突した結果なのだ。この運命的な衝突によって、私たちがその明確な意識を保った一生を通じて経験する絶妙な感覚や情動と関連づけられる、真の味覚や触感、意味や情動が形づくられるのだ。相対論的な脳は実際にものが見える前にそれを見ると、前章で述べたのはそういうことである。この思考の転換は極限まで押し進めると興味深い結果をもたらす。たとえば、それは現代科学が取り憑かれている二つの課題に対する「ものいい」となる。すなわち、人間の意識を人工知性で再構築する試みと、宇宙の森羅万象をなんらかの普遍的な数学形式にまとめようという、いわゆる「万物の理論」の構築である。

相対論的な脳の創発を支持する議論は、霊長類の中枢神経系、なかでも人の心が、いかなる古典的な計算アルゴリズムによっても記述できないことを強く示唆している。人間の脳は全体としてとにかく計算不能なのだ。バロウが指摘したように、美や快楽、美しい詩歌《しいか》など（無数にあると思われるが、ここではこの三つのみ挙げておこう）を生成できる方程式など存在しない。しかし私は相対的な脳が全体として計算不能だと考えてはいるものの、ゲーデルの有名な不完全性定理を頼りに、ニューロン時空の小集団が生み出す稲妻から豊富な知性を算出し、ことによると人工装置を人間の領域にまで引き上げることは可能かもしれないとも思う。だがこれを実現するには、そうした装置は唯一無二の自己を標榜する人の脳モデルに同化することも厭わぬものでなくてはならない。

むろん、人の心が計算不能であるなら、一〇のマイナス三三乗センチメートル長の振動する弦から成るもっとも奥深い一〇次元の世界から、還元主義的の権化と言うべき万物の理論を構築しようとする理論物理学者の望みなど潰《つい》えたも同然に思われる。ブラジルのサッカーチームによるナイスプレーを計算することでさえすでに不可能に思われるというのに、そのようなことがいったい可能なのだろうか。あの偉大なペレですら彼の右足の見事なキックで、ジョン・バロウが主張したようなことをやってのけられるとは思わなかっただろう。バロウはこう言っているのだ。「予測は技術の粋を集めても手の届かぬところにある。いかなる数学的な万物の理論を繰り出そうともその埒外にあるのだ。したがって詩的でない現実世界の記述は完璧たりえない」

それでも、通常の話し言葉や仮想チャットルームよりさらに深遠なメディアを通じて、野心的な相対論的脳と機械、あるいは脳と脳を自由に相互作用させて得られる、より重大な結果を調べることは可能かもしれない。次の最終章では、そうしたインターフェースによって私たち一人ひとりや人類全体になにがもたらされるかについて述べようと思う。将来およそ一四〇〇グラムの相対論的な灰色質が身体の牢獄から解き放たれる十分な力を獲得し、他の灰色質と交歓したあとに自身がそこから生まれ出た天空へ共に還ろうと決めたとしたら、なにが起きるかについて自由に考えを述べていこう。

仮に脳がそうした旅に出たとしたら、ノイズと生物物理学的限界という枷を嵌められた何十億個という確率論的なニューロンのみから、人類全体の進化史と個人史のための具体的な現実世界を形づくるという、ヒトの脳が長きにわたって任じられてきた勝算のない道程にようやく終止符が打たれるだろう。慎ましい星間塵から生まれ、ささやかではあるけれども快適な水の惑星――ゆっくりと崩壊する小さな恒星の引力に恵まれた惑星――で何百万年にもわたって静かに進化したあと、人間の脳が自然の進化によって宇宙の相対的な深奥《しんおう》そのものを捕らえて保持する特権を獲得するなどと誰が想像しえただろうか。

その驚嘆すべきことが現実のものとなり、人間の脳の活動が自由に宇宙に送り届けられるようになったとき、私たち人類の大切な秘密を相手かまわず与えてしまうことの危険性を指摘する者も出てこよう。だが私はそのようなことは恐れない。なぜなら、これらの思考の波動がどの銀河に届くにせよ、それに耳を傾けた者はようやく人間の脳をつくろうという段階になって、私たちの神がさいころを振るしかなかったことにより興味を惹かれるだろうから。

第13章　ふたたび星に還る

その習慣は参加者にはすでにお馴染みになっていたとはいえ、何年経っても少しも古臭くならなかった。毎日午後遅くに南国の太陽が沈み、子どもたちが外で遊べなくなると、私はその瞬間が待ち遠しくなる。リジアは無言で居間のいつもの場所に優雅に移動し、嬉々として私の秘密の友人になる。彼女の美しい白い家は、サンパウロの南部郊外にあるモエマ市の上品な界隈の突き当たりにあり、二階のバルコニーには本物のトゥピ－グアラニー・ハンモックがかかっていた。リジアには、私がけっして毎日の音楽会に遅れないという確信があった。

彼女は正しい。毎日訪ないも告げずに彼女の家の玄関の扉を通るとき、私が心底望んでいたのは、彼女の堂々とした足運びを目にすることだった。そしてまた彼女が人生の喜びも悲しみもともにしてきたスクエア・ピアノに向かってしとやかに歩くとき、そこはかとなく漂ってくるローズウォーターの香りを嗅ぐことでもあった。

リジア・マリア・ロッチャ・レオン・ラポルタは、美しく魅惑的な女性だった。寄る年波のせいで見事な黒髪にほんの一筋白いものが混じるものの、明るい緑の瞳が放つ輝きはいささかも失われていなかった。その両手は繊細ながらも、数えきれぬほどの見事な動きの組み合わせを、もう何十年もしてきた人の意思と知恵を物語っていた。それらの動きはいずれもまず頭のなかで慎重に考えられて執拗なほどに稽古を積まれ、やがて彼女の指先に宿った。五線譜に記された長い楽音の連なりに自身の情動と記憶をうずめ、別の脳が数百年も前に作曲した音楽のその人だけのバージョンを生み出すために。

退職後のリジアにとって、音楽を聴いたり演奏したりすることは人生の大きな部分を占めていた。残りの時間は、人がその束の間の人生で学びうることに挑むのに費やされた。彼女は時間の大切さをよく知っていた。三八歳で最愛の夫ビセンチ・ラポルタを脳腫瘍で失うと、一家の責任が彼女の双肩にかかった。公務員としてはたらきながら独力で二人の娘を育て上げ、両親と弟の面倒を見た。友人や親戚の多くは知る由もなかったのだが、そうした困難なときにあっても、ビセンチがいちばん大切にしていた夢の火を絶やすことはなかった。夫が一九四三年に創立した技術商業学校を維持したのだ。二人がはじめて会ったその日、ビセンチが妻となる人に語った夢は、そうした学校を国中につくることだった。そうすれば、ブラジルに既存する一握りの大学に経済的その他の理由で通えない学生も教育を受ける機会を得られ、より良い仕事と人生を手に入れられるというのだった。ビセンチはこの大望を果たすにはあまりに早世だったけれども、リジアはあらん限りの力を振り絞って夫の遺志を継いだ。

一九六〇年代なかばにリジアが退職したとき、私はビセンチの志を格別に反映した私塾で彼女の唯一の生徒となった。あのころ彼女は私のいちばん近しい友人で、師、心の底から愛する人、わからないことはなんであれ無条件に尋ねられる人だった。そんなわけで、私がはじめて訪れた美術館は、一九七二年のブラジルのポルトガルからの独立一五〇周年を祝う日に行ったムゼウ・ド・イピランガ（訳注　サンパウロ大学付属美術館ムゼウ・パウリスタの俗称）で、はじめて耳にした歌劇はサンパウロのテアトロムニシパルで上演された『ラ・ボエーム』、大西洋の穏やかにたゆたう波を見たのはサントスの港町だった。こうした忘れられない出来事に私を引っぱり出し、冒険と魔法と魅力的な人びとの待つ、まったく新しい世界に導いてくれたのはいつでもリジアだった。けれどそれらの経験も、私がリジアのこぎれいなオフィスで学んだことには遠く及ばない。そこで私は、宇宙のはるか彼方、カーク艦長やミスター・スポック、宇宙家族ロビンソン一家やザカリー・スミス博士と彼のロボット以外には、何人たりとも足を踏み入れないような宇宙の最果てまで勇敢にも旅をしたのだ。私はリジアのオフィスで、人間が空を飛べるようになり、それには飽き足らず、ジュール・ヴェルヌが想像したように、広漠たる宇宙に勇気を奮って挑んだ顛末を知った。ニール・アームストロングが一九六九年のあの夢のような夏に月面に降り立ったとき、リジアと私は白黒テレビの前に一緒に座り、このニュースがハリウッド一流のデマだという周りの人びとを笑い飛ばさないよう懸命に堪《こら》えていた。

　しかし私がいちばん楽しんだのは、リジアが強い情熱と優しさにあふれ、サッカーに夢中だけれども忠実な生徒に丁寧にお辞儀をし、つつましいピアノに向かったひとときだった。

　彼女は演奏時の細かな手の動きを私がすべて観察しているのを知っていて、生涯忘れられないような記憶を刻もうとでもするかのように、どの動きにも隅々にまで神経を行き渡らせた。彼女が成功したのは明らかだ。なにしろ、彼女が演奏する前に繊細で意志のこもった両手を鍵盤に置いていた姿を、私はいまだにこの胸に思い浮かべることができるのだから。そう、私はいまだにあの瞬間を思い描くことができる。まるで稲妻が熱帯の大空を駆け巡るかのごとくピアノから音がこぼれ出すのを予期して、時がその流れを止め、部屋のなかの空気が静けさに張り詰めたあの瞬間を。

リジアは日によって弾く曲を変えたけれども、最初は傑出したポーランド人作曲家のフレデリック・ショパンの曲であることが多かった。彼女が私のために最後に協奏曲を弾いてから四〇年ほど経った今日、ショパンの『英雄ポロネーズ』の出だしを耳にすると、私は祖母の居間で過ごしたあの夕映えのひとときを思い出さずにはいられない。記憶を別にすると、学習が脳が私たちに与えてくれた最大の贈り物だと私が知ったのはあの場所だったのだ。不幸なことに、ショパンの音楽は私の脳のなかで、ある別の記憶とも永遠に結びつけられてしまった。それは人知れず進む潜行性の神経障害が人の暮らしにどう影響するかを、心ならずもはじめて知って驚かされた経験だった。ある夏の午後、いつもと同じ居間でピアノを弾く代わりに、リジアはなぜかなにも言わずにピアノをしばらく見つめ、私のほうに振り向いた。繊細な両手を鍵盤に置いたまま、途方に暮れた両の目から涙をこぼしながら、もうずっと毎日繰り返してきた手の動きをできないのだと告げた。愛して止まぬ音楽を紡ぎ出す術《すべ》を思い出せないのだった。

当時、彼女自身もそして周りの私たちも知らなかったのだが、リジアはすでに何年にもわたってごく軽い卒中発作に絶え間なく襲われ、無慈悲にも前頭葉と頭頂葉の上層部の大半がじわじわと損傷を受けていたのだった。こうした皮質発作は、脳内の小血管を詰まらせる数千もの小さな血液の塊——

医学的に言うと「血栓」――によって引き起こされたものだった。血栓は、脳組織の損傷がある重大なレベルを超え、リジアのコンサートが突然終わりを告げるまでは症状を起こさなかった。その後数年にわたって、彼女の精緻な運動能力や記憶は緩慢に、けれども容赦なく衰えていった。そのせいで彼女は重い鬱や、リジアだった人はもういないという恐ろしい考えに突然鷲摑《わしづか》みにされるのだった。これには私たち周りの者すべて、そして彼女自身悲しい思いをしたものだ。

リジアの一生分の記憶、希望、愛情、計画、夢が徐々に、けれど断固として、まず彼女の脳から、そして次に心から永遠に失われるにつれ、彼女は周りの人や環境との意識ある接触を失い始めた。最後に彼女を抱きしめたとき、私は一瞬、彼女が私を誰だかわかっていない気がした。

祖母のリジアは長く有益な人生を送った。多くを成し遂げ、彼女を知る人の心にあふれんばかりの幸福な記憶を残した。最後に長距離電話で話したとき、しばらく止めどもないことに触れたあとで、彼女は電話の相手が自分の最初の忠実な生徒であったと気づいた。そこで一秒も無駄にせずに、声音を改めてこう叫んだ。

「いま何時だか知っているの？　また遅れたわね？」

「なんに？　リジア。なんに遅れたって？」私にはわけがわからなかった。

「ショパンよ。ショパンじゃないの」

この三〇年というもの、論文が査読から戻ってくるたびに、私は脳と機械をつなぐなどというただの思いつきにすぎない部分はすべて抹消すべきであるという判で押したような提案に従わざるをえなかった。そんなうんざりするような評価を得ていたころ、私は自分の考えを陽の当たる場所に出してやり、他の人にも一度考えてみる機会を与えられる日を夢見ていた。そしてその日がとうとうやって来たのだ。

そうした試みは目新しいものではない。私がいたって保守的な学界を相手に孤軍奮闘しているのをよそに、ＳＦ作家や映画監督は次々とただの思いつきにもとづいて作品を制作し、ときにはその豊かな想像力を過激なまでに追求した。二〇〇九年のみを考えても、ハリウッドの二大作品、『サロゲート』とジェイムズ・キャメロン監督の『アバター』は、魔法のような技術で人類を支配し、危害を加え、殺戮し、征服するというステレオタイプの科学像を描いたものだ。これらの映画では、人はブレイン・マシン・インターフェース（ＢＭＩ）技術によって身代わりの肉体で生き、愛しあい、戦う。身代わりとなったアバターは宇宙探査という辛い任務を背負わされ、ときには主人たる人間のために異星人種を一人残らず抹殺することもある。『ファイヤーフォックス』や『マトリックス』三部作に見られる同様に凶暴なポップカルチャー表現によって、「未来学者」の恐怖と危惧はふくらむ一方だ。彼らは人類滅亡の日も近いと警告する。なぜなら、きわめて高度な知性をもつ画期的な機械が私たちの地球を征服し、私たちすべてを奴隷にするからだというのである。

けれど私はこれとは違う見方を提示したい。ＢＭＩが与える影響について長いあいだ一生懸命取り組み考えてきた結果、私は陰鬱で惨禍に満ちた未来ではなく、希望的観測と大いなる期待感に満ちた未来を見る。こうした未来の全貌について確たることはほとんどわかっていないのだから、身体の制約から脳を解き放つことが人類にもたらす魅惑的な可能性を追求してみてはどうだろう。実際、ＢＭ

I研究が私たちに与えるであろう数々の福音を前にして、これに背を向ける人がいるだろうか。
しかし、未来がどのようなものになるかを語る前に、高度な知性をもつ機械が人類のさまざまな能力を模倣し、凌駕し、優位に立つのではないかという懸念を一掃しておきたい。将来きわめて精巧な人工知性が誕生することを私は一瞬たりとも疑わないものの、そうした機械の創造者は間違いなくある克服し難い障害に直面するだろう。いかなるブートストラップ方式の計算ルーチンであろうとも、ヒトの脳を生み出すにいたった歴史の偶発性の正確な時系列を、個体あるいは進化上のいずれの時間スケールにおいても、そっくりそのまま再現できるとはきわめて考えにくいからだ。その驚嘆すべき著書、『ワンダフル・ライフ』でスティーヴン・ジェイ・グールドは、「生命テープのリプレイ」という思考実験を提案し、この観点に巧みな根拠を与えている。たとえマイクロプロセッサ、テラフロップ、テラバイトが何百万あろうとも、あるいは人工ヌクレオチドが何百万あろうとも、人工知性の創造という大それた試みは、その唯一無二の目的が私たちに比肩する心をつくろうというものである限り、無惨な結果に終わるというのだ。グールドによれば、そうした実験はこんなふうに進む。

巻き戻しボタンを押し、実際に起こったすべてのことを完全に消去したことを確認したうえで、過去の好きな時代の好きな場所、そう、たとえばバージェス頁岩を堆積させた海に戻るのである。そしてテープをもう一度走らせ、そこで記録されることがすべて前回と同じかどうかを確かめるのだ。もし、生物が実際にたどった進化の経路がリプレイのたびにそっくりそのまま再現されるとしたら、実際に起こったことはほぼ起こるべくして起こったのだと結論しなければなるまい。

しかし、リプレイ実験の結果はまちまちで、しかもどれもみな実際の生物の歴史とはまるでちがうとしたらどうだろう。その場合でもわれわれは、自己意識をそなえた知性の出現……最初から予測されていたことだと言いきれるだろうか。

次にグールドは、もっとも起きる可能性の高い実験結果をこう予想している。

テープを何度リプレイしても、そのたびに、進化は実際にたどられた経路とはぜんぜん別の道をたどることになるはずなのだ。しかしリプレイの結果が毎回異なるからといって、進化は無意味であり、意味のあるパターンを欠いているということにはならない。リプレイによって展開されるさまざまな進化の経路は、進化の歴史で実際に起こった経路と同じように、解釈することも、事実を踏まえたうえで説明することも可能なはずだからである。ただし、たどられうる道筋の多様さが、出発の時点では最終結果は予測できないことを立証する。一つひとつの段階はそれぞれに原因があって踏み越えられていくのだが、開始時点で最終到達点を特定することはできないし……初期の段階でちょっとした変更が加えられると、その変更がいかに小さかろうと、また、その時点ではぜんぜん重要そうには見えないにしても、進化はまったく別の流路を流れ下ることになる（ともに『ワンダフル・ライフ』渡辺政隆訳、早川書房より引用）。

ヒトの脳の進化を定めた一連の偶発的な出来事は、この宇宙のどこであろうとも二度と起きることはないのかもしれないのだ。仮に硅素系生物が出現したとしても、それはヒトとはまるで異なる道筋をたどって生まれることは間違いない。だとすれば、私たち人類に固有の歴史を計算アルゴリズムにまとめられないであろうことは容易に察しがつき、コンピュータコードその他の人工手段によって発生された同一の進化圧に機械やコンピュータプログラム、人工生命をさらそうという望みは潰える。事実上、歴史の遺産を回路中に収めるという公平な条件と引き換えに、脳はそのもっとも奥深い秘密や能力を模倣または複製する試みに対して究極の庇護を授けられていると言える。

　しかし歴史の偶発性による保護をもってしても、高度な機械が将来人類を支配したり殺戮したりすることが絶対にないとは断言できない。けれども、私はそうしたことが起きる確率は、人類絶滅にいたるような壮絶な大災害が起きる確率よりかなり低いと見ている。環境破壊、疫病、旱魃、核戦争、気候変動、水不足、隕石の衝突、オゾン層破壊、果ては異星人襲来のほうが、機械のクーデターによる人類絶滅より起きる確率が高いのは明白である。ほとんどありえそうもないけれども、万が一、「生命のテープ」がそうした運命を招来したとしても、ジョン・バロウが主張したように、硅素系の征服者は人が生み出した次のような詩歌がもつ不滅の意味を理解することはけっしてないだろう。

「おお、アキレウスよ、天の怒りを恐れるがよい、
汝《な》が父を思うて、さらに哀れな我に情けをかけよ。
なんとなれば我は何者よりも心を鋼《はがね》にし、
我が息子を手にかけし男の手に己《おの》が唇で口づけせしゆえに」

こう慨嘆したのはプリアモスであり、それを耳にしたアキレウスの心は自身の父を思って彼に同情を寄せた。

私としては、いかにすれば将来人類が相対論的な脳の特性を最大限に利用できるかについて議論したい。脳がもつ現実世界のシミュレーション能力、そして人工ツールに対する盛んな同化欲は、いずれも神経損傷を迂回し、私たちに手の届く世界を広げ知覚を拡張する助けとなる。ニューラルアンサンブルを記録した私の実験と同じように、時間は信頼の置ける指針となる。そこで私は、この一〇年から二〇年以内に出現しそうなブレイン《B》・マシン《M》・インターフェース《I》の生物医学的な応用から話を始めよう。そしてそのあとで、ＢＭＩが日常茶飯事のものになり、私たちが計算や仮想現実のためのツールや装置、環境との融合を進めているだろう、現在より数十年先の話に移ることにする。最後に、遠い未来が私たち人類にとってどのようなものになるかを論じてこの想像の旅を終えよう。遠い未来では、死を免れぬ生身の体に対する精神的依存が私たちの生き方に落とす影はどんどん薄くなるだろう。私の未来像を現実に変える神経工学の詳細には立ち入らないつもりだが、これを実現する技術は見つかると私は確信している。

これからの二〇年で、私たちの脳と双方向リンクでつながるＢＭＩによって、私の祖母のリジアやわが師セザール・ティモ＝イアリア博士のような重症の神経障害をわずらう人びとは、彼らを人たらしめていた部分を回復できるかもしれない。おそらく一〇年ないしは二〇年のうちに、聞いたり、見

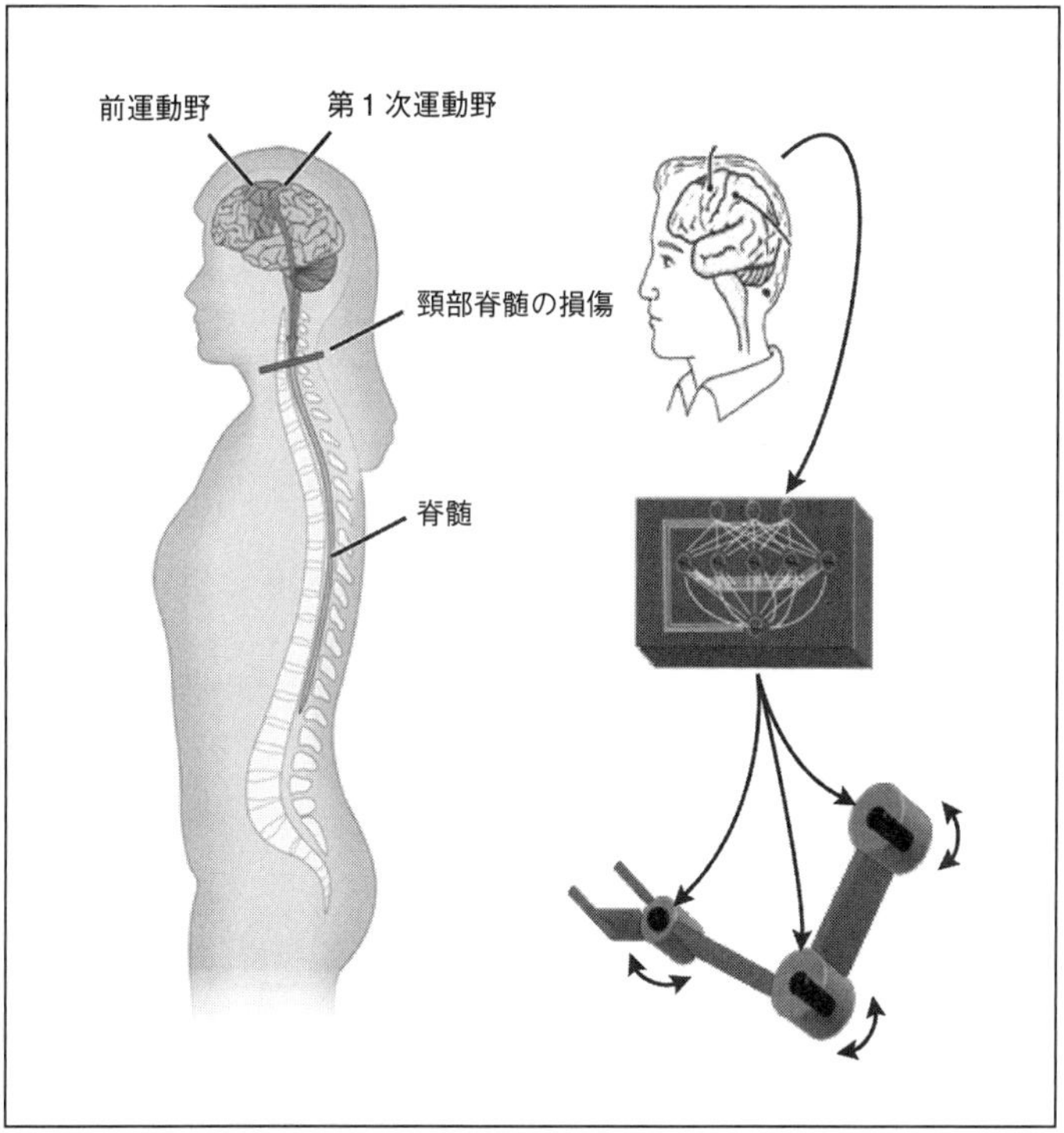

図 13.1　運動機能回復のための皮質神経装具。将来、脊髄損傷による麻痺患者の機能回復を皮質神経装具によって行なう様子を示す（詳細は本文を参照のこと）（M.A.L. Nicolelis, "Brain-Machine Interfaces to Restore Motor Function and Probe Neural Circuits." *Nature Reviews Neuroscience* 4〔2003〕: 417-22 より転載）。

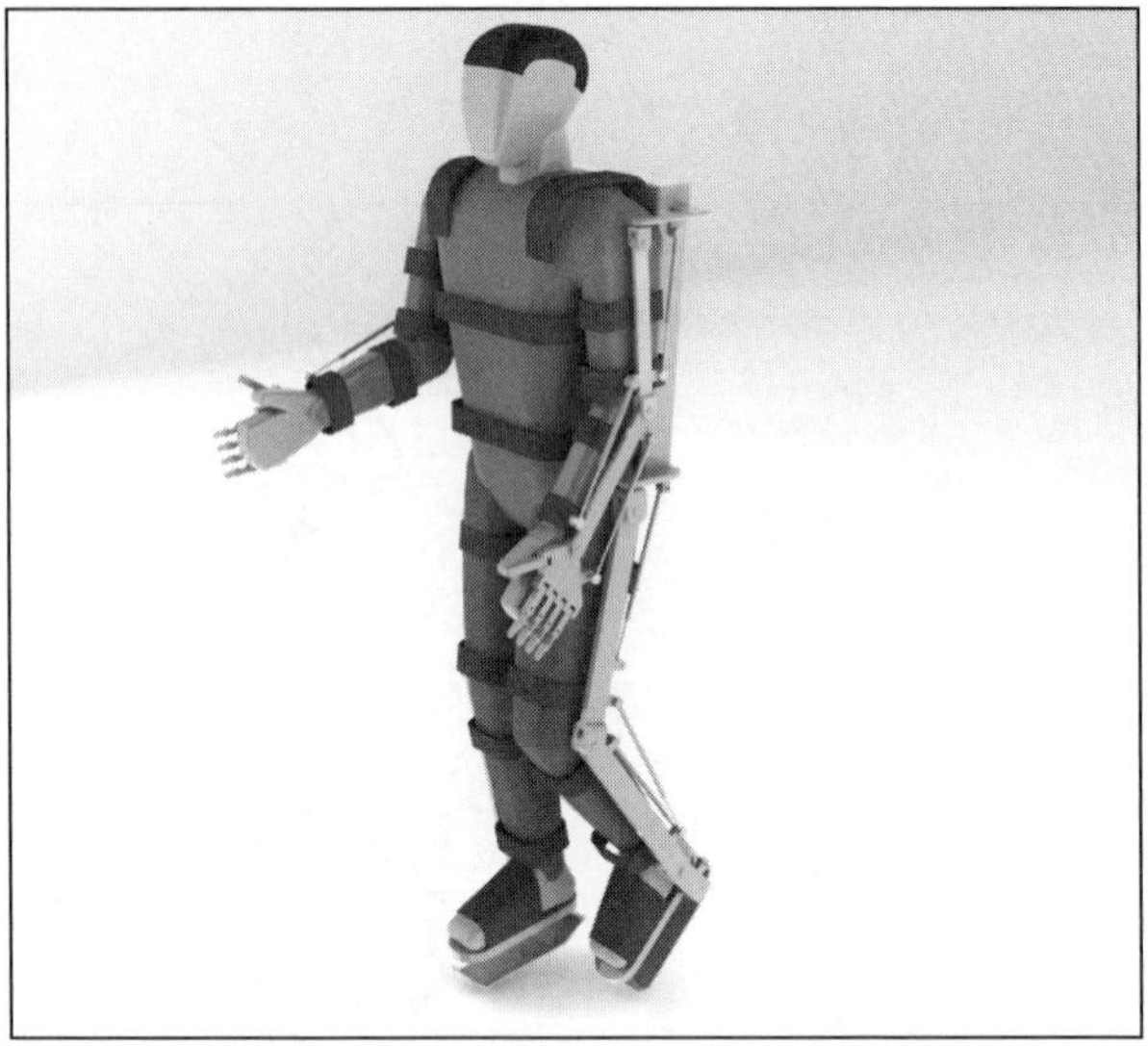

図 13.2 ウォーク・アゲイン・プロジェクトで使われる全身エクソスケルトンのデザイン（ミュンヘン工科大学のゴードン・チェン博士提供）。

たり、触ったり、つかんだり、歩いたり、話したりできない何百万人という人が、BMIのおかげでそうした神経機能の回復を経験し始めるだろう。

私も創立者の一人に名を連ねている国際的研究会議〈ウォーク・アゲイン・プロジェクト〉がそうした未来を垣間見させてくれる。ベルとオーロラのおかげで生きた脳とさまざまな人工ツールをつなげられると判明してから数年後に生まれたこのプロジェクトは、脊髄損傷あるいは神経変性疾患によって重症麻痺患者となった人びとにふたたび動く能力を与えられる、初のBMI開発および構築を目的としている（図13・1参照）。このいかにも高遠な目的を達するため、私たちは麻痺患者が全身を覆うエクソスケルトンをBMIによって制御できる神経人工装具を開発中だ（図13・2参照）。この「ウェラブルロボット」――ほかならぬゴードン・チェンによって開発されたもので、彼は現在ミュンヘン工学大学に所属する天才的なロボット工学者であり、イドヤの運動思考によってCB‐1を歩かせた研究者である――は、患者に上肢または下肢の運動制御を可能にさせ、患者は自分の意図どおりに身体を支えて動かすことができる。

この神経工学の離れ業は、イシーやオーロラ、イドヤその他多くの動物を対象に行なわれ、本書にその詳細を述べてきた私たちのBMI実験から経験則として得られた一〇項目の神経生理学的原理にもとづいている。BMIによって制御されたエクソスケルトンは、新世代の高密度微小電極キューブを必要とするだろう。この電極キューブは安全に人間の脳に埋め込むことができ、たくさんの脳部位に分散する何万個というニューロンの電気的活動の記録を可能にする。実際、BMIの臨床応用を可能にし、コストを抑えるには、そうした大規模脳活動記録用装具は外科的修復をしなくとも少なくとも一〇年は安定していることが必須となる。各人のニーズに合わせてカスタムデザインされたニューロチップは頭蓋骨内に埋め込まれ、脳の電気パターンをエクソスケルトンの駆動信号となるよう調整し処理する。皮質感染や損傷を減らすため、ニューロチップには低パワー多チャンネル無線技術を用い、何千個もの脳細胞が発する大量の情報を、現在の携帯電話ほどの大きさのウェアラブル処理装置に送信できるようにする。独立した計算モデルを多数走らせることのできるこの処理装置は、脳由来の電気信号からのリアルタイム運動パラメータ抽出を最適化する。さらに、患者が神経人工装具を動かす訓練に用いることのできる学習プログラムをも制御する。

ＢＭＩに信号を送る多数のニューロンは、あちこちの皮質および皮質下構造に分散しているだろう。

時間経過に効果を依存するこの動的なデジタル運動信号は、こうした脳の集団的な電気的活動から抽出され、ロボットのエクソスケルトンの関節にあるアクチュエーターの制御に用いられる。こうした装置を制御するための最新技術によって、脳由来の高次運動指令はエクソスケルトン全体に分散する局所的電気機械的回路と相互に作用し、脊髄の反射弓を模倣する。以上の準備が整うことで、患者は歩行周期を開始し、速度を調節し、地面の予期せぬ変化に応じて姿勢や速度の調整を行なえるようになる。一方で、低次運動の調節はエクソスケルトンの電気機械的回路によって直接行なわれる。すると、脳由来信号とロボット反射のあいだに継続的な相互作用が生じるが、これが「共有ブレイン－マシン制御」というモードである。エクソスケルトン全体には、くまなく力センサーや伸展センサーが装備されるだろう。これらのセンサーが人工触覚および固有受容フィードバック信号の連続ストリームを発生し、患者の脳に装置の動きを知らせるのだ。この連続信号は、多チャネルの微少な電気刺激を皮質へ送るか、あるいは患者の皮質内に直接埋め込まれた光感応イオンチャネルを刺激する多数の光源によって与えられるだろう。わが研究室でＢＭＩを用いて行なった実験結果から、数週間にわたって相互作用を重ねれば、患者の脳は経験にもとづく可塑的過程によってエクソスケルトン全体を自身の真のボディ・イメージに完全に取り込むだろうと私は考えている。そうなれば患者は、エクソスケルトンをＢＭＩで制御することで自律的な運動を思いのままに行なえるだろう。

ウォーク・アゲイン・プロジェクトが始まってからというもの、神経障害の症状を治療するために同様の装置を開発することを目指す別種の研究も成果を上げている。たとえば、第12章で触れたように、ロムロ・フエンテス、ペル・ペテルソン、そして私は二〇〇九年に、神経伝達物質のドーパミン濃度を薬理学的に下げておいた（ドーパミン枯渇された）マウスとラットのいずれにおいても、脊髄表面の高周波電気刺激が運動回復につながることを発見した。ドーパミンを枯渇させると、マウスやラットは体が強ばって動けなくなり、どのような随意運動も行なうのがとても難しくなった。これは典型的なパーキンソン病の症状である。このときマウスの多数の皮質および皮質下構造に分散するニューロン集団の電気的活動を記録できたことから、彼らの体が強ばるにつれ、運動皮質と線条体のニューロン集団が同期活動電位を発生するのを観察した。この同期活動によって、癲癇発作に似通った激しい低周波ニューロン振動が発生していたのだった（図13・3参照）。興味深いことに、パーキンソン病の初期に用いられる治療薬のL－ドーパをマウスとラットに投与すると、振動は数分で収まった。身体の強ばりがしだいに消えていき、マウスやラットはふたたび動けるようになった。L－ドーパの効果が薄れるか（通常、二時間ほど）、この薬に対する耐性ができると（通常、数週間）、体の強ばりはふたたび戻ってきた。

その一〇年前、エリカ・ファンセローと私とでラットの癲癇発作を予防する方法を研究していたことがあった。そのとき私たちは、ラットの三叉神経に電気刺激を与えると、発作時に出現する同期振動を停止できることを実証した。ラットは癲癇発作による動けない状態から解放され、その後は新たな発作に見舞われることもなかった。マウスやラットにおけるパーキンソン病症状に似通った身体の強ばりが、癲癇発作に似通った同期振動によって起きることに気づいた私は、ドーパミン枯渇させた齧歯類にも同じ手法を試してみてはどうかとフエンテスとペテルソンに提案した。

私たちはまず三叉神経を電気的に刺激した。これによって顔面の強ばりはいくらか取れたものの、

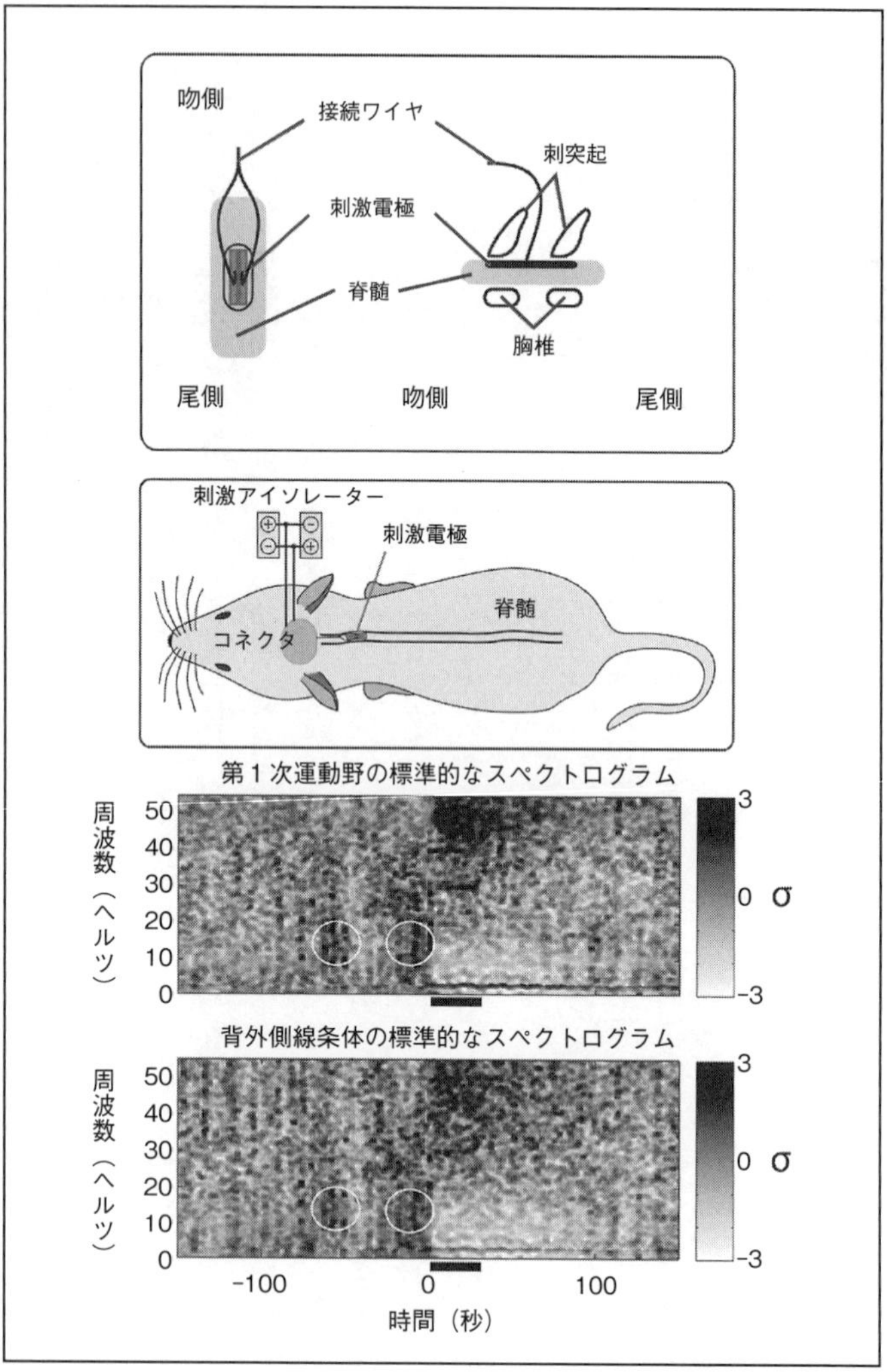
吻側
接続ワイヤ
刺突起
刺激電極
脊髄
胸椎
尾側
吻側
尾側
刺激アイソレーター
刺激電極
脊髄
コネクタ
第１次運動野の標準的なスペクトログラム
周波数（ヘルツ）
50
40
30
20
10
0
3
0
σ
-3
背外側線条体の標準的なスペクトログラム
周波数（ヘルツ）
50
40
30
20
10
0
3
0
σ
-3
-100
0
100
時間（秒）

身体のその他の主要な部分にはほとんど効果はなかった。しかし当初は失敗に思われたことが、実際には私たちにとって重要なヒントとなった。やがて私たちは電気刺激を与える部位を脊髄の背側表面に変えた。この部位にはいくつか利点がある。組織をそれほど傷めずに到達可能であるうえに、ラットの頭頂葉と前頭葉の大半に影響を与える中枢神経系領域へと延びる膨大な数の太い神経線維の刺激を可能にするのだ。短い試行を行なうだけで、これがマウスやラットの激しい振動の低減にもっとも効果的であることが判明した。刺激を与え続ける限り、マウスやラットはパーキンソン病に似た障害による体の強ばりに襲われることなく檻のなかを自由に動き回ることができた。また刺激を与え続ければ、ドーパミンレベルをかなり下げられた場合でも少量のL－ドーパ投与で治療可能だった。投薬量が減ったことで、治療薬の副作用と耐性形成も減った。

予期せぬこととはいえ、私たちはごく簡単で、いたって非侵襲的で、安価な治療法――脊髄刺激――を発見し

図13.3　ラットのパーキンソン病に似た症状を脊髄の電気刺激によって治療する概念図。上段に、脊髄の背側表面に刺激電極を埋め込む手法を示す。中段にパーキンソン病の徴候を見せるラットに電極を埋め込んだ様子を示す。下段の2つの円は、ラットの脳活動のスペクトログラムに観察される癲癇性発作を指し、これらの活動はパーキンソン病の無運動に対応している。時間0で、埋め込んだ電極をとおして脊髄の電気刺激が始まった。癲癇性発作が治まったことに注意。この結果、ラットはふたたび歩くことができた（図示されていない）。スペクトログラムのX軸は時間（時間0が刺激の始まる時点）を、Y軸は周波数を表わしている。Z軸の灰色の濃淡はある周波数における脳活動の強度を対数表示したもの（右の濃淡尺を参照）（R. Fuentes, P. Petersson, W. B. Siesser, M. G. Caron, and M.A.L. Nicolelis, “Spinal Cord Stimulation Restores Locomotion in Animal Models of Parkinson's Disease.” *Science* 323〔2009〕: 1578–82 より転載）。

たのだった。この治療法はパーキンソン病患者のための新たな代替治療の中核をなすかもしれない。生きた脳をインターフェースする神経人工装具を開発し、癲癇や鬱など他の重症の神経障害の治療と視力、聴力、言語の回復を可能にするため、同様の研究が世界中で熱心に行なわれている。

近い将来、大半のBMI研究は新たな治療およびリハビリ手法の開発に焦点を合わせるだろう。けれども、この分野の研究は、現実世界のモデルを構築し更新する私たちの相対論的な脳の神経生理学的原理のより深い理解にも貢献してくれるはずだ。

BMI研究によって、私たちの一生を通じて緊密で一貫した神経時空連続体が形成され機能する様子が明らかになるだろうと私はおおいに期待している。ある意味において、この問題は第4章で述べた有名な結びつけ問題にまつわる論争にかかわってもいる（一〇八ページ参照）。神経科学者はこの謎に挑んできて久しい。外界からの刺激入力から脳自身の視点に目を転じるだけで、結びつけ問題は全面的に解決するかもしれない。相対論的な脳では、なにかを結びつける必要性がまったくなく、それはそもそも刺激入力が離散的な感覚情報ビットに分割されないからだ。相対論的な脳においては、現実世界に対する唯一の動的なモデルがあるのみであり、このモデルは脳の内的力学と、身体末梢によって検知された、力学と一致する、あるいは一致しない情報の衝突によってたえず更新されているのである。

結びつけ問題の解決に加え、相対論的な脳の仮説は皮質生理学の局在論と分散論の知的論争にけりをつけてくれる可能性もある。皮質内における厳密な機能局在も、純粋な単一様相《ユニモーダル》皮質表象も、中枢神経系の発達初期あるいは脳内力学が人為的に封じ込められた状態でのみ成立するという考えを受け入れるなら、私たちはようやく互いに歩み寄ることができると私は信じている。たとえば、深い麻酔状態では、脳内の動的性質は崩壊し、個々のニューロンの感覚応答や皮質全体の表象の複雑さは人工的に制限されてしまう。また皮質の真の動的特性が発揮されるのは、動物が外界を能動的に探索しているときだけなのだ。そこで私は折衷案としてこう提案する。離散的な機能局在とユニモーダル表象が皮質の生後初期段階で支配的なのは、この時期に脳の配線が確定し、中枢神経系がきわめて慎重に現実世界の内的モデルを形成するからであろう。シミュレーターとそのモデルがゆっくり時をかけて構築されるために、ヒトの幼少期と青年期をとおした発達期間がとても長くなるのではなかろうか。実際、子どもたちが同じ物体を記述する多重様相《マルチモーダル》情報——たとえば母語の音と対応する文字や数字のイメージ——の対応を理解できるようになるのに数年かかるのはこのためかもしれない。

　この解剖学的機能発達過程が終わってはじめて、多数の多シナプス皮質および皮質下ループが、皮質内に分散するニューロン集団を接続して一つのニューロンの海を形成し、皮質の時を刻むニューロン時間の波動を伝える準備が整う。脳自身の視点が進化するにつれ、トポグラフィック地図、皮質構造、厳格な皮質階層はしだいに支配的でなくなり、成人期のはじめにはもう後戻りできなくなる。このころまでには、解剖学的モジュールの名残りをいまだに留める脳組織——齧歯類の第一次体性感覚野《S1》領域のバレル野、眼優位円柱（八〇ページ参照）、細胞構造学的境界線など——は、脳が成長段階で経ねばならなかった有機的枠組みが残した発達痕として、おもに過去について物語るものでしかなくなる。成長後には、これらの構造が神経時空連続体の機能に与える制約は限られている。したがって、意識をもち己を知る心が神経組織から発生するメカニズムを完璧に理解するには、システム神経科学者はこうした過去の発達期の蜃気楼から、脳の電気の海にたゆたう大小の波に視点を移すべきなのである。

こうして厳密なブロードマンの皮質地理学の代わりに、創発的な脳内力学に新たに視点を移すことによって、神経疾患をより包括的に理解することが可能になると私は考えている。なぜなら、私たちは人の心を冒すあらゆる病気を脳内力学をとおして見るようになるからだ。神経障害や精神障害は、脳回路やそれらの相互作用のタイミングの特定の変化で説明できるようになる。脳は正常時には繊細な同期波動を経験するのみだが、この神経の海はいったん障害が起きると神経時空連続体内に奇妙な渦巻きや大混乱を生じさせる。癲癇が過去には脳活動における特定の同期パターンによって規定されたのとちょうど同じように、中枢神経系のその他の機能不全の多くも、いつの日か脳内の病的なコヒーレント発火の度合いによって分類されるようになるかもしれない。この視点から見れば、神経障害と精神障害を分ける従来の区別はすっかりなくなる可能性がある。ニューラルアンサンブルの生理学原理をより良く理解するなら、こうした特定の精神状態にかかわる私たちすべての恥ずべき無知も、暗雲の下に暮らす人が被《こうむ》る社会的不名誉も克服できるはずだ。極論すれば、私たちはこれらの障害の正体を脳内力学の乱れにすぎないと正しく認識できるようになるだろう。

以上の大胆な主張を裏づける証拠は、私の研究室の元院生でポスドクフェローであり、現在はデュ―ク大学医学部の精神医学助教授であるカフイ・ジラーサが行なった研究によってすでに得られ始めている。ジラーサは、多種のトランスジェニックマウスに誘起された脳内力学の変化を系統立てて研究中だ。これらのマウスの大半はデューク大学のマーク・キャロン博士によって作製された。どのマウスも特定の遺伝子が選択的に除去されており、成体となってから一連の薬理学的操作を施されている。おかげでジラーサは、さまざまな認知不全や精神障害をもつヒトに似通った典型的行動をマウスに誘起させることができた。マウスの脳の最大で一〇カ所における局所電場電位とニューロン集団を記録することによって、ジラーサは各マウスに発現した異常な表現型と強い相関を有すると思われる脳の動的相互作用の特定の変化を同定した。

神経生物学的変化と出現した行動のあいだの因果関係を決定するにはいまだいたっていないものの、ジラーサはきわめて説得力に富む明白な証拠を見出している。たとえば、重度強迫性障害と双極性障害に関連する典型的な運動行為の潜在的な神経生理学的基盤を同定した。ドーパミン枯渇させた齧歯類を対象とした私たちの実験と同じように、これらのトランスジェニックマウスの脳では、ニューロン時空連続体内におけるコヒーレントな同期発火のレベルが通常と異なっているのだ。現在私たちはこうしたマウスの大規模な脳活動を最長で一年にわたって記録できるため、神経科学史上はじめて進行中の神経生理学的変換を観察した。それは心が袋小路に嵌まり込み、それまでは健全だった脳が必然的に経る運命的な変化である。

将来、私たちは多種類のトランスジェニックマウスから得た情報を新しい枠組みにもとづいてまとめ直し、「ネッシー似」状態空間のより精緻な多次元バージョンをつくろうと考えている。この正常および異常な動的脳状態の詳細なグラフによって、現在私たちが三次元状態空間グラフ上で異なるラット行動を異なるデータクラスターと関連づけるのと同じように、大半の古典的神経障害や精神障害を分類することができるだろう。長期的に見れば、この研究によって、神経科医は患者の脳内力学の挙動を測定し、いかなる症状であろうともその出現に十分先んじて予測できるようになる。患者がある日目覚めるとパーキンソン病によって身体が動かなくなっていたり、鬱にかかっていたり、重篤な躁病や偏執狂、譫妄症などのためにまったく新しい世界に生きていたりする可能性が高いか否かがわかるようになるのである。そして同じ理由によって、このような一貫した動的枠組みによって医師は、治療が効を奏していて患者の益になっているか否かを、定量的に評価することができるようになるのだ。

いままさに産声を上げようとする基礎・応用ＢＭＩおよび神経科学研究は、コンピュータサイエンスから生物学、工学から医学、数学から哲学にいたるまで、学問の諸領域の統合を爆発的に早めるだろう。新世代の神経科学者がより広範な知的および技術的手段を用いるにつれ、多くの変革テクノロジーが出現する。実験データの自由な交換、大規模なコンピュータ・シミュレーション、理論的研究を進めるには、伝統的な神経生理学部や脳科学研究所は変化せざるをえないはずだ。

未来の神経科学に対応するため、すでに現時点でたくさんの共同研究が提案されている。たとえば二〇〇三年三月、私は自ら大規模な科学計画を立ち上げた。〈キャンパス・オブ・ザ・ブレイン〉と呼ばれたこの計画は、現在では〈エドモンド・アンド・リリー・サフラ・インターナショナル・インスティテュート・オブ・ニューロサイエンス・オブ・ナタール（ＥＬＳ－ＩＩＮＮ）〉に改称されている。これはブラジル北東部の低開発沿岸地域に位置する小都市マカイバで進行中の非営利学術計画であり、三つの使命を掲げている。脳研究の範囲を限界まで広げること、芸術や科学、文化に見られる人間の脳の驚嘆すべき能力を評価すること、そして脳にかかわる知識を社会的・経済的計画によって地域社会に広めることである。計画には、子どもたちのための科学教育計画、女性のための健康プログラム、産業研究およびテクノロジーパークなどが含まれ、いずれもキャンパスに近い共同体や地域における教育、保健、生活水準の向上を目的としている。きっと読者も社会変革を起こすための神経科学という観点をもったことはないに違いない。もっとも野心的な計画は、〈キャンパス・オブ・ザ・ブレイン〉付属の公立学校であり、ここでは妊婦がキャンパスのヘルスセンターが提供する妊婦管理プログラムに通い始めた時点でお腹の子は入学を認められる。きっと学校の名前は想像がつくはずだ。そう、リジア・マリア・ロッチャ・レオン・ラポルタ公立学校なのである。

これから先、ブラジルの〈キャンパス・オブ・ザ・ブレイン〉が、BMIの未来を形づくるための学際的研究のモデルになればいいと私は心から願っている。そうした科学ネットワークが確立されれば、リハビリ医療という枠を超えてBMIを受け入れるための大きな一歩となるからだ。たとえば、脳の電気的活動を用いてさまざまな種類の計算装置と相互作用するテクノロジーが数十年内に完成したら、どんなことが周りで起こるか考えてみよう。私たちが手で運んだり、体内に埋め込んだりしている小型のコンピュータから、私たちのデジタル社会活動を支える遠隔分散ネットワークまで、あるいは、いたって日常的な電子メール作成から、私たちが心の奥深くにしまい込んだ秘密のもっとも精緻なシミュレーションまで、私たちの日々の暮らしは現在慣れ親しんでいるものとはかなり異なってくるだろう。

まず、パソコンのOSその他のソフトを走らせることは、現実感に満ちた冒険になる。私たちは脳を用いて仮想物体をつかみ、プログラムを起動させ、メモを書き、なにより、現在のオンライン・ソーシャル・ネットワークをかなりアップグレードしたものにあたるブレインネット内の親しい人びとと自由に連絡を取りあうようになる。インテルやグーグル、マイクロソフトがいずれもすでに自社内にブレイン・マシン部門を創設しているのを見るなら、この考えがただの夢物語ではないことがおわかりいただけよう。おもな障害は、BMIに入力する高分解能脳活動サンプルを得るための非侵襲的手法の開発である。私はこれからの二〇年で解決策はかならず見つかると確信している。

これが可能になれば、想像もしなかったようなことが日常茶飯事になる。自己の拡張手段を手に入れた人間は、思考のみによって制御されたアバターや人工ツールを通じてさまざまな遠隔環境で活躍するだろう。深海や超新星、あるいは自分たちの体内の微小な細胞間隙にすら入り込み、人は未知の世界に飛び込みたいという飽くなき野望をようやく、思うまま遂げられるのだ。私たちの脳は何百万年にもわたって自分たちを宿してきた、もはや時代にそぐわない身体からの解放という気宇壮大な旅路をようやく終え、双方向性の思考駆動型インターフェースを用いて、自然が生み出したたくさんの微小世界で私たちの眼や耳、手としてはたらく無数のナノツールを操作するだろう。私たちの身体は原子や細胞の世界には入り込めないが、私たちの思考なら入り込める。抵抗も障害もためらいもない。また微小な世界とは反対に、私たちは宇宙の最果てにある惑星や恒星を探査すべく、自身に代わってさまざまな形や大きさの遠隔制御される使者、大使、ロボット、宇宙船を送り込み、未知の地形と景色を心の指先でなぞれるようになる。果てしない探索に一歩踏み出すごとに、私たちの子孫がそうした心の旅のためにつくった道具は、彼らの自己の延長として脳に同化され続け、現在の私たちの想像を絶するほどの彼方を見つめる脳自身の視点を規定するだろう。このことを考えると、私はとてつもない高揚感と畏怖の念に襲われることを告白しておこう。それはまさに深遠なる情動であって、それに匹敵するものと言えば、スペインを出立したとある船乗りが五〇〇年前、生命の危険を冒す長い旅路の果てに、これまで目にしたことのない新世界の輝くような砂浜を目にしたときの経験くらいだろうか。

こうして未来への想像の旅をしてくると、人間の行動と知覚の著しい拡張によって未来世代の世界観がどう変化するのか知りたくなる。未来の人びとは私たちと同じ観点から宇宙を眺め解釈するだろうか。あるいは彼らの日常経験や倫理、文化、科学は現在の私たちのそれとはあまりに隔たっていて、彼らが私たちと会話しようというのは、友好的なネアンデルタール人と現代の世界経済について論じるくらい困難で無意味なことになっているのだろうか。

つまるところ、人間の脳の身体からの解放がもたらすもっとも驚嘆すべき結果は、私たち人類の「生命のテープ」が遠い未来にリプレイされる方向と速度に決定的な影響を与える、強力で予想できない偶発性にあるのかもしれない。言い換えれば、人間の身体が課す制約と弱点からの解放によって得た純然たる力のおかげで、私たちの相対論的な脳はこの宇宙でいちばん切望していたもの——人類の進化を支配する能力——を掌中に収めるかもしれないのだ。

脳が完全に解放されれば、私たち一人ひとりを定義する、かつては超えようのなかった物理的な境界を、曖昧にしたり取り払ったりすることまでも可能になるのだろうか。遠い未来に、私たちが意識ある脳のネットワーク、集合体として思考する真のブレインネットの一員となる日はやって来るのだろうか。なんらかの驚異的で無害な未来テクノロジーのおかげでこのブレインネットが実現したと仮定すると、各参加者は考えるだけで相互に意思疎通できるだけでなく、真の「マインドメルディング」によって切れ目なくつながって、相手の感覚や知覚までも鮮明に経験できるのだろうか。現代人でこの未知の領域に足を踏み入れようとする人はほとんどいなさそうだが、文字通り魂消る《マインドボグリング》ような経験をする機会を前にして、未来の人びとがどう考えるかはわからない。

これらのことがすべて現実となり、集団的なマインドメルディングが互いに意思を通じて思いを共有する倫理的方法として未来の人びとに認められたと仮定すると、私たちの子孫はある日目を覚ますと、平和裏のうちにこれまでとはまったく異なる人類になったことに気づくのだろうか。後代の人びとが実際に機能するブレインネット——何百万人という人が互いに同意の上で思考のみを通じて相手との一時的な直接接続を確立するような媒体——を構築するための能力、テクノロジー、倫理を持ち合わせていないとは断言できない。その巨大な集合意識がどんなふうに見えるのか、どのような感じなのか、なにをするのかについて、現代を生きる私もほかの何人たりとも、考えることも言葉にすることもできまい。一九七〇年のワールドカップでブラジルチームが決めたあのゴールのように、それはその複雑さが花開くのを己の目で見届けなければとうてい実感できない類いのすばらしさなのだ。それは思いがけない究極の知覚経験を人類にもたらしてくれるかもしれない。私たち一人ひとりが自分はけっきょく孤独ではなく、もっとも私的な思考、経験、苦悶、情熱、願望など人を人たらしめる原始的な性質が、何百万人という男女によって共有されていると気づく可能性があるのだ。孤独感や劣等感、偏見、誤解、社会的な不適切さにさらされていると感じているあまりに多くの人にとって、これがどれほどの慰めとなるか想像するのは難しい。

私の楽観論によってすべての懸念を退けられるとは片時も思わないけれども、私たちの大半が現在ウェブ上で時間を共有する熱心さを見るなら、人は心の奥底に他者とのかかわりを求める渇望を抱えているということが見えてくる。したがって、ブレインネットが実際に登場した場合、それは人間社会の隅々まで超新星の爆発のように広がっていくだろう。自分の思考を使ってきわめて広範囲にわたる人工装置を制御したり、相互に意思疎通したりする結果、人びとは現在人類と呼ばれている生き物とはかなり隔たったものになるかもしれない。これについて私はこう述べるに留めよう。私たち自身の生命のテープとは、予測不能な音楽を奏でるものであり、私たちが考える未来とは別物なのである、と。また、進化はある時点で歩みを止めるということはけっしてない。だとすれば、現在から数千年後、いや数百万年後に、私たちの子孫がどうなっているかについて心配する必要があるのだろうか？

この問いについて長いあいだ頭を悩ませてきた末に、私たちが未来を懸念すべきおもな理由は、人類の運命にかかわる危惧でも、遠い未来に人類とその生き方が何者かに取って代わられるという反射的な嫌悪感でもないと私は考えるようになった。むしろ、私たちが人類の遺産を死守できるとすれば、それは、このつつましい地球上に住み暮らす一つひとつの生命形態の保護に、自分たち人類と同じ高い倫理的・道徳的規範を掲げてこそであろう。残念ながら、私たちはこうした規範に往々にして従っていないのが現状だ。驚嘆すべき昆虫群、植物群落、ルリコンゴウインコの群れ、広大な熱帯雨林のどこにでもいるカピバラの大群から、ホッキョクグマ、北米大陸西部に棲息するニシアメリカフクロウ、果ては忌み嫌われる最後の天然痘ウイルス株にいたるまで、この地球上における生命の多様性を維持することこそ、意識ある心を生み出した類い稀な巡り合わせに対する最高の感謝の印となる。この遺産は必然的に、あらゆる文脈上の痕跡だけではなく、あらゆる小さな思考、あらゆる想像された行為（その是非にかかわらず）、私たちに生きているという得難い感覚を与えてくれるニューロンの本質のあらゆる側面をも包含しているのだ。

人類の無二の叙事詩を紡いできた並外れた経験の多様性を語り尽くすことはできるのだろうか。この問いに対する答えは私たちの相対論的な脳の能力しだいなのかもしれない。

一九四九年、偉大なクルト・ゲーデルはアインシュタインの一般相対性理論の方程式に新たな解を示し、科学界にふたたび大きな衝撃を与えた。ゲーデル解によれば、時間を遡ることは、時空連続体とリーマン幾何に支配された相対論的宇宙における明確で現実的な可能性として捉えられるべきであるという。しかし数学的には可能であっても、時間を遡るという行為は実際にはもっともありきたりでない行為であり、私たちが知る限りにおいて、この宇宙でよく遭遇するような類いの経験ではない。

ただし、話を別の宇宙や別の時空連続体に移すのであればこの限りではない。たとえば、あなたの両耳のあいだの空間を考えてみよう。そこでは、私たちの体内の神経宇宙という境界内でタイムトラベルはきわめて平凡な行為になる。理論物理学者なら恒星間に広がる時空の織り物における驚嘆すべき出来事と見なすかもしれないが、私たちのニューロンシンフォニーを形づくる音の織り物——私たちの心のなかの時空連続体を伝わる波——によって蓄積され、慎重に維持された記憶のなかを泳ぐだけ

408

で、私たちは誰でもタイムトラベルすることができるのだ。

本章で述べてきたことが将来現実のものとなるならば、新たに獲得した知恵のおかげで、私たちの子孫が、人類史においていまふたたびルビコン川をわたり（訳注　シーザーがルビコン川を渡河してローマ内戦に突入した故事にちなむ表現で、もう後戻りできない状況を指す）、さらなる未来世代と宇宙の繁栄のために、人類の遺産の豊穣さと多様性を書き記そうとするであろうことは容易に想像がつく。その計り知れない至宝を手に入れるには、一人ひとりの生涯を語り継ぐ一人称の物語、すなわち、心のなかにほんのひととき宿ったあと、人生の終わりとともにあえなく失われてしまうその人だけの物語を残しておくしかない。

より思慮に富んだ未来社会は、こうした生涯の記録をダウンロードし保存することを認めるのではないだろうか。それは一つの生命の終わりを記す儀式というだけでなく、この世に生を享《う》けたただ一人の人間に対する最後のオマージュともなる。やがてこれらの記録はそれぞれに貴重な至宝となり、かつて生き、愛し、苦しみ、生を謳歌した、同じように唯一無二の無数の心の一つとして大切に扱われる。そして暗く冷たい墓所へと収まるのではなく、鮮明な思考と壮絶な愛と互いに共有した悲しみをとおしていつしか不滅の生命を獲得するだろう。

そのころには、思考を永遠に保存するまさにその目覚ましいテクノロジーと倫理盟約によって、未来世代は記録された思考を宇宙の最果てに向けて発信することを良しとするだろう。それは、いつしか母なる子宮への帰還のみが与えうる究極の完結感と慰めを私たちにもたらしてくれるはずだ。この遠い未来に、いま一つ重大な出来事が起きるのを私は心に思い描くことができる。それは太古から偶発性を生き抜いてきた人類の想像を絶する旅路に対する公平で適切な賛美の印として、私たちに祝福をもたらす唯一意義のある三位一体《トリニティ》としての相対論的な脳を認めようというのだ。なぜなら、私たちの現実感と自己感覚の巧みな彫刻家を宿し、私たちの記憶の忠実な護り手であるだけでなく、各人の一生を通じて慎重に形づくられた人類のシンフォニーをこの広漠たる宇宙のどこかで音楽の導くままに興味を寄せる誰かあるいは何かとたやすく光速で共有するのも、私たちの脳の役割にちがいないからである。

〈キャンパス・オブ・ザ・ブレイン〉の建設現場の丘に座り、いつものように明るく照りつける熱帯の太陽がその日の休みに入ろうとするころ、私は遠い未来のある日に想いを馳せる。ヤシの木の優美な根元に咲き乱れるサボテンに別れの口づけをするかのように風が吹き渡り、ヤシの葉が風にそよいだとき、ある人が集合意識の静かな人生ではじめてその景色を自分の眼で見たらいったいどんな反応をするだろうか。それはいまの私には想像することしかできない。もし注意深く耳をすましていれば、私たちの従兄弟に当たるその人は気づくかもしれない。同じ風がリジア・マリア・ロッチャ・レオン・ラポルタ公立学校のコンクリートと鋼の基礎に吹き渡り、私がすでに知っているはずのなにかを私の耳にささやきかけたことを。そう、私がまた遅れた、と。泥だらけの道路で遊ぶのを止めて走りなさい、いつでも扉の開いているあの家へできるだけ速く駆け戻って、もう一度ショパンに耳を傾けるときよ、と。

謝　辞

　過去二七年にわたって、この本に書かれている出来事や実験に多くの人が参加した。うち数人については手短かに述べたけれども、教授、師、学生、同僚、共同研究者、友人の多くは、私の研究に対して大きな影響を与えたにもかかわらず、本書には登場していない。そこで、まずこうした方々すべてに対して、私と共同で研究してくれたり、私的あるいは知的な部分で時を共有してくれたりしたことに礼を述べたい。とりわけ、神経科学について多くのことを私に教えてくれたポスドク指導教官のリチャード・リン博士、数え切れぬほどの親切で知的な行動によって私に科学者の範を示してくれたジョン・H・カース博士に感謝する。

　元学生や親しい共同研究者の何人かは、本書の草稿に目をとおし、貴重な提案や指摘、警告をしてくれた。アシフ・ガザンファル博士、マーシャル・シュラー博士、シッダールタ・リベイロ博士、ミハイル・レベデフ博士の洞察に富んだ多大な貢献に深謝する。それでもなお、本書に突飛であったり常規を逸していたりする考えやコメント、信条、隠喩が残っているとすれば、それはこの方々のせいではなく、著者の罪であるのはもちろんである。元学生ネイサン・フィッツシモンズ博士は、本書のイラストすべてを手がけてくれた。ネイサンのすばらしい仕事は彼の研究生活の見事な締めくくりであるとともに、新たな冒険の出発点ともなった。博士過程院生であったときと同様、彼は新しい世界でも成功を収めるだろう。

この二〇年で、驚いたことに私には世界中に散らばったたくさんの「兄弟」がいるが、私が知る限り両親の唯一の実子だった妹と私には、両親がその事実を伏せていたことを知った。この成人後の兄弟愛は私の研究生活と私生活において重要な役割を果たし、多くの場合そうであるように、学校では得られない友情や科学にかかわるたくさんのことを教えてくれた。私のアメリカ人「兄弟」のアラン・ルドルフ博士とシドニー・「サンプラス・」サイモン博士は、この一七年にわたって私の研究生活と私的生活の両方において冒険の友であり、三大陸を股にかけて忘れ難い経験をたくさん共有した。彼らの友情そして変わらぬ励ましと支援がなければ、書くべき物語は生まれず、この本はけっして終わることがなかっただろう。イスラエル人「兄弟」のアイダン・セゲフ博士とはネゲヴ砂漠の名も知らぬ場所ではじめて出会い、彼にはその直後にパリのすばらしいバスチーユの日にヒューマニストとはどうあるべきかを教わった。同様に、エジプト系スイス人「兄弟」の偉大な数学者にして科学哲学家のロナルド・シクレル博士とは、ローザンヌのレストラン〈ダ・カルロ〉でピッツァ・ナポリターナとダイエットコーク（彼にとってはこれが普通のコーラ）を数え切れないほど頻繁にともに楽しんだ。彼には夢にも思わなかったほど数学、物理、哲学のあれこれを教えてもらった。ロナルドの教えようという意欲と膨大な知識を共有しようという寛大さがなければ、本書の中核をなす部分は完成しなかったに違いない。

同様に、この本の企画の実現のために親切と献身で支えてくれた人びとに深い感謝を捧げる。まず、エージェントであるニューヨーク市〈レヴァイン・アンド・グリーンバーグ・リテラシー・エイジェンシー〉のジェイムズ・レヴァイン博士とその有能な同僚たちのこの二年にわたる多大な好意と支援に感謝する。新人作家に対するジェイムズの沈着冷静な指導と経験にもとづく寛容な指針がなければ、このプロジェクトの成功はおぼつかなかっただろう。また、編集者のロビン・デニスにはたいそう世話になった。彼女はほとんど二年間というもの昼夜を分たず私と連絡を取り合い、ブラジルの祖先たちのように「饒舌に」ではなく「簡潔に」書き、私のラテン系遺伝子がともすると陥りがちな形容詞と皮肉の多用を避けて明快な文章を心がけるようたしなめた。真の職業人であるロビンとの仕事は、大きな喜びであっただけでなく、生涯をとおして最高の執筆経験となった。草稿を編集し洗練して最終的な作品に仕上げるために彼女が見せた寛大さ、勤勉、分別に対してお礼を言いたい。ロビンから教わったことはあまりに多いが、ブラジル人著者との稀な経験の記憶が彼女の心にもなんらかの形で刻まれたと思いたい。ともに仕事するうちに、彼女も熱狂的なサッカーファンになり、二〇一〇年のワールドカップでは一度も試合を見逃さなかった。さらにヘンリー・ホルト社とタイムズ・ブックス社のひとかたならぬ支援と厚情にも感謝する。なかでもタイムズ・ブックス社のポール・ゴロブはこのプロジェクトの始動段階からさまざまに目を配り、セレナ・ジョーンズは計画の最終段階でロビンに代わって助力してくれた。《サイエンティフィック・アメリカン》誌の編集者であるクリスティーン・ソアレスは、一般読者を対象にはじめて本を書く私を助け、論文を何篇か引用するのを許可してくれた。

研究人生をとおして、私は世界中の名高い研究所のいくつかで研究したり、共同研究したりする機会を得た。過去一七年間を過ごしたデューク大学神経生物学部と神経工学センターのわが研究所の同僚たち、その他海外にいる友人や共同研究者に感謝したい。その方々はスイス連邦工科大学ローザンヌ校のパトリック・アビシャー博士、ハンス・ブロイラー博士、ソライアン・ショクル、タミナ・シソコ、ジェイミー・ルイス、パリ高等物理化学学校のジーン・ロシエ博士とパスツール研究所のアンリ・コルツ博士、そして〈エドモンド・アンド・リリー・サフラ・インターナショナル・インスティテュート・オブ・ニューロサイエンス・オブ・ナタール〉およびアルベルト・サントス＝デュモン科学振興協会（AASDAP）のみなさんである。とりわけ、AASDAPのドーラ・モンテネグロ、彼女の教師たち、そして三つの科学学校の一四〇〇人に及ぶ学生たちに、この四年にわたって惜しげもなく親切に与えてくれた着想と喜びにありがとうと言いたい。またアメリカ国立衛生研究所（NIH）その他の連邦および私的機関をとおして、この二二年にわたる私の研究を支援してくれた名もなきアメリカ人納税者と寄贈者にも感謝の意を表わしたい。そして私を支えてくれたブラジル系スイス人の友人ピエール・ランドルトと〈サントス・ファミリー・ファウンデーション〉に感謝する。リリー・サフラ夫人の友情と支援にもお礼を申し上げる。

初稿と改訂稿にロビンと私より頻繁に目を通してくれた方々が二人だけおられる。この愛すべきヒロインの一人はネイヴァ・クリスティーナ・パラシーヴァだ。彼女の思慮深いコメントと絶え間ない支援に心からお礼を言いたい。二人めはこの一〇年にわたってデューク大学で私の守護天使となっているスーザン・ハルキオティスだ。彼女は本書の一行一行を繰り返し読み、この世で著者が望める最高の校正とウィットに富んだ助言をくれた。私は彼女を「ハルキオティス教授」と呼び習わしているのだが、彼女がこの計画に注いだ献身、能力、純粋な情熱をたたえる言葉は見つからない。スーザンの助力がなければ、この仕事を完遂できなかっただろうと私は確信している。その助力と私たちの家族どうしの友情に対して、ここに限りない感謝の気持ちを記しておきたい。

この三〇年というもの、私は幸運にもローラ・オリヴェイラと三人の息子たち、ペドロ、ラファエル、ダニエル・ニコレリスの友情と愛情と支援に恵まれた。彼らがいるからこそ、私の人生に意味が生まれる。彼らの理解と犠牲に対する感謝の意を込めて、私は自分のキャリアすべてを捧げる。彼らがいなければ、想像力の導くままに科学と人類の夢を追求する強さと大胆さは、とうてい私には呼び起こせなかっただろう。

二〇一〇年八月　ナタールにて

訳者あとがき

思考はどのようにして生まれるのだろう。何かを考えるとき、私たちの頭のなかで何が起きているのだろうか。これは私たちが問いつづけてきた、もっとも根源的で人間的な問いのひとつだ。多くの先人がこの問いに頭を悩ませ、本書の著者もまたこの問いに取り憑かれた。

著者のミゲル・ニコレリス博士は、現在デューク大学神経科学教授であり、同大神経工学センターの創設者でもある。いわゆるブレイン・マシン・インターフェース（ＢＭＩ）の分野では世界でも第一人者と目される人物だ。ＢＭＩとは、動物や人間の脳《ブレイン》を機械《マシン》につなげ、脳が発生する電気信号によって機械を動かすシステムである。博士は頭で考えるだけで水が飲めることをラットに教え込んだり、サルの脳信号によってアームロボットを動かしたりと、これまでにＢＭＩ実現に向けてさまざまな実験に挑戦してきている。サルの脳信号を、はるばる地球の反対側に位置する国際電気通信基礎技術研究所（ＡＴＲ）（日本の京都府にある）に送り、ヒト型ロボットに歩行運動させる実験にも成功を収めた。

本書ではニコレリス博士自身が、こうしたＢＭＩにかかわる実験の詳細を紹介する。ゆくゆくは人間の脳と機械との融合、人間の脳どうしをつなぐブレインネットへと博士の夢は果てしなく広がる。そんな博士がＢＭＩ開発に託す使命は、脊椎損傷などによる麻痺患者にふたたび運動能力を取り戻せること、そして脳のより深い理解を進めることの二点にあるという。

「脳」と聞いて、ブロードマンの脳地図やペンフィールドのホムンクルスを頭に思い浮かべる人は多いのではないだろうか。言語中枢は左脳にあるとか、情動を司るのは右脳であるとかよく言われる。脳の諸領域が別々の機能を担うという考えは、しごく当たり前のこととして受け止められている。こうした見方は脳機能局在論と呼ばれ、長きにわたって脳科学の主流にあった。

ニコレリス博士は局在論とは正反対の立場を取る、少数派ながら近年とみにその勢力を伸ばしつつある脳機能分散論の旗手だ。彼は脳の機能単位は単一のニューロンではなく、ニューロンの集団《ポピュレーション》だと考えている。脳内に分散したマルチタスクニューロンが連携し、時々刻々と運動指令を発生するというのだ。局在論が直面する難題に、脳は分割された情報をどうまとめ上げるのかという「結びつけ問題」がある。しかし、分散論ではこの問題は起きない。そもそも刺激入力を離散的に分割するという還元主義的な手法を用いないからである。博士にとって脳とは、局在論者が主張するような整然と区分けされ、階層化されたものにはほど遠い存在なのだ。

ニコレリス博士は、私たちの脳は「相対論的」だと本書でたびたび述べている。では、「相対論的な脳」とはなにを意味するのだろう。博士はその問いにこう答える。進化が脳に課す生理学的制約群はいわゆる相対論における光と同じ役目を果たしている。それは脳が紛れもなく進化の産物であるからだ。脳が消費できる総エネルギー量とニューロンの最大発火率には上限があるので、ニューロンの時空は相対的にならざるを得ない。私たちの脳内ではつねに脳自身の視点と入力とが激しく衝突しており、脳は与えられた条件下でその瞬間に最適な行動パターンを生成するというのである。

ニコレリス博士はまた、脳は外界からの刺激をただ待ち受ける受動的な情報解読器ではなく、能動的に外界のモデルを構築するシミュレーターであるとも主張している。シミュレーションの過程で、脳は身体の枠を超えて外界を同化し、自己を延長する。そうした脳の心強い味方としてＢＭＩが名乗りを上げたというのだ。博士が思い描くＢＭＩの未来は明るい。当面、ＢＭＩの恩恵に与るのは脊椎損傷などによる身体麻痺患者になる。たとえば本書には、エクソスケルトンと呼ばれる、患者の全身を覆う神経人工装具が紹介されている。博士はすでに「ウォーク・アゲイン・プロジェクト」と呼ばれる計画を立ち上げ、そのような患者のための初のＢＭＩ開発を目指して奮闘中だ。

とはいえ、ニコレリス博士が思い描く未来はこれにとどまらない。諸々の技術問題が解決されれば、私たちはＢＭＩを用いて微小世界や深海、宇宙の果てまでもリアルに体験できるようになるという。自宅でくつろぎながら、遠くの天体の表面を自分の手で触れる感覚を味わうのはどうか、となかなか魅力的な提案をする。さらに脳と機械をつなぐＢＭＩのみならず、脳どうしをつなげるブレインネットも実現する可能性が高いと予測する。そんな未来では、人類は現在とは違った生き物になるかもしれないと指摘するが、そこで興味深いことを述べる。進化は予測不能であり、けっして歩みを止めない。ならば、未来の人類が現在と異なった生き物になってしまうかもしれないと懸念する理由がどこにあるのだろうか、と。故スティーヴン・ジェイ・グールドへの傾倒ぶりがうかがえる進化観だが、さて、みなさんはどうお考えになるだろうか。

本書はミゲル・ニコレリス博士の *Beyond Boundaries: The New Neuroscience of Connecting Brains With Machines——And How It Will Change Our Lives* の全訳である。ネットには、この本のブログ（巻末の「著者について」のページにＵＲＬがある）が公開されている。言語は英語だが、興味のある方はぜひ訪れてニューロンのシンフォニーにひととき耳を傾けてみていただければ幸いである。

末筆になったが、この魅力的な本を訳す機会を与えてくださり、さまざまなご提案やご指摘をくださった早川書房の伊藤浩氏、校正の労をとってくださった石飛是須氏に深謝する。そのほか刊行までにお世話になった数多くの方々にもこの場を借りて感謝の意を表したい。

二〇一一年九月

鍛原多惠子

no. 18 (2010): 6387–97.

Dzirasa, Kafui, Amy J. Ramsey, et al. “Hyperdopaminergia and NMDA receptor hypofunction disrupt neural phase signaling.” *Journal of Neuroscience* 29, no. 25 (2009): 8215–24.

Gould, Stephen Jay. *Wonderful Life: The Burgess Shale and the Nature of History.* New York: W. W. Norton, 1989, pp. 48, 50, 51.（『ワンダフル・ライフ――バージェス頁岩と生物進化の物語』渡辺政隆訳、ハヤカワ文庫）

Homer. *The Iliad of Homer.* Trans. by Samuel Butler. New York: E. P. Dutton & Company, 1923, p. 413.（『イーリアス』呉茂一訳、岩波文庫）

Kurzweil, Ray. *The Singularity Is Near: When Humans Transcend Biology.* New York: Penguin, 2007.（『ポスト・ヒューマン誕生――コンピュータが人類の知性を超えるとき』小野木明恵・野中香方子・福田実訳、日本放送出版協会）

Lebedev, Mikhail A., and Miguel A. L. Nicolelis. “Brain machine interfaces: Past, present and future.” *Trends in Neuroscience* 29 (2006): 536–46.

Nicolelis, Miguel A. L. “Building the knowledge archipelago.” *Scientific American* online, January 17, 2008, http://www.scientificamerican.com/article.cfm?id = building-the-knowledge-archipelago.

Pribram, Karl H. *Brain and Perception: Holonomy and Structure in Figural Processing.* Hillsdale, N.J.: Lawrence Erlbaum Associates, 1991.

Soares, Christine. “Building a future on science.” *Scientific American* 298, no. 2 (2008): 72–77.

for the Ultimate Theory. New York: W. W. Norton, 1999, p. 25.（『エレガントな宇宙――超ひも理論がすべてを解明する』林一・林大訳、草思社）
Heisenberg, Werner. *The Physicist's Conception of Nature.* Trans. by Arnold J. Pomerans. Westport, Conn.: Greenwood Press, 1970, as quoted in Baghramian, *Relativism.*
Isaacson, Walter. *Einstein: His Life and Universe.* New York: Simon & Schuster, 2007.（『アインシュタイン――その生涯と宇宙』二間瀬敏史監訳、関宗蔵・松田卓也・松浦俊輔訳、武田ランダムハウスジャパン）
Kelley, Patricia H. "Stephen Jay Gould's winnowing fork: Science, religion, and creationism." In *Stephen Jay Gould: Reflections on His View of Life*, ed. Warren D. Allmon, Patricia H. Kelley, and Robert M. Ross (pp. 171–188). New York: Oxford University Press, 2009.
Merabet, Lofti B., Joseph F. Rizzo, David C. Somers, and Alvaro Pascual-Leone. "What blindness can tell us about seeing again." *Nature Neuroscience* 6 (2005): 71–77.
Merabet, Lofti B., Jascha D. Swisher, et al. [including David C. Somers]. "Combined activation and deactivation of visual cortex during tactile sensory processing." *Journal of Neurophysiology* 97 (2007): 1633–41.
Nicolelis, Miguel A. L., and Mikhail A. Lebedev. "Principles of neural ensemble physiology underlying the operation of brain-machine interfaces." *Nature Reviews Neuroscience* 10 (2009): 530–40.
Perlmutter, Steve I., Marc A. Maier, and Eberhard E. Fetz. "Activity of spinal interneurons and their effects on forearm muscles during voluntary wrist movements in the monkey." *Journal of Neurophysiology* 80, no. 5 (1998): 2475–94.
Ribeiro, Sidarta, et al. "Neurophysiological basis of metamodal processing in primary sensory cortices." In press, 2010.
Sadato, Norihiro, Alvaro Pascual-Leone, et al. "Activation of the primary visual cortex by Braille reading in blind subjects." *Nature* 380 (1996): 526–28.
Timo-Iaria, César, Nubio Negrào, et al. "Phases and states of sleep in the rat." *Physiology & Behavior* 5, no. 9 (1970): 1057–62.
Zhou, Yong-Di, and Joaquín M. Fuster. "Somatosensory cell response to an auditory cue in a haptic memory task." *Behavioral Brain Research* 153, no. 2 (2004): 573–78.

第13章　ふたたび星に還る

Barrow, John. The Constants of Nature: The Numbers That Encoded the Deepest Secrets of the Universe. New York: Vintage, 2009.（『宇宙の定数』松浦俊輔訳、青土社）
Dzirasa, Kafui, H. Westley Phillips, et al. "Noradrenergic control of corticostriato-thalamic and mesolimbic cross-structural synchrony." *Journal of Neuroscience* 30,

第12章　相対論的な脳で計算する

Anokhin, Peter K. *Biology and Neurophysiology of the Conditioned Reflex and Its Role in Adaptive Behavior*. Trans. by Samuel A. Corson. Oxford and New York: Pergamon Press, 1974.

Baghramian, Maria. *Relativism*. London and New York: Routledge, 2004.

Barrow, John D. *Impossibility: The Limits of Science and the Science of Limits*. Oxford and New York: Oxford University Press, 1998.（『科学にわからないことがある理由——不可能の起源』松浦俊輔訳、青土社）

Casti, John L., and Werner DePauli. *Gödel: A Life of Logic*. Cambridge, Mass.: Perseus, 2000.（『ゲーデルの世界——その生涯と論理』増田珠子訳、青土社）

Cohen, Leonardo G., Pablo Celnik, et al. "Functional relevance of cross-modal plasticity in blind humans." *Nature* 389 (1997): 180–83.

Egiazaryan, Galina G., and Konstantin V. Sudakov. "Theory of functional systems in the scientific school of P. K. Anokhin." *Journal of the History of the Neurosciences* 16, no. 1 (2007): 194–205.

Einstein, Albert. *Relativity: The Special and the General Theory*. N.p.: Quality Classics, 2009.

Frostig, Ron D., Ying Xiong, et al. "Large-scale organization of rat sensorimotor cortex based on a motif of large activation spreads." *Journal of Neuroscience* 28, no. 49 (2008): 13274–84.

Fuentes, Romulo, Per Petersson, et al. "Spinal cord stimulation restores locomotion in animal models of Parkinson's disease." *Science* 323, no. 5921 (2009): 1578–82.

Galeano, Eduardo H. *Soccer in Sun and Shadow*. London and New York: Verso, 1998.

Ghazanfar, Asif A., Chandramouli Chandrasekaran, and Nikos K. Logothetis. "Interactions between the superior temporal sulcus and auditory cortex mediate dynamic face/voice integration in rhesus monkeys." *Journal of Neuroscience* 28, no. 17 (2008): 4457–69.

Ghazanfar, Asif A., and Charles E. Schroeder. "Is neocortex essentially multisensory?" *Trends in Cognitive Sciences* 10, no. 6 (2006): 278–85.

Glashow, Sheldon. "We believe that the world is knowable." Presentation at *The End of Science?*, 25th annual Nobel Conference at Gustavus Adolphus College, Saint Peter, Minnesota, October 3–4, 1989, as quoted in Baghramian, *Relativism*.

Gould, Stephen Jay. *Full House: The Spread of Excellence from Plato to Darwin*. New York: Three Rivers Press, 2007.（『フルハウス　生命の全容——四割打者の絶滅と進化の逆説』渡辺政隆訳、ハヤカワ文庫）

Greene, Brian. *The Elegant Universe: Superstrings, Hidden Dimensions, and the Quest*

第10章　心を形成し共有する

Chapin, John K., Karen A. Moxon, et al. "Real-time control of a robot arm using simultaneously recorded neurons in the motor cortex." *Nature Neuroscience* 2, no. 7 (1999): 664–70.

Delgado, Jose M. R. *Physical Control of the Mind: Toward a Psychocivilized Society.* New York: Harper & Row, 1969.

Fitzsimmons, Nathan, Weying Drake, et al. "Primate reaching cued by multichannel spatiotemporal cortical microstimulation." *Journal of Neuroscience* 27, no. 21 (2007): 5593–602.

Gell-Mann, Murray. *The Quark and the Jaguar: Adventures in the Simple and the Complex.* New York: W. H. Freeman, 1994.（『クォークとジャガー――たゆみなく進化する複雑系』野本陽代訳、草思社）

Horgan, John. "The forgotten era of brain chips." *Scientific American* 293, no. 4 (2005): 66–73.

Nicolelis, Miguel A. L., and John K. Chapin. "Controlling robots with the mind." *Scientific American* 287, no. 4 (2002): 46–53.

O'Doherty, Joseph E., Mikhail A. Lebedev, et al. "A brain-machine interface instructed by direct intracortical microstimulation." *Frontiers in Integrative Neuroscience* 3 (2009): 1–10.

Serruya, Mijail D., Nicholas G. Hatsopoulos, et al. "Instant neural control of a movement signal." *Nature* 416, no. 6877 (2002): 141–42.

第11章　脳にひそむ怪物

Buzsáki, György. *Rhythms of the Brain*. Oxford and New York: Oxford University Press, 2006.

Dzirasa, Kafui, Sidarta Ribeiro, et al. "Dopaminergic control of sleep-wake states." *Journal of Neuroscience* 26, no. 41 (2006): 10577–89.

Gervasoni, Damien, Shih-Chieh Lin, et al. "Global forebrain dynamics predict rat behavioral states and their transitions." *Journal of Neuroscience* 24, no. 49 (2004): 11137–47.

Llinas, Rodolfo R. *I of the Vortex: From Neurons to Self.* Cambridge, Mass.: MIT Press, 2001.

Stapleton, Jennifer R., Michael L. Lavine, et al. "Rapid taste responses in the gustatory cortex during licking." *Journal of Neuroscience* 26, no. 15 (2006): 4126–38.

Peikon, Ian D., Nathan Fitzsimmons, et al. "Three-dimensional, automated, real-time video system for tracking limb motion in brain-machine interface studies." *Journal of Neuroscience Methods* 180 (2009): 224–33.

Serruya, Mijail D., Nicholas G. Hatsopoulos, et al. [including John P. Donoghue]. "Instant neural control of a movement signal." *Nature* 416 (2002): 141–42.

Taylor, Dawn M., Stephen I. Helms Tillery, and Andrew B. Schwartz. "Direct cortical control of 3D neuroprosthetic devices." *Science* 296, no. 5574 (2002): 1829–32.

第9章　身体が飛行機だった男

Berti, Anna, and Francesca Frassinetti. "When far becomes near: Re-mapping of space by tool use." *Journal of Cognitive Neuroscience* 12 (2000): 415–20.

Cardinali, Lucilla, Francesca Frassinetti, et al. "Tool-use induces morphological updating of the body schema." *Current Biology* 19, no. 12 (2009):R478–79.

Fisher, Helen E. *Why We Love: The Nature and Chemistry of Romantic Love.* New York: Henry Holt and Company, 2004.（『人はなぜ恋に落ちるのか？――恋と愛情と性欲の脳科学』大野晶子訳、ヴィレッジブックス）

Head, Henry, and Gordon Holmes. "Sensory disturbances from cerebral lesion." *Brain* 34 (1911): 102–254.

Hickok, Gregory, and David Poeppel. "The cortical organization of speech processing." *Nature Reviews Neuroscience* 8 (2007): 393–402.

Hoffman, Paul. *Wings of Madness: Alberto Santos-Dumont and the Invention of Flight.* New York: Hyperion, 2003.

Iriki, Atsushi, Masaaki Tanaka, et al. "Coding of modified body schema during tool use by macaque postcentral neurones." *Neuroreport* 7, no. 14 (1996): 2325–30.

Lebedev, Mikhail A., Jose M. Carmena, et al. "Cortical ensemble adaptation to represent velocity of an artificial actuator controlled by a brain-machine interface." *Journal of Neuroscience* 25, no. 19 (2005): 4681–93.

Maravita, Angelo, Charles Spence, et al. "Multisensory integration and the body schema: Close to hand and within reach." *Current Biology* 13, no. 13 (2003): r531–39.

Young, Larry J. "Being human: Love: neuroscience reveals all." *Nature* 457 (2009): 148.

Young, Larry J., and Zuoxin Wang. "The neurobiology of pair bonding." *Nature Neuroscience* 7, no. 10 (2004): 1048–54.

第7章　自己制御

Fetz, Eberhard E. "Operant conditioning of cortical unit activity." *Science* 163, no. 870 (1969): 955–58.

Fetz, Eberhard E., and Dom V. Finocchio. "Operant conditioning of specific patterns of neural and muscular activity." *Science* 174, no. 7 (1971): 431–35.

Nowlis, David P., and Joe Kamiya. "The control of electroencephalographic alpha rhythms through auditory feedback and the associated mental activity." *Psychophysiology* 6, no. 4 (1970): 476–84.

Olds, James, and Marianne E. Olds. "Positive reinforcement produced by stimulating hypothalamus with iproniazid and other compounds." *Science* 127, no. 3307 (1958): 1175–76.

Schmidt, Edward M. "Single neuron recording from motor cortex as a possible source of signals for control of external devices." *Annals of Biomedical Engineering* 8 (1980): 339–49.

Wyricka, W., and M. Barry Sterman. "Instrumental conditioning of sensorimotor cortex EEG spindles in the waking cat." *Physiology & Behavior* 3(1968): 703–7.

第8章　心の「現実世界」一周

Birbaumer, Niels, Nimr Ghanayim, et al. "A spelling device for the paralysed." *Nature* 398 (1999): 297–98.

Birbaumer, Niels, Andrea Kubler, et al. "The thought translation device (TTD) for completely paralyzed patients." *IEEE Transactions on Rehabilitation Engineering* 8, no. 2 (2000): 190–93.

Blakeslee, Sandra. "Monkey's thoughts propel robot, a step that may help humans." *New York Times*, January 15, 2008.

Fitzsimmons, Nathan, Mikhail A. Lebedev, et al. "Extracting kinematic parameters for monkey bipedal walking from cortical neuronal ensemble activity." *Frontiers in Integrative Neuroscience* 3 (2009): 1–19.

Nicolelis, Miguel A. L. "Actions from thoughts." *Nature* 409 (2001): 403–7.

Patil, Parag G., Jose M. Carmena, et al. "Ensemble recordings of human subcortical neurons as a source of motor control signals for a brain-machine interface." *Neurosurgery* 55, no. 1 (2004): 27–35.

Peckham, P. Hunter, and Jayme S. Knutson. "Functional electrical stimulation for neuromuscular applications." *Annual Review of Biomedical Engineering* 7 (2005): 327–60.

Georgopoulos, Apostolos P., Andrew B. Schwartz, et al. “Neuronal population coding of movement direction.” *Science* 233, no. 4771 (1986): 1416–19.

Ghazanfar, Asif A., Christopher R. Stambaugh, et al. “Encoding of tactile stimulus location by somatosensory thalamocortical ensembles.” *Journal of Neuroscience* 20, no. 10 (2000): 3761–75.

Nicolelis, Miguel A. L., ed. *Methods for Neural Ensemble Recording*, 2nd ed. Boca Raton, Fla.: CRC Press/Taylor & Francis, 2007.

Nicolelis, Miguel A. L., Luiz Antonio Baccalá, et al. “Sensorimotor encoding by synchronous neural ensemble activity at multiple levels of the somatosensory system.” *Science* 268, no. 5215 (1995): 1353–58.

Nicolelis, Miguel A. L., Asif A. Ghazanfar, et al. “Reconstructing the engram: Simultaneous, multisite, many single neuron recordings.” *Neuron* 18, no. 4 (1997): 529–37.

Nicolelis, Miguel A. L., and Sidarta Ribeiro. “Seeking the neural code.” *Scientific American* 295, no. 6 (2006): 70–77.

Welker, C. “Microelectrode delineation of fine grain somatotopic organization of SmI cerebral neocortex in albino rat.” *Brain Research* 26, no. 2 (1971): 259–75.

第6章　オーロラの脳を自由にする

Carmena, Jose M., Mikhail A. Lebedev, Roy E. Crist, et al. “Learning to control a brain-machine interface for reaching and grasping by primates.” *PLoS Biology* 1, no. 2 (2003): 193–208.

Carmena, Jose M., Mikhail A. Lebedev, Craig S. Henriquez, et al. “Stable ensemble performance with single-neuron variability during reaching movements in primates.” *Journal of Neuroscience* 25, no. 46 (2005): 10712–16.

Chapin, John K., Karen A. Moxon, et al. “Real-time control of a robot arm using simultaneously recorded neurons in the motor cortex.” *Nature Neuroscience* 2 (1999): 664–70.

Nicolelis, Miguel A. L., and John K. Chapin. “Controlling robots with the mind.” *Scientific American* 287, no. 4 (2002): 24–31.

Nicolelis, Miguel A. L., Dragan Dimitrov, et al. “Chronic, multisite, multielectrode recordings in macaque monkeys.” *Proceedings of the National Academy of Sciences* 100, no. 19 (2003): 11041–46.

Wessberg, Johan, Christopher R. Stambaugh, et al. “Real-time prediction of hand trajectory by ensembles of cortical neurons in primates.” *Nature* 408 (2000): 361–65.

waking in the monkey." *Journal of Neurophysiology* 27, no. 2 (1964): 152–71.

Hubel, David, and Torsten Wiesel. "Receptive fields, binocular interaction and functional architecture in the cat's visual cortex." *Journal of Physiology* 160 (1962): 106–54.

Lilly, John C. "Correlations between neurophysiological activity in the cortex and short-term behavior in the monkey." In *Biological and Biochemical Bases of Behavior*, ed. Harry F. Harlow and Clinton N. Woolsey (pp. 83–100). Madison: University of Wisconsin Press, 1958.

——. "Instantaneous relations between the activities of closely spaced zones on the cerebral cortex: Electrical figures during responses and spontaneous activity." *American Journal of Physiology* 176 (1954): 493–504.

Lilly, John C., George M. Austin, and William W. Chambers. "Threshold movements produced by excitation of cerebral cortex and efferent fibers with some parametric regions of rectangular current pulses (cats and monkeys)." *Journal of Neurophysiology* 15, no. 4 (1952): 319–41.

Lilly, John C., and Ruth B. Cherry. "Surface movements of the click responses from acoustic cerebral cortex of cat: Leading and trailing edges of a response figure." *Journal of Neurophysiology* 17, no. 6 (1954): 521–32.

McIlwain, James T. "Population coding: A historical sketch." *Progress in Brain Research* 120 (2001): 3–7.

Mountcastle, Vernon B. "Modality and topographic properties of single neurons of cat's somatic sensory cortex." *Journal of Neurophysiology* 20, no. 4 (1957): 408–34.

Niedermeyer, Ernst, and Fernando Lopes da Silva. *Electroencephalography: Basic Principles, Clinical Applications, and Related Fields*, 3rd ed. Baltimore: Williams & Williams, 1993.

Pauly, Philip J. "The political structure of the brain: Cerebral localization in Bismarckian Germany." *Electroneurobiologia* 14, no. 1 (2005): 25–32.

Sherrington, Charles Scott. *Man on His Nature*, 2nd ed. Cambridge: Cambridge University Press, 1951.

Silk, Joseph. *The Big Bang: The Creation and Evolution of the Universe.* San Francisco: W. H. Freeman, 1980.（『宇宙創世記——ビッグバン・ゆらぎ・暗黒物質』戎崎俊一訳、東京化学同人）

第5章　ネズミはどうやってネコから逃げるのか

Fox, Kevin. *Barrel Cortex.* Cambridge and New York: Cambridge University Press, 2008.

(2007): 1465–69.
Nicolelis, Miguel A. L. "Living with ghostly limbs." *Scientific American Mind* 18 (2007): 53–59.
Nicolelis, Miguel A. L., Rick C. S. Lin, et al. "Peripheral block of ascending cutaneous information induces immediate spatiotemporal changes in thalamic networks." *Nature* 361 (1993): 533–36.
Penfield, Wilder, and Edwin Boldrey. "Somatic motor and sensory representation in the cerebral cortex of man as studied by electrical stimulation." *Brain* 60 (1937): 389–443.
Penfield, Wilder, and Theodore Rasmussen. *The Cerebral Cortex of Man: A Clinical Study of Localization of Function*. New York: Hafner Publishing Company, 1950.（『脳の機能と行動』岩本隆茂ほか訳、福村出版）
Petkova, Valeria I., and H. Henrik Ehrsson. "If I were you: Perceptual illusion of body swapping." *PLoS ONE* 3, no. 12 (2008): e3832.
Pons, Tim, Preston E. Garraghty, et al. "Massive cortical reorganization after sensory deafferentation in adult macaques." *Science* 252, no. 5014 (1991): 1857–60.
Ramachandran, V. S., and Sandra Blakeslee. *Phantoms in the Brain: Proving the Mysteries of the Human Mind*. New York: William Morrow, 1998.（『脳のなかの幽霊』山下篤子訳、角川文庫）
Wall, Patrick D. *Pain: The Science of Suffering*. New York: Columbia University Press, 2000.（『疼痛学序説――痛みの意味を考える』横田敏勝訳、南江堂）
Wall, Patrick D., and Ronald Melzack, eds. *Textbook of Pain*, 4th ed. Edinburgh and New York: Churchill Livingstone, 1999.

第4章　脳のシンフォニーに耳を傾ける

Berger, Hans. "Über das Elektrenkephalogramm des Menschen." *Archiv für Psychiatrie und Nervenkrankheiten* 87 (1929): 527–70.
Churchland, Patricia Smith, and Terrence J. Sejnowski. *The Computational Brain*. Cambridge, Mass.: MIT Press, 1992.
Evarts, Edward V. "Effects of sleep and waking on spontaneous and evoked discharge of single units in visual cortex." *Federation Proceedings* 19, Suppl. no. 4 (1960): 828–37.
——. "A review of the neurophysiological effects of lysergic acid diethylamide (LSD) and other psychotomimetic agents." *Annals of the New York Academy of Sciences* 66 (1957): 479–95.
——. "Temporal patterns of discharge of pyramidal tract neurons during sleep and

glass? A randomized controlled trial investigating the effect of viewing a 'virtual' limb upon phantom limb pain, sensation and movement." *European Journal of Pain* 11, no. 4 (2007): 428–36.

Brodmann, Korbinian. *Localisation in the Cerebral Cortex* (1909). Trans. By Laurence Garey. London: Smith-Gordon, 1994.

Ehrsson, Henrik, Birgitta Rosén, et al. "Upper limb amputees can be induced to experience a rubber hand as their own." *Brain* 131 (2008): 3443–52.

Herman, Joseph. "Phantom limb: From medical knowledge to folk wisdom and back." *Annals of Internal Medicine* 128, no. 1 (1998): 76–78.

Jasper, Herbert, and Wilder Penfield. *Epilepsy and the Functional Anatomy of the Human Brain*, 2nd ed. Boston: Little, Brown and Co., 1954.

Jeannerod, Marc. "The mechanism of self-recognition in humans." *Behavioural Brain Research* 142 (2003): 1–15.

Kemper, Thomas Le Brun, and Albert M. Galaburda. "Principles of cyto-architectonics." In *Cerebral Cortex*, ed. Alan Peters and Edward Jones, vol. 1 (pp. 35–57). New York: Plenum Press, 1984.

Leyton, Albert S. F., and Charles Scott Sherrington. "Observations on the excitable cortex of the chimpanzee, orang-utan and gorilla." *Quarterly Journal of Experimental Psychology* 11 (1917): 135–222.

Makin, Tamar R., Nicholas P. Holmes, and H. Henrik Ehrsson. "On the other hand: Dummy hands and peripersonal space." *Behavioural Brain Research* 191 (2008): 1–10.

Melzack, Ronald. "From the gate to the neuromatrix." *Pain*, suppl. no. 6 (1999): S121–26.

——. "Phantom limbs." *Scientific American* 266, no. 4 (1992): 120–26.

——. *The Puzzle of Pain*. New York: Basic Books, 1973.（『痛みのパズル』橋口英俊・大西文行訳編、誠信書房）

Melzack, Ronald, and Patrick D. Wall. "Pain mechanisms: A new theory." *Science* 150, no. 3699 (1965): 971–79.

Merzenich, Michael, Jon Kaas, et al. "Progression of change following median nerve section in the cortical representation of the hand in areas 3b and 1 in adult owl and squirrel monkeys." *Neuroscience* 10, no. 3 (1983): 639–65.

——. "Topographic reorganization of somatosensory cortical areas 3b and 1 in adult monkeys following restricted deaff erentation." *Neuroscience* 8, no. 1 (1983): 33–55.

Murray, Craig, Stephen Pettifer, et al. "The treatment of phantom limb pain using immersive virtual reality: Three case studies." *Disability & Rehabilitation* 29, no. 18

Marsh, Capen & Lyon, 1835.
Golgi, Camillo. "The neuron doctrine—theory and facts." Karolinska Institute, Stockholm, Sweden, December 11, 1906, http://nobelprize.org/nobel prizes/medicine/laureates/1906/golgi-lecture.html.
Grant, Gunnar. "How the 1906 Nobel Prize in Physiology or Medicine was shared between Golgi and Cajal." *Brain Research Reviews* 55 (2007): 490–98.
Mörner, K. A. H. "Presentation speech." The Nobel Prize in Physiology or Medicine, Karolinska Institute, Stockholm, Sweden, December 10, 1906, http://nobelprize.org/nobelprizes/medicine/laureates/1906/press.html.
Ramón y Cajal, Santiago. *Histology of the Nervous System of Man and Vertebrates*, vols. 1 and 2. Trans. by Neely Swanson and Larry W. Swanson. New York: Oxford University Press, 1995.
——. *Recollections of My Life*. Trans. by E. Horne Craigie and Juan Cano. Cambridge, Mass.: MIT Press, 1989.（『脳科学者ラモン・イ・カハル自伝——悪童から探求者へ』小鹿原健二訳、里文出版）
——. "The structure and connexions of neurons." Karolinska Institute, Stockholm, Sweden, December 12, 1906, http://nobelprize.org/nobelprizes/medicine/laureates/1906/cajal-lecture.html.
Robinson, Andrew. *The Last Man Who Knew Everything: Thomas Young, the Anonymous Polymath Who Proved Newton Wrong, Explained How We Can See, Cured the Sick, and Deciphered the Rosetta Stone, Among Other Feats of Genius*. New York: Pi Press, 2006.
Young, Thomas. *A Course of Lectures on Natural Philosophy and the Mechanical Arts*. London: Taylor and Walton, 1845.
——. The Bakerian Lecture: "On the theory of light and colours." *Philosophical Transactions of the Royal Society* 92 (1802): 12–48.

第３章　シミュレートされた身体

Blanke, Olaf, Christine Mohr, et al. "Linking out-of-body experience and self processing to mental own-body imagery at the temporoparietal junction." *Journal of Neuroscience* 25, no. 3 (2005): 550–57.
Blanke, Olaf, Stephanie Ortigue, et al. "Stimulating illusory own-body perceptions." *Nature* 419 (2002): 269.
Botvinick, Matthew, and Jonathan Cohen. "Rubber hands feel touch that eyes see." *Nature* 391 (1998): 756.
Brodie, Eric E., Anne Whyte, and Catherine A. Niven. "Analgesia through the looking-

characterization of the neural circuit responsible for the cardiovascular function control in high vertebrates." *Computers in Biology and Medicine* 20, no. 6 (1990): 379–400.

Sagan, Carl. *Cosmos*. New York: Random House, 1980, p. 4.（『コスモス』木村繁訳、朝日文庫）

Shepherd, Gordon M. *Neurobiology*, 2nd ed. New York: Oxford University Press, 1988.（『ニューロバイオロジー』山元大輔訳、学会出版センター）

Weidman, Nadine M. *Constructing Scientific Psychology: Karl Lashley's Mind-Brain Debates*. New York: Cambridge University Press, 1999.

Zeki, Semir. *A Vision of the Brain*. Oxford and Boston: Blackwell Scientific Publications, 1993.（『脳のヴィジョン』河内十郎訳、医学書院）

第2章 脳の声《ブレインストーム》を追う者たち

Adrian, Sir Edgar Douglas. *The Physical Background of Perception: The Waynflete Lectures Delivered in the College of St. Mary Magdalen, Oxford*. Oxford:Clarendon Press, 1947.

Broca, P. Paul. "Loss of speech, chronic soft ening and partial destruction of the anterior left lobe of the brain." First published in *Bulletin de la Société Anthropologique* 2 (1861): 235–38. Trans. by Christopher D. Green, York University, Toronto, Ontario, Canada, 2003, http://psychclassics.yorku.ca/Broca/perte-e.htm.

De Carlos, Juan A., and José Borrell. "A historical reflection of the contributions of Cajal and Golgi to the foundations of neuroscience." *Brain Research Reviews* 55 (2007): 8–16.

Erickson, Robert P. "The evolution and implications of population and modular neural coding ideas." *Progress in Brain Research* 130 (2001): 9–29.

——. "A study of the science of taste: On the origins and influence of core ideas." *Behavioral and Brain Studies* 31 (2008): 59–75.

Finger, Stanley. *Origins of Neuroscience: A History of Explorations into Brain Function*. New York: Oxford University Press, 1994.

Fritsch, Gustav, and Eduard Hitzig. "On the electrical excitability of the cerebrum"(1870). In *Some Papers on the Cerebral Cortex*, trans. by Gerhardt von Bonin (pp. 73–96). Springfield, Ill.: Thomas, 1960.

Gall, François [Franz] Joseph. *On the Functions of the Brain and of Each of Its Parts: With Observations on the Possibility of Determining the Instincts, Propensities, and Talents, or the Moral and Intellectual Dispositions of Men and Animals, by the Configuration of the Brain and Head*, 6 vols. Trans. By Winslow Lewis Jr. Boston:

参考文献

第1章　思考とはなにか

Dawkins, Richard. *The Selfish Gene*. Oxford and New York: Oxford University Press, 1989.（『利己的な遺伝子』〔増補新装版〕、日高敏隆・岸由二・羽田節子・垂水雄二訳、紀伊國屋書店）

Deutsch, David. *The Fabric of Reality: The Science of Parallel Universes—and Its Implications*. New York: Allen Lane, 1997, pp. 120–21.（『世界の究極理論は存在するか——多宇宙理論から見た生命、進化、時間』林一訳、朝日新聞社）

Freeman, Walter J. *How Brains Make Up Their Minds*. New York: Columbia University Press, 2000.（『脳はいかにして心を創るのか——神経回路網のカオスが生み出す志向性・意味・自由意志』浅野孝雄訳、産業図書）

——. *Mass Action in the Nervous System: Examination of the Neurophysiological Basis of Adaptive Behavior through the EEG*. New York: Academic Press, 1975.

Gaspari, Elio. *A Ditadura Envergonhada*, vol. 1, *Coleção As Ilusões Armadas*. São Paulo: Ciada Letras, 2002.

Hebb, Donald O. *The Organization of Behavior: A Neuropsychological Theory*. New York: Wiley, 1949.（『行動の機構——脳メカニズムから心理学へ』鹿取廣人・金城辰夫・鈴木光太郎・鳥居修晃・渡邊正孝訳、岩波文庫）

Hubel, David H. *Eye, Brain, and Vision*. New York: Scientific American Library/W. H. Freeman, 1995.

Kauffman, Stuart A. *The Origins of Order: Self-Organization and Selection in Evolution*. New York: Oxford University Press, 1993.

Lashley, Karl. “In search of the engram.” *Society of Experimental Biology Symposium* 4 (1950): 454–82.

——. *The Neuropsychology of Lashley: Selected Papers*, ed. by Frank A. Beach et al. New York: McGraw-Hill, 1960.

Mitchell, Melanie. *Complexity: A Guided Tour*. Oxford and New York: Oxford University Press, 2009.（『複雑系——科学革命の震源地・サンタフェ研究所の天才たち』田中三彦・遠山峻征訳、新潮社）

Nicolelis, Miguel A. L., Gisela Tinone, Koichi Sameshima, et al. “Connection, a microcomputer program for storing and analyzing structural properties of neural circuits.” *Computers and Biomedical Research* 23, no. 1 (1989): 64–81.

Nicolelis, Miguel A. L., Chia-Hong Yu, and Luiz Antonio Baccala. “Structural

越境《えつきよう》する脳《のう》
ブレイン・マシン・インターフェースの最前線

2011年9月20日　初版印刷
2011年9月25日　初版発行

＊

著　者　ミゲル・ニコレリス
訳　者　鍛原《かじはら》多《た》恵《え》子《こ》
発行者　早　川　　浩

＊

印刷所　三松堂株式会社
製本所　大口製本印刷株式会社

＊

発行所　株式会社　早川書房
東京都千代田区神田多町2−2
電話　03-3252-3111（大代表）
振替　00160-3-47799
http://www.hayakawa-online.co.jp
定価はカバーに表示してあります
ISBN978-4-15-209238-0　C0045
Printed and bound in Japan
乱丁・落丁本は小社制作部宛お送り下さい。
送料小社負担にてお取りかえいたします。

ハヤカワ・ノンフィクション

音楽嗜好症《ミュージコフィリア》

——脳神経科医と音楽に憑かれた人々

MUSICOPHILIA
オリヴァー・サックス
大田直子訳
46判上製

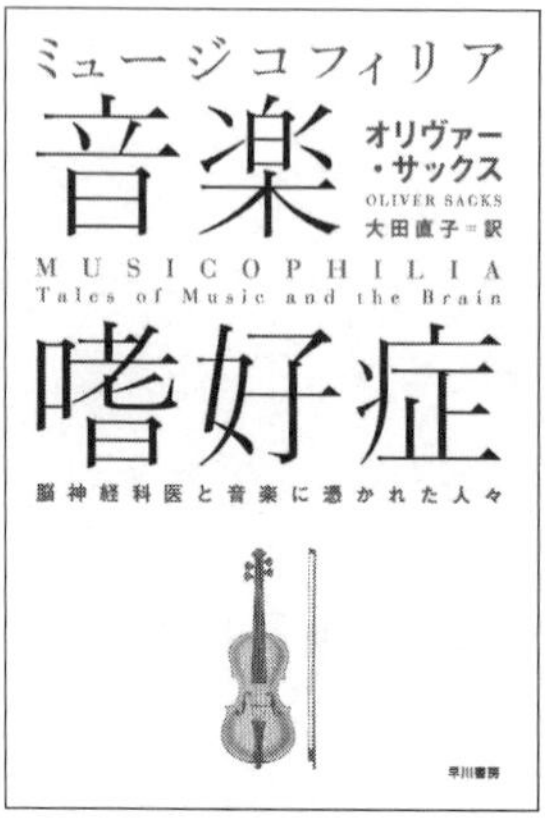

音楽と人間の不思議なハーモニー

落雷による臨死状態から回復するやピアノ演奏にのめり込んだ医師、ナポリ民謡を聴くと必ず、痙攣と意識喪失を伴う発作に襲われる女性、指揮や歌うことはできても物事を数秒しか覚えていられない音楽家など、音楽に「憑かれた」患者を温かく見守る医学エッセイ。

ハヤカワ・ポピュラー・サイエンス

ヤモリの指

――生きもののスゴい能力から生まれたテクノロジー

THE GECKO'S FOOT

ピーター・フォーブズ

吉田三知世訳

46判上製

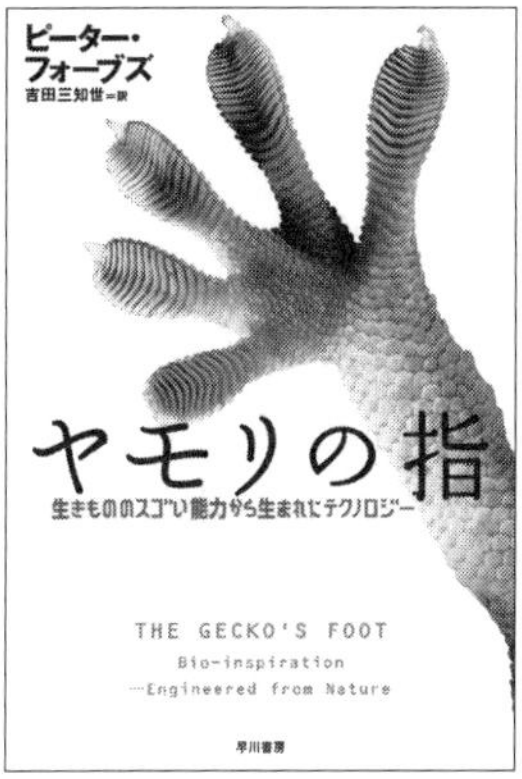

自然こそ最も過激な発明家だ！

壁に吸い付くヤモリ、青い色素もないのに青く輝くモルフォ蝶……自然の卓越した技術力に驚嘆した人間は、科学技術でそれを再現、さらに乗り越える営みを始めた。この、バイオ・インスピレーションという驚くべき科学分野を、最先端の研究者に取材、解説する。